# Sex Knigge für Gentlemen

Der Millennials' Guide

im Klartext

**von**

**Alicia Schwarz**

Ratgeber

*Corinna Ketterling*

# Copyright

# Impressum

**1. überarbeitete Auflage
Februar 2023**

Erstausgabe September 2020 Berlin

Copyright: © 2020 C6?! Books
Alle Rechte vorbehalten.

**Herausgeber:**
C6?! Books vertreten durch Ingo-Stefan Schilling

**Autorin, Urheberin,
Covergestaltung und Illustrationen:**
Corinna Ketterling

**Herstellung und Verlag:**

*C6?! Books*

*Ingo-Stefan Schilling*

*Stuttgarter Platz 21, 10627 Berlin*

Besuchen Sie *C6?! Books* sowie

die Autorin *Corinna Ketterling* auch im Netz

*http://www.c6books.de*

# Disclaimer

Trotz gründlicher Recherchen übernehmen die Autorin und der Verlag weder eine Garantie für die Richtigkeit oder medizinische Gültigkeit der gemachten Aussagen in diesem Ratgeber, noch für die Richtigkeit der zitierten Quellen.

Alle angegeben Webseiten werden auf eigenes Risiko besucht.

Autorin und Verlag übernehmen keinerlei Haftung für etwaige Schäden, die mit dem Lesen und Umsetzten dieses Ratgebers in Verbringung gebracht werden.

Dies gilt auch für das Besuchen der Webseiten, die als Informationsquellen genannt werden, sowie für alle ihre Inhalte oder Verlinkungen zu Dritten.

Der Rechtsweg ist ausgeschlossen.

# Werden Sie ein wahrer Gentleman

## im Bett...

*Wollen Sie ein besserer Liebhaber werden, erleben,*
*wie die Frauenherzen Ihnen zufliegen?*
*Dann kaufen Sie dieses Buch!*

Sie werden sich jetzt zurecht sagen: Auf so ein Werbeversprechen falle ich doch nicht herein! Schließlich hat jede Frau andere Vorlieben und Empathie lernt man sicherlich nicht aus Büchern!

Da haben Sie recht.

Was sollte es Ihnen also bringen, zu hören, dass Frauen Blowjobs verabscheuen und am liebsten Sex in der Reiterstellung haben – jeder kann sich denken, dass hier die Meinungen beim weiblichen Geschlecht auseinandergehen.

Daher ist der Ansatz dieses Guides auch ein ganz anderer. Sie wollen ein Gentleman im Bett werden oder bleiben? Für Sie heißt das, dass Sie mit der Zeit gehen müssen.

Dieser umfassende Ratgeber sagt Ihnen, was heute die Gesellschaft und die Frauen von Ihnen als Mann erwarten.
Hier erfahren Sie, wie er geht, der Sex im Zeitalter von MeToo, Fifty Shades of Grey, inmitten einer virtuellen Welt geprägt von Emanzipation, hardcore Pornografie, unerfüllten Wünschen, verpassten Chancen und Missverständnissen.
Sie bekommen konkrete Hinweise zu allen Themen, die für Sie als Mann beim Sex relevant sind, wissenschaftlich fundiert, gut strukturiert und trotzdem in einem lockeren

*Plauderton ganz ohne Tabus. Selbst sexuelle Tausendsassa werden an der einen oder anderen Stelle noch etwas Neues hören: aus zwischenmenschlicher, rechtlicher und medizinier Sicht.*

*Und jetzt kommt das beste: Sie werden tatsächlich ein besserer Liebhaber werden, wenn Sie sich an diesen Guide halten – denn nach dieser Lektüre werden Sie das eine oder andere Fettnäpfchen gekonnt umschiffen.*

*Also nehmen Sie es in die Hand: Lesen Sie, wie keine Frau Sie je wieder vergessen wird. Werden oder bleiben Sie ein sexueller Gentleman im neuen Jahrtausend!*

*Vielleicht der letzte seiner Art...*

# Verzeichnis der Themen und Inhalte

# Widmung

♥

Ich
widme diesen
Guide all jenen,
die beim Sex nicht
nur an sich selbst denken.
Denen, die die Verantwortung
für ihre Handlungen übernehmen,
und auch allen, die glauben, dass Sex,
– im Rahmen der legalen Grenzen –
Spaß macht und gesund ist
Schließlich auch allen,
die trotz des
ganzen
Vergnügens an das glauben,
was zwischen Menschen ist:
an die Verbindung und die Liebe –
vielleicht über dieses Leben hinaus.
Und falls nicht:
Genießen wir wenigstens das Hier und Jetzt.
Ohne Gefühle und Rücksicht
macht Sex keinen Spaß.
Ob das so ist?
Ich danke ja.
*Alicia.*

♥

## Begrüßung und Vorwort

Meine herrliche Leserschaft!
Für mich sind Sie alle *herrlich* – ob Mann, Frau oder divers – ich finde es toll, dass Sie sich für ein gutes Benehmen interessieren – im Bett ist das auch besonders wichtig: Sie werden bald erfahren, warum.

Dieser Ratgeber ist allerdings ganz offensichtlich für Männer bestimmt, für *Herren*, besser gesagt, und um ganz präzise zu sein, für *Gentlemen*. Im Besonderen für Millennials, denn die Ansprüche, die an Männer bezüglich des Wissens über Sex gestellt werden, haben sich seit der Jahrtausendwende drastisch verändert und dem trägt dieser Ratgeber Rechnung: aus zwischenmenschlicher, rechtlicher, aber auch aus gesundheitlicher Sicht.

Aufgrund der vielen thematischen Zusammenhänge und daraus resultierenden Überschneidungen arbeitete ich, um Redundanzen gering zu halten, öfters mit Kapitelverweisen. In der hier vorliegenden Printversion dieses Guides sind hierzu jeweils Seitenangaben hinzugefügt, damit Sie leicht hin- und her blättern können, was Ihnen das Vor- und Nachlesen erleichtern sollte. Achten Sie aber bitte darauf, wo Sie herkamen, damit Sie sich nicht verirren. Alle, die diesen Ratgeber für spezielle Fragen konsultieren möchten, bitte ich auch das ***Stichwortverzeichnis auf Seite 277*** zu beachten.

Bevor ich den Gentlemen unter meinen Leser*innen genau erkläre, was auf sie zukommt, möchte ich alle, die dieses Buch zur Hand nehmen, kurz aber gebührend begrüßen und Sie, *liebe Herren*, müssen sich dabei bitte noch einen Moment gedulden, doch keine Sorge, ich bin gleich wieder bei Ihnen – bleiben Sie so lange bitte bei mir oder ***springen Sie schon einmal vor... zu Seite 3***.

♥ *Ladies first.* ♥ (falls man das heute noch sagen darf)
**Liebe Damen!**
Falls Sie diese Lektüre aus Neugierde gewählt haben, um sie zu bejubeln, einfach zu ergänzen, zu bewerten, zu prüfen, um zu sehen, ob Sie sogar etwas dazulernen können, ob etwas fehlt oder um höflich eine Frau zu verführen – jede Meinung zählt und ist mir als Autorin wichtig!

Ihre Kritik in Form von Anregungen, Kommentaren, eigenen Erfahrungen und Meinungen nehme ich gerne in der nächsten Fassung dieses Guides auf. Schreiben Sie bitte dazu ihre Eindrücke in eine Rezession – das wird anderen Lesern sowie mir selbst weiterhelfen.

**Liebe intersexuelle Leserschaft!**
Geschlechtlichkeit wird heute mehr denn je völlig zurecht als ein Kontinuum betrachtet. Da gibt es körperliche oder hormonelle Übergänge zwischen den Extremen der männlichen und weiblichen Pole. Wenn eine Frau „zu viele" männliche Hormone hat, macht das etwas mit ihr. Wenn ein Mann plötzlich herausfindet, dass er eine Gebärmutter besitzt, wird ihm das auch einiges über seine Wahrnehmungen verständlicher machen – Intersexualität ist nicht so selten, wie viele Menschen denken. Doch wann ist man ein Mann, wann eine Frau?

Ich denke, jeder muss für sich selbst herausfinden, wer er ist oder sein möchte. Es scheint, als ob unsere Gesellschaft zukünftig auch anerkennt, dass sich da nicht jede* entscheiden kann, eine Entwicklung, die für Betroffene von Intersexualität und für deren Eltern bei der Geburt intersexueller Kinder sehr wichtig ist und über die ich persönlich sehr froh bin. Doch alle, die eine Frau verführen wollen, sollten mit den Themen in diesem Guide vertraut sein! Insofern viel Spaß beim Lesen und hinterlassen Sie Ihre Anregungen bitte in einer Rezension.

Liebe Herren!

So, da bin ich wieder, wie versprochen ☺.

Bevor wir beginnen, möchte ich eine Erklärung abgeben: **Ich bin absolut der Meinung, dass Männer ebenso anbetungswürdig sind wie Frauen, dass man um sie werben und sie verwöhnen sollte, ihnen Geschenke machen kann oder sie bewundern und anbeten sollte. Dieser Guide hat aber die umgekehrte Thematik als Inhalt.** Er ist eine Art „Bedienungsanleitung für den Umgang mit Frauen" und gibt Männern Tipps, um Frauen besser zu verstehen, sie angemessen zu behandeln, sie für sich zu gewinnen und letztlich auch, den heiß ersehnten Sex zu bekommen – unter der Prämisse, bereit zu sein, dafür gegebenenfalls auch etwas zu tun. Meine Theorien dazu, warum evolutionstechnisch und gesellschaftlich Männer sich seit langer Zeit mehr anstrengen mussten und der aktivere Part waren oder noch sind, werde ich Ihnen ebenfalls mitteilen.

**Wen aber der Gedanke aufregt, sich bemühen zu sollen, um Sex zu bekommen, oder eine Frau kennenzulernen, der sollte entweder diesen Guide unter dem Mindset lesen, dass es bei der Idee, eine Frau aktiv zu erobern und achtsam zu behandelt, nicht darum geht, dass Männer „weniger wert" sind als Frauen.** Oder – falls ihn die Thematik gar zu sehr ärgert – sollte er lieber etwas anderes lesen. Wie mit allem Fachwissen über Spezialthemen kann man vermutlich auch ohne dieses auskommen – manchmal gehen (zumindest Elektrogeräte) allerdings kaputt, wenn man die Bedienungsanleitung nicht liest. **Dieser Guide richtet sich also an Männer, die bereit sind, etwas zu tun, um guten Sex zu bekommen, aber nicht ganz sicher sind, wie genau sie das anstellen sollen.** Des Weiteren bleibt zu erwähnen, dass es bei komplexen Themen wie dem „richtigen Umgang mit Frauen" nicht nur *einen* Weg oder ein richtig und falsch gibt. Allerdings gibt es Dealbreaker, gesetzliche Schranken, medizinische Hürden und Hindernisse, die umschifft werden können.

Nun noch ein Wort zu meiner Ansprache: **Ich werde Sie in diesem Ratgeber des Öfteren mit *„liebe Herren"*, ansprechen, besonders, wenn ich Sie daran erinnern möchte, dass ich meist nicht *Sie als Leser persönlich* meine, sondern Sie als Teil einer Gruppe, die natürlich aus ganz unterschiedlichen Menschen besteht** – nicht für alle wird jede Erklärung oder Ausführung nötig sein, denn natürlich bringt jeder Leser einen anderen Hintergrund und unterschiedliche Interessen mit.

Jeder Einzelne ist dabei die Summe seiner Geschichte, seiner Gene und Produkt seiner Umwelt – für Frauen gilt das logischerweise genauso, und was der einen gefällt, kann die andere hassen. Auch werden bestimmt nicht alle Frauen die gleichen Meinungen haben.

Ein generischer Ratgeber macht jedoch nur Sinn, wenn mit Stereotypen gearbeitet wird. Damit beruht er auf Vorurteilen beziehungsweise Verallgemeinerungen.

Sind Männer und Frauen unterschiedlich?

Die Antwort lautet ganz klar *ja*.

Die Spezialisierung über Jahrmillionen hat körperliche Unterschiede zwischen Männern und Frauen hervorgebracht. Männliche Gehirne funktionieren ein wenig anders als weibliche, es gibt hormonell sowie körperlich, aber auch bei der Sozialisierung Unterschiede.

Natürlich auch interkulturell: Noch heute werden Frauen anders erzogen als Männer und das in jedem Land abweichend. Ein Italiener tickt aufgrund seiner Sozialisation und Kultur völlig anders als ein Schwede – im Allgemeinen! Ausnahmen bestätigen die Regel.

4

Daher vertraue ich darauf, dass Sie in der Lage sein werden, zwischen den Zeilen zu lesen, um die hier dargebrachten Hinweise abhängig von Ihren eigenen Zielen zu interpretieren: als Anregungen, Regeln oder als Ratschläge, die statistisch gesehen für ein Gros der Menschen Gültigkeit besitzen und auf Recherchen basieren.

In Westeuropa haben sich seit der durch die Anti-Baby-Pille vorangetriebenen sexuellen Revolution der späten sechziger Jahre des vergangenen Jahrhunderts die Rolle des Mannes und die daran geknüpften Erwartungen seitens der Frauen kontinuierlich verändert.

Die Emergenz dieses Prozesses macht es den Männern so schwer: Es werden heute hohe Ansprüche an Männer gestellt, diese sind jedoch gerade aufgrund ihrer Inkohärenz und vor einer sich bewegenden Rechtslage schwer zu erfüllen. Männer sollen einfühlsam sein, verständnisvoll, jedoch keine *Softies*. Sie sollen sich um den Nachwuchs kümmern wie Entenmamas, Frauen nicht bedrängen, aber sexuell dominant sein. Also was denn nun?

Die folgende Abhandlung soll Ihnen diese Fragen beantworten, und zwar vor einem emotionalen, einem rechtlichen und einem medizinischen Hintergrund.

Zu Ihrer Unterhaltung habe ich einige Anekdoten eingebaut, und auch, damit Sie etwas in den Kopf von uns Frauen eindringen können. Vielleicht ist dieser Perspektivwechsel für Sie ja interessant.

Lassen Sie sich jedoch von meinem lockeren Plauderton bitte nicht täuschen: Meine Ratschläge sind gut recherchiert und sehr ernst gemeint, nur sollte sich ein Ratgeber ja nicht staubtrocken lesen. 😊

Mein Ziel ist es, Sie sachgerecht sowie profund zu *informieren*, jedoch auch, Sie zu *coachen*, vor allem, Sie für bestimmte Thematiken zu *sensibilisieren*.

Denn erst wenn Sie um die Minenfelder *wissen*, können Sie allein Ihre Schlüsse ziehen und den *für Sie* richtigen Weg beschreiten.

Falls Sie also nun wissen möchten, was Frauen im Bett *wirklich unhöflich* finden, dann sind Sie hier genau richtig. Doch obwohl es im folgenden Text um intime Benimmregeln des Mannes aus Frauensicht geht, heißt das nicht, dass ich nicht der Meinung bin, Frauen sollten nicht ebenso solche Regeln einhalten und Männer respektieren – doch das ist ein Thema für einen anderen Ratgeber.

Wahrscheinlich wissen Sie ja ohnehin schon alles über Frauen und brauchen diesen Guide gar nicht.

Für Sie spricht hundertprozentig, dass Sie sich dieser Lektüre widmen, dass Sie Interesse an der Thematik besitzen und Lust haben, etwas dazuzulernen.

Also hoffe ich für die Frauenwelt inständig, dass Sie diesen Guide nur mit souveränem Nicken durchgehen, ihn zuklappen und sagen: *„Na, das war doch eh alles klar."*

Dann gehören Sie *nicht* zu den 97 % Prozent der Männer, die – auch wenn vielleicht nur gelegentlich und wahrscheinlich völlig ungewollt – uns Frauen schlechte Gefühle, Angst, Schmerzen, Traumata, Komplexe, Trauer oder Verletzungen verursachen und sogar gegen unsere Rechte verstoßen. Denn wenn man intim ist, macht man sich nackt, man – beziehungsweise Frau – zeigt sich von ihrer verletzlichsten Seite und Sie können mitbestimmen, ob sich die Geschichte in ein Liebesmärchen oder eine Horrorstory verwandelt.

In diesem Sinne, viel Spaß beim Lesen und viel Erfolg danach!

**Ihre *Alicia***

## Anekdote

Man hört immer wieder, dass Männer sich damit brüsten, mit vielen Frauen geschlafen zu haben. Bei Frauen hingegen wirkt ein hoher „Männerkonsum" fast als wertmindernd – Männer denken dann, wir seien nicht seriös: „leichte Mädchen" und nicht etwa „tolle Hechte" – so wie Sie.

Zumindest redet man uns das zu Hause ein.

Daher habe ich – im Grunde aus Sorge vor einem Überkonsum – mir den sogenannten Sexfaktor ausgedacht.

Als Sex-Pro-Zeit-Quote gemessen in Anzahl der Sexualpartner und Jahren. Zur Erklärung: Ich bestimme den Sexfaktor als Quotient aus Anzahl der Männer pro Anzahl der sexuell aktiven Jahre: Wenn eine Frau also 30 Jahre alt ist, mit 17 den ersten Sex hatte und seither mit 15 Männern geschlafen hat, dann ist ihr Sexfaktor ca. 1,1.

Als ehemaliges Model bin ich weit unter meinen Möglichkeiten geblieben, was meine Männerquote betrifft. Mein Ziel war immer, einen SF < 2 zu behalten, nur dann befand ich mich selbst als seriös.

Und doch ist diese ganze Betrachtung meinerseits im Grunde sehr schade, denn sie ist Ausdruck einer Ungerechtigkeit sowie eines immer noch vorherrschenden gesellschaftlichen Paradigmas, dem ich mich unbewusst unterwerfe: Sexuell aktive Frauen werden auch heute noch gesellschaftlich als „Schlampen" geahndet, sexuell aktive Männer werden bewundert.

Dies ist nur mit der Urzeittheorie zu erklären, die ich Ihnen im Laufe dieses Guides noch vorstellen werde.

Doch vielleicht gibt Ihnen diese Thematik einen Einblick, wie verkopft viele Frauen nicht zuletzt aufgrund ihrer Erziehung sind: Um Spaß beim Sex geht es uns äußerst selten...

# 1. Kapitel:  Zielsetzung

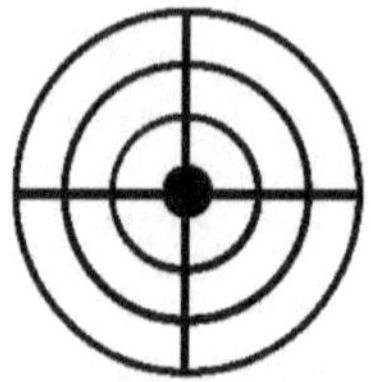

Wie im Vorwort erwähnt, geht es in der nachfolgenden Abhandlung um *„sexuell gutes Benehmen"*.

Vorab sollten wir uns also über zwei Begriffe verständigen: Was genau ist hier mit *sexuell* gemeint und was mit *gutem Benehmen*?

Die Definitionen für diese Begriffe sind nicht starr, sondern in einem zeitlichen, kulturellen und auch rechtlichen Rahmen zu sehen, der sich verändert, und zudem regional abweicht. Nachfolgend gebe ich Ihnen die Definitionen, die ich in diesem Ratgeber benutze.

*Sexuell* bezieht sich hier zunächst im engeren Sinne auf den Geschlechtsverkehr zwischen Mann und Frau, der grundsätzlich – oder sagen wir *ursprünglich* – eine Neukombination von Erbinformationen zum Ziel hatte und hat. Obwohl unsere durch Hormone gesteuerten Triebe uns eigentlich immer noch dazu animieren wollen, unser Erbgut an den Mann bzw. an die Frau zu bringen, hat Sex heute gesellschaftlich offensichtlich eine ganz andere Funktion.

Es geht dabei um Spaß, Gesundheit, Genuss, Gesellschaft, Partnerschaft und vieles mehr – die Fortpflanzung ist eher ein Thema, das vielen als lästig erscheint.

Sexuelles Verhalten ist allerdings bei uns Menschen nicht nur der reine Akt des Geschlechtsverkehrs, sondern auch seine Vor- und Nachbereitung und im weiteren

Sinne viele zwischenmenschliche Aktionen, die mit sexuellen Beziehungen zwischen Mann und Frau einhergehen. Sicherlich kann hier jeder andere Themen als wichtig ansehen – *welche* dieser potenziellen Themen die vorliegende Abhandlung behandelt, zeigt Ihnen das ***Inhaltsverzeichnis*** im Detail.

Grob gesagt gibt es unausgesprochene Regeln, die jeweils in einem bestimmten kulturellen und zeitlichen Kontext gelten, für die Kontaktaufnahme zu einer Frau, für Annäherungsversuche, für das Verhalten beim Sex sowie danach und natürlich für den Umgang mit verschiedenen Problemen oder einfach Konsequenzen aus sexuellen Handlungen. Schwangerschaft und Geburt hängen mittelbar mit sexuellem Verhalten zusammen und werden deshalb hier mit angesprochen, genau wie Geschlechtskrankheiten und Verhütung.

Was als *gutes Benehmen* angesehen wird, ist ebenfalls kontextabhängig. Die Zeit und der Ort sind dabei wichtige Faktoren. Ansprüche an Benimmregeln verändern sich in verschiedenen Epochen und Kulturen. Woran kann also festgemacht werden, was im Hier und Jetzt das richtige Benehmen ist? Aus der sexuellen Perspektive betrachtet sollen hier folgende Anforderungen als Richtlinien gelten:

Ein **gutes Benehmen eines Mannes gegenüber einer Frau** bedeutet aus **sexueller Perspektive** innerhalb dieser Abhandlung, dass der Mann:

♥ **1. nicht mit geltendem Recht und Gesetzen in Konflikt gerät.**

♥ **2. der Frau keinerlei körperlichen oder seelischen Schaden zufügt.**

♥ **3. die Frau nicht beleidigt oder ihre Gefühle verletzt.**

# 2. Kapitel:
## Einführung – einiges vorab

### 1.   Wissen ist Macht

Wie Ihnen schnell auffallen wird, bin ich als Akademikerin an das sogenannte *„wissenschaftliche Arbeiten"* gewöhnt. Dazu habe ich – wie das halt so üblich ist – das *Wissen der Welt* bemüht und daher auch viele englischsprachige Quellen.

Nur warum quäle ich nun ausgerechnet *Sie* damit?

Wo böse Zungen behaupten, wissenschaftliches Arbeiten bestünde lediglich darin, dass Akademiker, oder solche, die es werden wollen, voneinander abschreiben – unter Umständen den größten Unsinn – frei nach dem Motto: *Traue keiner Statistik, die du nicht selbst frisiert hast?*

Der Grund ist sehr einfach: Ich bin mir meiner Verantwortung bewusst. Heute bin ich *Ihr Coach* oder Ihr Personal Trainer. Nehmen Sie an, Sie wollen körperlich richtig fit werden. Dazu gehört Schweiß und Schmerz – und das biete ich Ihnen; ich meine es wirklich ernst mit Ihnen.

Ich habe alles gegeben, um für Sie Meinungen und Gerüchte von den tatsächlich relevanten Fakten zu trennen, und das hier ist nun das Ergebnis.

Daher werden Sie auch als nächsten Punkt meiner Ausführungen den Aspekt *„rechtlicher Rahmen"* lesen: Einiges hat sich in den letzten Jahren hier geändert und es ist unerlässlich für sie, das zu wissen.

Denn Etikette, Höflichkeit und Benimmregeln sind wichtig für den zwischenmenschlichen Umgang; weitaus relevanter für Sie sind allerdings Rechte und Pflichten.

Bei Etikette fällt mir ein, dass ich von der jüngsten Mitarbeiterin des Verlags dazu aufgefordert worden bin, unbedingt in diesem Ratgeber zu schreiben, dass der Dessertlöffel, *längs über den Teller* gehört. *Nicht daneben* bitte, falls Sie mal für Ihre Liebste kochen – und Nachtisch *lieben* die meisten Frauen, auch wenn sie immer so tun, als würden sie auf ihre Linie achten.

Doch zurück zum Thema: Wenn Sie Ihre Vorspeise mit der Gabel essen, die für den Hauptgang bestimmt war, oder nach dem Verzehr von Krustentieren beherzt das heiße Zitronenwasser trinken, anstatt sich die Hände darin zu reinigen, dann kommen Sie dafür nicht ins Gefängnis oder werden zu Geldstrafen verurteilt.

Man lacht dann vielleicht über Sie – das kann sehr demütigend sein, ist jedoch keine langanhaltende Katastrophe. Natürlich täte es es mit auch leid, wenn Sie ausgelacht oder geohrfeigt würden, vor allem aber möchte ich nicht, dass Sie im Gefängnis landen oder im Krankenhaus! Oder Ihre Partnerin!

Falls Sie meine Ratschläge befolgend in Schwierigkeiten stecken und Sie mir dann eine Email schreiben, möchte ich Ihnen nicht antworten: „Öhhhh *ich dachte...*"

Achten Sie mal darauf: In Foren werden ernsthafte medizinische Fragen gestellt und Leute antworten mit: *„Ich glaube...", „Ich kann mir nicht vorstellen, dass...", „Ich halte es für...", „Ich denke mal...", „Wahrscheinlich..."*

Ich hingegen habe stichhaltige Quellen bemüht, die ich Ihnen mit der *Literaturliste* im Anhang zum *Weiterlesen auf Seite 285* auch an die Hand gebe.

Von mir hören Sie nicht: *„Laut einer Studie"* – ich sage Ihnen, was das für eine Studie ist – machen Sie sich selbst Ihr Bild, wissenschaftlich fundiert ohne Spekulationen.

Schließlich hauen Sie Ihren Nachbarn, der grinsend die Pflaumen von *Ihrem Baum* auf seiner Zaunseite klaut, auch nicht mit der Bratpfanne K. O. und wenn die Polizei kommt, sagen Sie: *„Ich dachte*, das wäre okay."

Sie verstehen mein Anliegen.

Ich meine es ja *nur gut* mit Ihnen ☺.

Meine Recherchen sind auf dem Stand August 2022.

Die Webadressen, von denen ich meine Informationen bezogen habe, sind Ihnen im Anschluss genannt.

Da ich allerdings nicht weiß, wie sich Webseiten zukünftig benehmen, ich jedoch genauso wenig, wie ich möchte, dass Sie HPV bekommen, schuld sein will, falls Sie sich Computerviren einfangen oder durch illegale Tracking-Cookies ausspioniert werden, lesen Sie die Quellen im Netz bitte auf eigene Verantwortung und mit Virenschutz.


Bei den Quellenangaben habe ich die übliche Reihenfolge, erst den Autor zu nennen, geändert, da ich teils auch Webseiten ohne Verfasser zitiere. Wenn Sie die Quellenangabe in die Suchfunktion Ihres Browsers eingeben, finden Sie damit schnell die entsprechenden Ergebnisse, um weiterzulesen, was ich auch empfehle.

Denn Sie wissen ja: Wissen ist Macht und Nichtwissen kann Sie ins Gefängnis, in die Klinik oder in des Teufels Küche bringen. In diesem Sinne: Gehen wir es an, auf Fakten basierend ohne *Denken* oder *Glauben*.

## 2.  Rechtlicher Rahmen

Ich verspreche Ihnen, dass sich mein Ratgeber etwas spannender lesen wird als dieser Abschnitt – aber was soll ich machen, ich muss Ihnen zu Ihrem eigenen Schutz die grundlegenden Informationen an die Hand geben und Ihnen kurz erläutern, wie die Rechtlage aussieht.

Sie merken schon: Ich will Ihnen *ernsthaft* Tipps geben – schließlich haben Sie für nicht fundierte Meinungen ja schon das ganze Internet!

Ich werde mich an verschiedenen Stellen zur Rechtslage bezüglich diverser Themen dieses Ratgebers äußern.

Der Laie denkt oft: Recht – das ist etwas für Anwälte, ein normaler Mensch versteht so etwas nicht.

Ich versichere Ihnen, dass dem nicht so ist und das nicht nur, weil mein Vater Richter von Beruf ist.

Aller Anfang ist zwar schwer, doch es lohnt sich, seine Rechte und vor allem die Rechte der anderen – und damit seine eigenen Pflichten – zu kennen, um keine Probleme zu bekommen.

Was Sexualität betrifft, werde ich hier des Öfteren von den **„drei Grundpfeilern"** sprechen, die alle drei auf in Deutschland geltendem Recht basieren. Für die Ausübung sexueller Handlungen müssen Sie diese erfüllen, um nicht als Sexualstraftäter aus einer heißen Affäre zu gehen.

Einer dieser drei Punkte ist der **allgemeine rechtliche Rahmen** mit seinen besonderen Reglungen durch die Landesgesetzgebung in der jeweiligen Konstellation und Situation. Der zweite ist das **Einverständnis** des Sexualpartners (weiblich oder männlich), welches immer gewahrt sein muss, um nach § 177 im Strafgesetzbuch (StGB) *einvernehmlichen Sex* von *sexuellen Übergriffen, Nötigung* oder gar *Vergewaltigung* abzugrenzen.

Den letzten Punkt möchte ich an dieser Stelle kurz vertiefen: Eine **Vergewaltigung** ist nach *Artikel 36* der *Istanbul Konvention, einem europäischen Gesetz zur Verhütung und Bekämpfung von Gewalt gegen Frauen und häuslicher Gewalt* 2011 wie folgt definiert worden: Das *sexuell bestimmte Eindringen mit einem Körperteil oder Gegenstand in eine Körperöffnung* eines Menschen, der damit *nicht einverstanden ist.*[1] *Die Gesetze bezüglich sexueller Themen sind in den letzten Jahren strenger geworden und mehr als Opferschutz ausgelegt.* Diese Informationen möchte ich meinen interessierten Lesern unbedingt geben.

Der dritte Punkt gehört mit zu Punkt eins, soll aber aufgrund seiner Wichtigkeit getrennt erwähnt werden: Es ist das **Schutzalter** mit seinen verschiedenen Stufen und Konstellationen. Relevant in Deutschland sind hierzu die Einzelnormen § 176, § 182 und § 174 StGB.

Zusammen bilden diese drei Aspekte die grundsätzlich geltenden Voraussetzungen für rechtlich legitimierte Sexualbeziehungen.

Das Schutzalter der ersten Stufe ist im deutschen Strafrecht in der Einzelnorm § 176 StGB geregelt, welche festlegt, dass *Kinder unter 14 Jahren als juristisch nicht einwilligungsfähig bezüglich sexueller Handlungen gelten* und Sie als Mann den Strafbestand des sexuellen Missbrauchs erfüllen, wenn Sie einvernehmlichen Sex haben.

Auch wenn Sie jetzt denken, dass Sie diese Warnung nicht brauchen, sind heute manche Mädchen ja sehr frühreif und da ein „Junge" mit 18 eben schon volljährig ist, möchte ich diesen Hinweis geben. Nicht jede 13-Jährige fühlt sich noch wie ein Kind, doch man spricht hier

---

[1] *Council of Europe Treaty Series — № 210: Übereinkommen des Europarats zur Verhütung und Bekämpfung von Gewalt gegen Frauen und häuslicher Gewalt, Artikel 36 - Sexuelle Gewalt, einschließlich Vergewaltigung. 11.5.2011 Istanbul*

zurecht von *„der fehlenden Fähigkeit des Opfers zur sexuellen Selbstbestimmung."* Als Täter gilt hier übrigens jeder, der an dem Kind sexuelle Handlungen vornimmt, wenn er über 14 Jahre alt ist. Sollte also eine 14-Jährige mit ihrem 13-Jährigen Freund Sex haben, begeht sie damit nach deutschen Recht die Straftat des Missbrauchs.

Doch auch hier gibt es seit dem 1. Juli 2021 in §176 Abs. 2 StGB eine Neuerung: Bei einvernehmlichem Sex und geringem Unterschied im Reifegrad kann das Gericht von einer Strafe absehen, wenn der *„Täter nicht die fehlende Fähigkeit des Kindes zur sexuellen Selbstbestimmung ausnutzt."* Dieses Beispiel macht deutlich, dass die Rechtslage bezüglich sexueller Themen stark in Bewegung ist und deshalb von sexuell aktiven Menschen auch beobachtet werden sollte.

In Österreich gelten abweichende Reglungen, dort ist einvernehmlicher Sex auch unter 14 Jahren erlaubt, wenn der Altersabstand nicht mehr als vier Jahre beträgt und die jüngere Person mindestens 12 Jahre alt ist.[2]

Im schweizerischen Strafgesetzbuch wird unter dem Abschnitt *„strafbare Handlungen gegen die sexuelle Integrität"* der Umgang mit der Sexualität bei Minderjährigen geregelt. Sinn und Zweck dieser Regelung ist der Schutz vor sexueller Gewalt und Ausbeutung.

Denken Sie daran: Auch wenn mit den heutigen Kommunikationsmitteln die Länder dieser Welt zumindest virtuell sehr nahe zusammengerückt sind, gelten in verschiedenen Ländern unterschiedliche Gesetze.

Ein Sonderfall des Missbrauchs liegt nach § 182 StGB im deutschen Recht vor, wenn bei Jugendlichen unter 18 Jahren eine Zwangslage ausgenutzt wird, um sexuelle

---

[2] *Oesterreich.gv.at: Sexuelle Kontakte zwischen Jugendlichen. Bundesministerium für Justiz. Aktualisiert: 29. Januar 2020*

Handlungen an ihnen vorzunehmen.

Der gleiche Paragraf regelt auch, dass grundsätzlich eine Person über 21 Jahren eine andere Person per Definition sexuell missbraucht, wenn diese andere Person noch nicht 16 Jahre alt ist. Das Einverständnis spielt dabei zunächst keine Rolle, auch wenn die Rechtsprechung im Einzelfall entscheidet.

Die Gesetze des Landes, in dem man lebt oder agiert, sollte man zur eigenen Sicherheit kennen.

Auf *Seite 36* gelangen Sie zurück beziehungsweise wieder vor zum Abschnitt *Annäherungsversuche – anfassen erlaubt?*


## 3.   Aktuelles Rollenverständnis

Obwohl dieser Guide keine Anleitung zum erotischen Handeln sein soll, ist es wichtig zu verstehen, wie eine Frau tickt, um sie nicht – vielleicht ganz unbeabsichtigt – zu beleidigen oder falsch zu behandeln. Daher möchte ich Ihnen, liebe Herren, an dieser Stelle einige Hintergrundinformationen geben, die vor allem den jüngeren oder unerfahreneren unter Ihnen nützlich sein könnten.

Sehnen Sie sich nach Körperkontakt, Sex und Intimität, aber wissen einfach nicht, wie Sie an eine Frau rankommen sollen? Hier die gute Nachricht: Sexuelles Verlangen ist nicht männlich, sondern *menschlich*. Wenn Sie, liebe Herren, Sex wollen, seien Sie versichert – wir Frauen wollen ihn, generell gesprochen – auch, mindestens genauso sehr. Obwohl es einige Unterschiede gibt, auf die ich später noch eingehen werde. Im Prinzip gilt zunächst ganz generell: Männer sind *erwünscht*. Wir lieben Sie! Sind Sie alt, jung, dick dünn – ist eigentlich egal. Es funktioniert bei uns genauso wie bei Ihnen: Klar finden wir einen Traumkörper anziehend, aber ein netter Kerl, der uns gut behandelt und nicht so sensationell aussieht, ist für die meisten Frauen auch völlig in Ordnung. Generell gilt: Evolutionstechnisch suchen wir einen Mann, der mit uns mindestens fünf Jahre verbringt, um „unsere Brut" großzuziehen.

Intellektuell und vom Herzen her betrachtet haben wir natürlich ganz andere Ansprüche. Allerdings ist Sex nun einmal zur Fortpflanzung eingerichtet worden und wird durch Hormone gesteuert – wie muss ein Mann also sein, der uns Frauen so richtig scharfmacht?

Was Frauen an Männern anzieht, ist prinzipiell Macht. Wir suchen instinktiv das „beste für uns erreichbare Match".

Es gibt Spielarten und Variationen. Vielleicht fühlt sich eine Frau zu einem Mann hingezogen, weil sie ihn beschützen möchte oder weil er schüchtern ist wie sie selbst. Wir alle suchen unbewusst nach vertrauten Mustern, die aus Umweltfaktoren resultieren können, dabei spielen Psyche und kindliche Prägung eine große Rolle.

Manchmal verlieben sich Menschen mit komplementären Persönlichkeitsstörungen. Laut einiger psychologischer Ansätze suchen Menschen sich für romantische Beziehungen automatisch Personen, die ähnliche *„Intimacy Skills"* haben, das heißt ein ähnliches Vorgehen und Verständnis relationaler Themen wie Vergebung, Kommunikation, Umgang mit Unterschieden und vieles mehr. Menschen, die sehr weit unter uns in ihrer Entwicklung stehen, empfinden wir als schwierig und langweilig. Sind die Partner uns mit ihren *Intimacy Skills* überlegen, geht es ihnen umgekehrt hingegen mit *uns* so, dass sie uns für schwierig und langweilig halten. Doch was sexuelle Anziehung betrifft, sind diese beziehungsrelevanten Faktoren oft nicht ausschlaggebend – hier wollen Frauen unbewusst die 50 % Gene für das mächtigste Baby (das sage ich mit einem Augenzwinkern 😊).

Prinzipiell ist also alles möglich, aber generell gilt: Ein Mann sollte sich etwas trauen und etwas zutrauen.

Klar wissen wir, dass die meisten von Ihnen keine wahren Helden sind und wohl nicht im Kampf gegen Drachen bestehen würden – beim ersten Annäherungsversuch ist es jedoch nie verkehrt, wenigstens so zu *tun*. Damit ist kein manipulatives Verhalten oder Prahlerei gemeint. Doch jeder weiß, dass etwas Mumm dazu gehört, auf eine Frau zuzugehen und sie anzusprechen.

Vor allem weil Frauen echt fies sein können oder zu allem Übel auch noch kichernde, tuschelnde Freundinnen dabei stehen könnten.

Wagt ein Mann diesen Gang, so honorieren die meisten Frauen das. Wir *lieben* mutige Männer. Männer, die passive Zeichen aussenden, und warten, dass *wir* die Initiative ergreifen, finden wir eher nicht so spannend.

Also hier der Rat: *Trauen Sie sich was*. Und glauben Sie an sich! Wenn *Sie* an sich glauben, werden wir es auch tun.

Ein dicker Bauch, eine Glatze, eine hagere Gestalt, abstehende Ohren, oder was auch immer Sie an sich selbst als unattraktiv einschätzen, sind für die meisten Frauen nicht das Problem. Und mal ehrlich: Wenn eine Frau sich nur auf den äußeren Aspekt eines Mannes konzentriert, ist sie vielleicht so oberflächlich, dass diese Frau Sie ohnehin nicht so lieben könnte, wie Sie es verdienen.

Selbst wenn eine Frau kein Interesse oder so richtig schlechte Laune hat, kann ein selbstsicheres Auftreten, eine Prise Humor, eine maßvolle Provokation, oder noch besser ein geistreicher Spruch die Situation tatsächlich rumreißen. Probieren kann *Mann* es allemal – *was soll schon schiefgehen?*

## 4.  Höflichkeit

Bevor ich Ihnen leider auch ein Briefing darüber geben muss, was *in der Tat* alles schiefgehen kann, indem ich zu heikleren Themen wie der richtigen Annäherung sowie der passenden verbalen und nonverbalen Kommunikation gegenüber einer Frau in den entsprechenden Situationen komme, möchte ich Ihnen, liebe Herren, noch etwas zum Thema Höflichkeit sagen.

Ich denke, wer eine gute Kinderstube genossen hat, weiß ungefähr, was unter Höflichkeit zu verstehen ist.

Auch hier ändert sich einiges im Zeitverlauf – im Zweifelsfall kann man also den aktuellen *Knigge* konsultieren. Allgemein steht Höflichkeit für *Zivilisiertheit* und ist definiert als eine Tugend, ausgedrückt in Form von rücksichtsvollem, respektvollen Verhalten. Als Gegenteile können *Barbarei* und Grobheit gelten. Höflichkeit richtet sich also nicht nur auf das andere Geschlecht, sondern ist eine erstrebenswerte, zwischenmenschliche Umgangsform, damit *unser aller* Leben angenehmer, leichter und auch schöner wird.

Nun sind im Zuge der Emanzipation, in der Frauen gelernt haben, alles alleine tun zu wollen, zu können oder zu müssen, einige Verwirrungen und Missverständnisse entstanden.

Laufe ich durch eine Tür, gebietet es die Höflichkeit zu schauen, ob jemand nach mir kommt, und dieser Person nicht die Tür ins Gesicht knallen zu lassen – völlig egal, ob es ein Mann oder eine Frau ist. Natürlich ist es nun für Sie, liebe Herren, heutzutage nicht gerade leicht, wenn Sie bei einem normalen zwischenmenschlich höflichen Verhalten – wie dem Aufhalten einer Tür – von einer Frau beschimpft werden, *was Ihnen denn einfiele, sie zu erniedrigen, indem Sie es wagen würden, ihr die Tür aufzuhalten,*

19

*obwohl sie dies nicht nötig habe, da sie als Frau sehr wohl in der Lage sei, alleine eine Tür zu öffnen!*

Die Botschaft lautet hier: *Diese* Frau braucht Sie und Ihre Hilfe – und offenbar auch Ihre Höflichkeit – nicht. Nun, Rollenbilder befinden sich im Wandel, alles fließt.

Wir müssen uns alle ständig neu orientieren.

Das Einzige, was ich Ihnen mit Sicherheit sagen kann: Zur Fortpflanzung brauchen wir Frauen Sie noch, liebe Herren, also halten Sie einfach Ausschau nach denjenigen Frauen, die Sie wertschätzen.

Ich stamme aus einer eher konservativen Familie und bin wohl ein Relikt aus dem letzten Jahrtausend – den Status des Millennials habe ich rein definitorisch jedoch immerhin nur knapp verpasst – aber einen Mann, der mir in die Jacke hilft oder mir den Stuhl heranrückt, empfinde ich immer als wertschätzend, obwohl ich mich durchaus als emanzipierte Frau bezeichnen würde und natürlich auch in der Lage bin, mir meine Jacke alleine anzuziehen.

Vielleicht sind solche veralteten Rituale heute keine Voraussetzung mehr, um einen Mann als höflich zu bezeichnen. Vielleicht ist es wahr, dass die meisten Frauen das heute nicht mehr wünschen – die Zeiten haben sich halt geändert.

Andererseits kann jede halbwegs intelligente Frau ja sehen, dass dies ein Zeichen ist, sich zu bemühen, eben *höflich* zu sein. Ich finde an Höflichkeit nichts verkehrt. Hier ist meiner Ansicht nach ein Zuviel immer besser als ein Zuwenig – zumindest am Anfang, herunterschrauben kann man ja immer noch, nur wissen Sie ja vorab nicht, wie die Frau, die Sie gerade kennenlernen, sozialisiert ist.

Wenn bestimmte Verhaltensweisen einer bestimmten Frau gar zu verhasst sind, so kann sie das ja mit Ihnen *ex post* gruppenintern ausdiskutieren. Bis dahin ist es besser, *höflich* als *barbarisch* zu sein – das ist meine Meinung.

**Oder wie *Ed Sheeran* singt:**

♫ „Love can change the world in a moment

But what do I know?" ♫

# 3. Kapitel:
# Erste Kontaktaufnahme –
# flirten

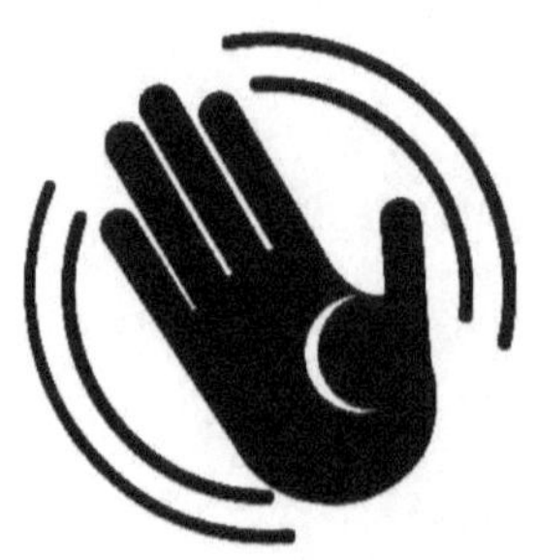

## 1.   Flirten – was ist das?

Flirten ist innerhalb dieser Abhandlung definiert als die *angemessene* Annäherung an eine andere – bekannte oder unbekannte – Person mit erotischer Absicht in Form von gesprochener oder geschriebener Kommunikation oder Körpersprache. Es steht vor dem oder bildet den Anfang des Körperkontaktes, den die meisten Menschen sich ersehnen.

Aber logischerweise möchte nicht jeder mit jedem Körperkontakt, oder von jedem Verbalerotik hören, geschweige denn gegen seinen Willen.

So grenzt sich die *unangemessene* und vor allem *unerwünschte* erotische Annäherung demnach vom Flirten ab und ist definiert als *sexuelle Belästigung*.

*Oha.*

Diese erfüllt seit dem 10.11.2016 nach § 184i Strafgesetzbuch in Deutschland einen Straftatbestand, der mit Geld- oder Freiheitsstrafen geahndet werden kann.

Auf die Bedeutung dieser Thematik wird gesondert im Abschnitt *sexuelle Belästigung ab Seite 38* eingegangen.

Zunächst sind die Hauptfragen hier: Wer macht den ersten Schritt und wie kann ich wissen, ob meine Annäherung *erwünscht* ist bzw. ich dem anderen gefalle?

## 2.  Aktiv werden?

Lautet die Frage: *„Soll ich als Mann aktiv werden?"*

Ist die Antwort stets: *„Ja! Doch gewusst wie!"*

Was den ersten Schritt betrifft, so ist es durchaus so, dass vielen Frauen von irgendjemandem – sei es von der altmodischen Oma oder vom besorgten Papa – vielleicht sogar nur implizit, aber trotzdem nachhaltig vermittelt wird, dass sich ein allzu offensives Flirtverhalten nicht geziemt.

Bei Frauen geht es also nicht so sehr um die Angst, abgelehnt zu werden, sondern eher um die Angst, sich durch ein zu aggressives Verhalten schlecht zu benehmen.

Natürlich gilt das nicht für alle Frauen – es gibt bei Frauen sehr offensives und direktes Flirtverhalten – wenn Alkohol im Spiel ist sowieso. Trifft ein Mann auf eine Frau mit aggressivem Flirtverhalten, besteht die Herausforderung darin, sich nicht von so viel Power und Entschlossenheit ins Bockshorn jagen zu lassen oder mit diesem Verhalten alle möglichen Vorurteile zu assoziieren.

Eine Frau, die selbstsicher wirkt, muss nicht mit 1000 Männern geschlafen haben (denken Sie an meine eigene Paranoia mit dem Sexfaktor aus meiner ersten Anekdote!), noch muss sie eine Domina im Bett sein, oft ist sogar das Gegenteil beider Thesen der Fall.

Geben Sie also auch den offensiveren Frauen eine Chance – Sie könnten etwas verpassen.

Generell ist es so, dass Frauen oft subtil flirten – teils vielleicht sogar unbewusst. Gut für Sie also, wenn Sie Flirtverhalten erkennen.

Die Körpersprache ist hier wichtig.

Hat eine Frau eine offene Körperhaltung? Streckt und räkelt sie sich vielleicht? Berührt sie ihr eigenes Dekolleté? Stellt sie Körperkontakt her? Streicht sie sich durchs Haar? Hält sie Augenkontakt, lächelt sie?

Wenn Sie solche Gesten beobachten, dann trauen Sie sich ruhig – *wir lieben mutige Männer*, ich erwähnte es schon – und mehr als *Nein* sagen können wir im Prinzip ja nicht. Auch eine Frau, die sich vor Ihnen „produziert", sich sichtbar aufbaut, in Szene setzt, besonders laut lacht oder spricht, zeigt Flirtverhalten und ist Ihnen gegenüber kontaktfreudig.

Früher ließen Frauen ihr Taschentuch fallen, um den Mann zu ermutigen. Heute herrscht leider große Verwirrung. Denn obwohl wir unabhängig und selbstständig sind, sitzt die konservative Schule vielen Frauen noch bewusst oder unbewusst tief in den Knochen. Vielleicht auch deshalb, weil, wie gesagt, Frauen, die die Initiative ergreifen, von vielen Männern allzu schnell abgestempelt werden oder diese manchen Männern Angst einjagen und letztlich wollen wir Frauen ja auch den Männern gefallen und sie nicht abschrecken. Außerdem haben gerade Frauen, die besonders attraktiv sind, oft das Problem, dass sich „keiner ran traut" oder dass das Verteidigen ihrer Eroberung vielen Männern schon im Vorfeld *allzu* mühsam anmutet. Also versuchen Sie es ruhig mal bei einer Frau, die (Ihrer eigenen Einschätzung nach) nicht Ihre Kragenweite ist – es könnte besser laufen als erwartet.

## 3.  Wie spreche ich sie an?

Ganz allgemein kann die Frage so beantwortet werden: Eher als das *Wie* zählt hier das *Ob* bzw. *Dass*.

Ein weit verbreiteter Irrglaube ist, dass ein Mann etwas total Smartes, Witziges oder Geistreiches sagen muss, um das Interesse einer Frau zu wecken und von ihr als erwünscht und höflich betrachtet zu werden. Um alle gängigen Vorurteile gnadenlos auszuschöpfen, spiele ich jetzt mal die Babykarte: Frauen wurden auf intuitives Verhalten getrimmt, um ihren Nachwuchs erfolgreich zu pflegen und zu beschützen. Daher ist es bei uns so, dass wir nur eine sehr kurze Zeitspanne benötigen, um unser Gegenüber für uns einzuordnen. Je nach Frau ist es teilweise schon möglich, dass *Mann* später noch mal umsortiert wird, aber prinzipiell wissen wir schon nach einigen Augenblicken, was wir wollen, und das läuft etwa so: Wir unterteilen potenzielle Kandidaten in drei Gruppen, frei nach dem Prinzip *ja, nein, vielleicht*. Natürlich funktioniert das nur so, wenn wir selbst auch gerade disponibel und auf Partnersuche sind.

*Einteilung potenzieller Kandidaten – drei Gruppen*

*1. Gruppe: Erste Liga*

Männer, die in unserer ersten Liga spielen, gefallen uns schon optisch oder von der Ausstrahlung – irgendetwas an ihnen mögen wir. Wenn so ein Mann uns anspricht, ist es ziemlich egal, was er sagt. Ungünstig ist nur, nach der Uhrzeit zu fragen und wieder zu gehen. Doch auch der Begehrten zu sagen, dass sie eine tolle Uhr hat, ist völlig okay. Man kann fragen, ob sie oft den Ort besucht, wo man sie gerade anspricht, was sie daran mag; in einer Bar, ob ihr der Cocktail schmeckt, den sie gerade trinkt oder nach einer Weile auch, ob sie einen guten Tag hatte – was auch immer: Belanglosigkeiten. Die Konversationsthemen sollten nicht allzu tief greifend sein. Fragen wie: *Hast du einen Freund* oder *wo wohnst du* können als zu offensiv und somit als unhöflich beziehungsweise unangemessen empfunden werden. Es empfiehlt sich hier fürs Erste an der Oberfläche zu bleiben. Auch über Hobbys, das Wetter, Musik oder Filme zu reden ist in Ordnung. Um einen guten Eindruck zu machen, sollten Sie lediglich versuchen, weder total aufdringlich noch völlig verzweifelt zu wirken. Obwohl es immer höflicher ist und auch als attraktiver empfunden wird, anderen Menschen zuzuhören als selbst zu sprechen, sollten Sie anfangs darauf achten, ob Ihre Angebetete schüchtern ist. Dann kann es durchaus entspannend wirken, etwas von sich zu erzählen – in jedem Fall besser, als sie mit einem Fragekatalog zu bombardieren, wie es zum Beispiel in Italien gang und gäbe ist.

*2. Gruppe: Ersatzbank*

Die Spieler, die wir nicht spontan in unser Team holen würden, müssen sich etwas mehr anstrengen, haben aber trotzdem gute Sexaussichten. Allerdings ist die Gefahr, als unangemessen beurteilt zu werden, hier schon größer, da die Frau Ihnen gegenüber weniger Eigeninteresse hat und sich daher schneller belästigt fühlen wird. Das gilt es zu beachten. Trotzdem müssen Sie sich klar machen: Die meisten Männer – zumindest hierzulande – gehen nicht sehr forsch oder überhaupt nicht auf Frauen zu. Was Frauen abschreckt, sind „Aufreißertypen", die mit übersteigertem Ego wahllos, fast skrupellos jede Frau „anbaggern". Doch ein schüchterner Typ, dem man seine

Überwindung anmerkt, wirkt auf uns Frauen sexy – schon alleine, weil er unsere Beschützerinstinkte anspricht. Klar, das ist nicht das, was Sie wollen – aber der Rest kann ja durchaus noch kommen.

Männer wären verwundert, wenn sie wüssten, wie viel weniger wählerisch viele Frauen sind, als Männer sich das denken. Witz und Durchhaltevermögen haben hier schon manchen Mann ans Ziel gebracht. Ich rede jetzt nicht vom Überhören eines klaren Neins oder von lang anhaltendem Stalken – auf so etwas stehen Frauen nicht und beides ist auch nicht rechtskonform. Große Gesten lassen die meisten Frauen allerdings nicht unbeeindruckt und Sie wären erstaunt, wenn Sie wüssten, wie wenig einfallsreich die meisten Männer sind und wie wenig Mühe sie sich geben.

Ein Mann, der ein wenig Geist und Fantasie besitzt, wird bei den meisten Frauen eine Gelegenheit zum besseren Kennenlernen erhalten, auch wenn er nicht so groß, schön, durchtrainiert oder gebildet ist, wie ihr Traummann. Und auch wenn wir noch bei der ersten Kontaktaufnahme sind und Sie keine Möglichkeit hatten, etwas zu arrangieren, um Ihre Auserwählte zu beeindrucken: Viele Frauen sind sehr mental. Ein Mann, mit dem eine Frau gut reden kann, der witzig ist, spannende Dinge erzählt, viel weiß, kurz: Jemand, der sie unaufdringlich und gut unterhält, geben die meisten Frauen auch gerne eine Chance – natürlich auch abhängig davon, ob und wie intensiv sie selbst auf der Suche sind. Ein weiterer zu berücksichtigender Aspekt ist, dass Frauen oftmals mit steigendem Alter weniger wählerisch sind – dies ist zumindest eine Beobachtung, die ich gemacht habe. Natürlich spielt auch die Einstellung der Frau eine Rolle, ihre Erziehung und was sie sucht. Nicht jede Frau sucht eine Beziehung, aber auch nicht jede nur schnellen Sex…

*3. Gruppe: Ausgemusterte*

Es gibt natürlich auch solche Männer, mit denen wir keine Beziehung oder auch nur Sex in Erwägung ziehen würden.

Doch Achtung: Nur weil *eine* Frau Sie nicht wertschätzt, gibt es keinen Grund zu glauben, dass keine andere das tun würde. Jedes Töpfchen hat bekanntlich sein Deckelchen: Alles ist eine Frage der Kompatibilität.

Will sagen, Schönheit liegt im Auge des Betrachters und auch Menschen, die bei vielen auf Ablehnung stoßen, brauchen vielleicht nur den Partner, der zu ihnen passt.

Prinzipiell gilt es als höflich, eine Abfuhr wie ein *Gentleman* wegzustecken. Aus Frust, sollte ein Mann Frauen, die ihn verschmähen, bitte weder beschimpfen oder ohrfeigen, noch ihnen heißen Kakao ins Gesicht schütten (ist mir alles schon passiert – von daher…). Vor allem im Teenageralter neigen Männer dazu, heftig auf Ablehnung zu reagieren, was allerdings völlig unbegründet ist. Nehmen Sie eine Abfuhr nie persönlich. Wer Sie nicht zu schätzen weiß, hat Sie nicht verdient und tolle Frauen gibt es viele.

Letztlich sind wir alle Menschen. Frauen – Männer – Diverse… Was wollen wir? Nun, die Antwort ist ziemlich einfach: Menschen wollen geliebt werden. Menschen lieben es, wenn man sie lobt, ihnen sagt, dass sie toll, schön, klug, sexy usw. sind. Wollen Sie also gefallen, seien Sie nett, freundlich und höflich, dann wird die eine oder andere vielleicht sogar ihre Meinung ändern und Ihnen doch noch einen Platz in ihrem Herzen einräumen, in ihrem Bett oder in beidem – vielleicht wird es eine glückliche Beziehung – je nachdem, was sie sucht und was Sie selber suchen.

## 4.  Wie texte ich einem Mädchen?

*Ah*, denken Sie, *jetzt kommen wir endlich zu den interessanten Themen – Millennials' Stuff – schließlich sind wir im cyber Zeitalter.*

Ich *wusste*, dass Sie das interessiert!

Es gibt im Internet ganze Abhandlungen darüber, wie man geschickt Mädchen texten sollte, welche Regeln es einzuhalten gäbe und so weiter. Darauf gehe ich in Abschnitt *Timing und Erwartungen auf Seite* 69 genauer ein.

Es wird spekuliert über die Drei-Tage-Regel, die Wochenregel und vieles mehr.

Also zunächst zu der Empfehlung, die Frau warten zu lassen, um *cool* oder nicht *emotional bedürftig* zu wirken: Das ist einfach nur Quatsch. Höflich ist es, den Dialog zu eröffnen, wenn man das möchte – auch gerne sofort.

Damit zeigen Sie nur, dass Sie Interesse haben. Wenn dann eine Frau tagelang nicht antwortet oder jedes Mal drei Stunden verstreichen lässt, können Sie immer noch vom Gas gehen.

Generell gilt die Regel, dass Sie als Mann am Anfang etwas mehr Enthusiasmus zeigen sollten. Frauen sind emotional und erwarten Einsatz von Ihnen als Mann, warum das so ist, dazu kommen wir noch. Prinzipiell kann gelten, dass wir einen potenziellen Beschützer oder Versorger für uns und unsere Nachkommen suchen – oft auch ganz unbewusst. Daher denken wir instinktiv: *Na wenn der schon am Anfang so lahm loslegt, kann das ja nichts werden.*

Ein pragmatischerer Grund, keine drei Tage zu warten, um sich zu melden, wenn Sie eine Nummer einer Frau ergattert haben, die Ihnen *wirklich* gefällt, wäre die Tatsache, dass Sie sie ja schon *heute Abend* wiedersehen könnten und einer von Ihnen beiden morgen schon tot sein könnte – rein theoretisch – oder sie lernt heute Abend einen anderen kennen… also bitte *nicht drei Tage warten!*

Das verursacht uns Frauen Frust und Trauer und ist daher sehr unhöflich. Zeigen Sie unaufdringliche Bereitschaft. Sie müssen ihr keine 20 SMS senden, aber wenn *sie* es tut, dürfen Sie antworten! Auch gerne *sofort* und nicht nach zwanzig Minuten, um interessanter zu sein.

Wir Frauen denken nicht, dass Männer uncool sind, weil sie mit uns reden, keine Angst. Eher halten wir solche Männer, die versuchen, sich durch Manipulation künstlich interessant zu machen, für unsichere Waschlappen, die nicht im Leben stehen – *sorry*.

Ich persönlich gehe sogar so weit, dass ich bei sehr langsamen Antworten extra Tage verstreichen lasse, rein aus Prinzip: *Quid pro quo* – haben Sie also Interesse, dann zeigen Sie es auch.

Ansonsten sollten Sie für Ihren optimalen ersten Eindruck via SMS einige Regeln beachten.

## 5. Regeln für erste Kontaktaufnahme via SMS

### 1. *Intention*

Als Erstes sollten *Sie sich selbst* klar werden, was Ihre Absichten sind. Doch auch wenn Sie es nur auf Sex oder Freundschaft abgesehen haben und keine Beziehung fürs Leben suchen, gilt immer die Regel: Stellen Sie keine Ansprüche. Fragen Sie, wie es der Dame geht, machen Sie ihr Komplimente, wenn Sie das möchten. Sie können auch „pushy" sein und versuchen, schnell ein Treffen auszumachen, doch sein Sie immer sensibel gegenüber dem Tempo und den Wünschen der Partnerin – umgekehrt würde ich das auch jeder Frau raten.

Halten Sie sich auch bedeckt, was schnelle

Liebeserklärungen betrifft, weil das den Eindruck vermitteln kann, dass die Dame für Sie austauschbar ist oder dass Sie verzweifelt sind.

### 2. Timing

Wenn Sie nachts vor dem Einschlafen aus dem Bett texten, senden Sie damit eindeutige Signale. Eine Nachricht mit den Worten: *„Na, was machst du gerade?"*, hat um 1 Uhr nachts eine völlig andere Qualität als um zwölf Uhr mittags. Das können Sie auch nutzen, aber ein erster Eindruck, bei dem Sie sich nicht sofort als Sexobjekt etablieren wollen, sollte tagsüber seinen Anfang finden – am besten morgens!

Es sei denn, sie sind beide getrennt nach dem Klub auf dem Heimweg und Sie können es einfach nicht abwarten, wobei dann eine Frage danach, ob die Dame *gut zu Hause angekommen* ist, als sehr höflich und charmant bewertet werden wird.

Doch den Morgen abzuwarten heißt auch: Sie denken an sie, auch wenn Sie nüchtern sind. Das ist sexy.

Damit zeigen Sie allerdings schon deutliches Interesse. Ansonsten ist auch der frühe Abend zur Kontaktaufnahme geeignet, wenn Menschen Freizeit haben – je nachdem welcher Tag gerade ist und welchen Berufen Sie beide nachgehen.

Generell gilt: Zu viel kann ein Mann am Anfang kaum machen – sinnvoll ist das natürlich nur, wenn er auch selbst Interesse hat. Und daher: War es ein heißer Flirt und haben Sie *ernsthaft* Interesse, texten Sie am besten sofort! Schlagen Sie ein Treffen für *den nächsten Tag* vor. Nicht diese Nummer: *Morgen hab ich keine Zeit, vielleicht in drei Tagen* (ich mach mich rar… ha!).

*Wir* sind die Prinzessinnen, nicht *Sie!* Also!

Wir Frauen haben dieses Kribbeln im Bauch, ein Glimmen, das Ihre erste SMS aufflammen lässt.

*Ja! er hat es auch so empfunden, Juhuuu!!*

Wenn Sie bis zum nächsten Abend warten oder erst in vier Tagen Zeit haben, denken wir: *Oops, hab mich wohl geirrt – der hat doch kein Interesse. Schade. Na ja, aber da war doch noch dieser andere Typ von vor zwei Tagen…*

Dann rufen wir vielleicht doch lieber den Typen von vorgestern an – und Sie sind nur einer auf der Liste.

Wie gesagt: Wir denken, dass, wenn Sie schon am Anfang keine Initiative zeigen, es nur noch bergab gehen wird.

### 3.   *Frequenz*

Wenn eine Frau oft schreibt, können Sie auch oft schreiben, nur überlassen Sie *ihr die Führung*. Als Gentleman wollen Sie Disponibilität signalisieren, ohne Ihre Auserwählte zu belästigen, also senden Sie ihr keine 300 SMS, bevor die Dame nicht antwortet.

### 4.   *Dominanz*

Es wird immer wieder gesagt, dass Frauen dominante Männer mögen. Mehr Informationen dazu werde ich Ihnen in dem Abschnitt *Dominanz* auf *Seite 164* geben.

Geht es um ein erstes Date, dann übernehmen Sie die Führung: Schlagen Sie konkret etwas vor, möglichst etwas Besonderes – geben Sie sich Mühe. Bedenken Sie: Der erste Eindruck bleibt bestehen. Wollen Sie der x-te Typ aus dem Biergarten sein oder der, mit dem sie im Zirkus war, im Theater oder auf der Fahrradtour mit Picknick – natürlich je nach ihrer beider Interessen. Ich sag es noch mal: *Kein Mann* macht so tolle Sachen mit uns! *Ihr* Alleinstellungsmerkmal!

Oje, ich als alte Romantikerin beginne Ihnen Tipps für ein richtiges Date zu geben, dabei wollten Sie doch nur Sex? Na ja: Zugegeben besteht die Chance, dass die Dame sich verliebt, wenn Sie Ihren Job zu gut machen. Das Problem für Sie wird sein, dass – wenn Sie nur *schnellen Sex* wollen – auch viele andere Tipps aus diesem Ratgeber Ihnen dauerhaft die Frauenherzen zufliegen lassen werden – wir *lieben* höfliche, empathische Männer!

Doch den besten Sex hat man ohnehin mit der festen Freundin – oder mit jemandem, den man *wirklich* gut kennt – glauben Sie mir das, *ich weiß es.*

### 5. *Kontaktaufnahme*

Grundsätzlich ist texten legitim – dabei kann aber mehr schiefgehen als beim Telefongespräch. Auch muss der Zeitpunkt passen, doch es ist geschickt und auch höflich *anzurufen* oder via SMS nach einem Telefontermin zu fragen. Je mehr Kanäle Stimme, Optik etc. Sie nutzen können, desto mehr Einfluss haben Sie und desto besser können Sie die Situation steuern, einschätzen oder Missverständnisse vermeiden. Falls Sie auf gut Glück anrufen, fragen Sie bitte, ob Sie gerade stören, und seien Sie nicht sauer, wenn sie *Ja* sagt – gut, das ist normale zwischenmenschliche Höflichkeit, die im Eifer des Gefechts vielleicht mal vergessen wird: Einfach cool fragen, wann es ihr besser passt.

### 6. Vorteile durch Manipulation?

*Auch* uns Frauen wird – wie ich unter dem Kapitel *Timing und Erwartungen* ab *Seite 69* noch erläutern werde – genau wie Männern oft manipulatives Verhalten ans Herz gelegt, um uns interessant zu machen. Bitte seien Sie, lieber Leser, jetzt nicht beleidigt, wenn ich Ihnen sage, dass das bei Männern ganz gut funktioniert.

Frauen ticken allerdings da völlig anders – sie haben von jeher die wählende Rolle inne, was ich im Abschnitt *Erobern durch Werben* ab *Seite 46* noch genauer erklären werde.

Natürlich ist es generell schon so, dass für einen Mann ähnliche Dinge gelten, wie für eine Frau. Wenn Sie ein heißes Date haben und Ihre Angebetete schaut Sie liebevoll an, sagt dann, dass sie die Zeit mit Ihnen genossen hat – *und geht plötzlich*, wird Ihnen das in Erinnerung bleiben, wahrscheinlich werden Sie auch den Wunsch nach Klärung verspüren und deshalb an ihr interessiert sein, einfach weil es ein rätselhaftes Verhalten ist – es ist *ungewöhnlich*.

Sicherlich wird das eine Frau auch so empfinden, falls *Sie* sich so verhalten. Die Dame wird wohl grübeln, was sie falsch gemacht hat *oder was mit Ihnen nicht stimmt*.

Es ist übrigens ein Tipp, den ich mal gelesen und ausprobiert habe – er klappt bei Männern sehr gut.

Ich denke, das liegt einerseits am männlichen Ego, andererseits vielleicht am Entfachen des Jagdinstinktes – hört sich jetzt wohl komisch an, aber scheint ja so zu sein.

Möglicherweise klappt es auch bei einer *Frau*, jedoch ist die Chance, dass diese denkt: *„Mein Gott, der Typ ist ja ein totaler Spinner"* – leider wesentlich größer.

Ich will jetzt gar nicht damit angeben, wie raffiniert wir Frauen sind und wie einfach Männer gestrickt sind, das sehe ich auch gar nicht so – erstens sucht man sich sein Geschlecht ja ohnehin nicht aus und zweitens sind in Beziehungen viel komplexere Dynamiken im Gange. Allerdings kann man anfangs beim „Balzverhalten" wohl davon ausgehen, dass Männer andere Ziele verfolgen als Frauen. Das mag daran liegen, dass Männer von jeher ihren Samen platzieren wollen und Frauen instinktiv keinen Wahnsinnigen suchen, der sie hochschwanger in irgendeiner Höhle verenden lässt, weil er keine Lust mehr hat, sich um uns zu kümmern – das ist aber nur meine private Urzeittheorie, nicht wissenschaftlich fundiert.

Abschließend kann man wohl das Fazit ziehen, dass viele Männer in der Zeit des Erstkontaktes leichter zu manipulieren sind als Frauen – wir machen uns da einfach mehr Gedanken – es steht ja für uns auch mehr auf dem Spiel, denn wir könnten eben als Single-Mami enden, wenn Sie schon gar nicht mehr wissen, wer wir sind.

Ich rate daher von Manipulationstechniken ab.

Falls Sie einen eingeschlafenen Chat wiederbeleben wollen, haben Sie sicherlich mit Witz und Ironie mehr Erfolg als mit Jammern oder (An)Klagen – allerdings gilt das wohl unabhängig von Geschlechterrollen.

## Anekdote

Die schlimmste „Anmache", die ich jemals erlebt habe und die mir auch den Abend so verdorben hat, dass ich sofort danach heimging, verlief wie folgt.

Ich war gerade 17 Jahre alt und in einer Diskothek. Ein junger, attraktiver Mann kam auf mich zu und sagte: „Komm mit."

Ich war irritiert. „Bitte?", antwortete ich.

„Komm einfach mit", sagte er.

Ich fühlte mich völlig überfordert und sagte in meiner unerfahrenen, mädchenhaften Art: „Aber – ich kann doch nicht einfach mit irgendwelchen fremden Leuten mitgehen."

Darauf er: „Na warum, außer AIDS kannst du dir doch nichts einfangen."

Ich starrte ihn entgeistert an und er ging weg.

Also meine Herren – nur Mut, es gibt bestimmt irgendwo jemanden, der es viel schlechter macht als Sie.

# 4. Kapitel:
# Annäherungsversuche –
# anfassen erlaubt?

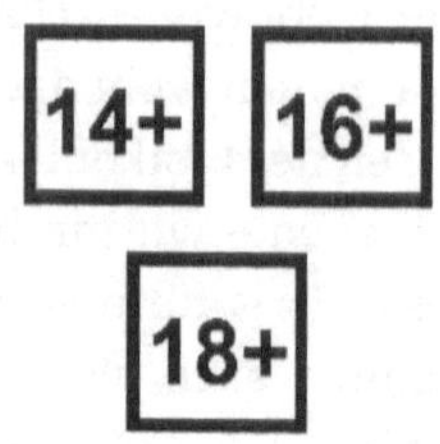


## 1.   Erste Orientierung

Eine Frage, die ziemlich viele Männer beschäftigt, ist: *„Wie und wann darf ich denn nun genau ran? Was ist mit Anfassen? Küssen?"*

Diese Frage ist nicht so leicht zu beantworten (wäre ja auch zu einfach gewesen).

Vorab müssen Sie als treibende Kraft – wie eingangs unter dem Punkt *Rechtlicher Rahmen* auf *Seite 13* geschildert – die rechtlichen Eckpfeiler in dem Land, in dem Ihre Annäherungsversuche stattfinden, klären. Also in erster Linie die **Schutzaltersstufen**, bei Jugendlichen gegebenenfalls auch Altersunterschied, das explizite **Einverständnis** und den sonstigen **rechtlichen Rahmen** – hier können auch Themen wie **Machtgefälle** beziehungsweise bei Abhängigkeitsverhältnissen **Machtmissbrauch** relevant sein.

Vorausgesetzt, dass wir über eine Annäherung zwischen sexualmündigen Menschen ohne Abhängigkeitsverhältnis sprechen, hängt die Strategie trotzdem ein wenig vom Alter sowie vom Kontext beziehungsweise Umfeld ab.

Hier bleibt als Hauptproblem die Klärung des Einverständnisses bestehen. Wie also vergewissern Sie sich als Gentleman, ob Ihre Auserwählte mit Ihren Annäherungsversuchen einverstanden sein wird, ohne sich in Verlegenheit zu bringen und zu fragen? Es geht hier zunächst um erste Annäherungsversuche, ein unverfängliches Vortasten, ohne expliziten Körperkontakt zu suchen.

Und wissen Sie, wie man das ganz höflich und unspektakulär macht?

Man gibt jemandem die Hand!

Achten Sie dabei darauf, dass Ihre Hand nicht schwitzig ist (sonst unauffällig vorher an der Jeans abwischen), Sie sollten sie nicht zu lasch halten, aber drücken Sie auch nicht so stark, dass Sie der Dame wehtun.

Manche Männer bekommen gesagt, ein ganzer Kerl müsse schon ordentlich zerdrücken, das mache ihn attraktiv. Dumm nur, wenn die Dame Ringe trägt – sehr schmerzhaft.

Das Händegeben ist etwas aus der Mode gekommen, aber es ist absolut gentlemanlike und es gibt Ihnen die perfekte Ausrede, einen Menschen ungestört anzufassen – dazu ist es überhaupt erfunden worden!

Und glauben Sie mir: Ich könnte Ihnen mindestens einen Namen nennen von einem Mann, dessen Hand er mir gab und als ich sie festhielt, sah ich förmlich die Bilder von allem, was danach kommen würde – eines Tages – und auch tatsächlich kam.

Ein Händedruck kann berauschend sein.

Ansonsten sind bei einem jungen Menschen unter Umständen andere Rituale üblich als bei einem älteren, was das Herstellen von Nähe betrifft. Als Teenager fängt man vielleicht mit Kusseinkriege oder Flaschendrehen an, wartet auf den langsamen Song, um eine Ausrede für Körperkontakt zu haben, schützt Nackenschmerzen vor, um sich eine Massage zu erschleichen oder diagnostiziert gar Massagebedarf, aufgrund von Verspannungen, um selbst mit dem Massieren mal zum Zuge zu kommen – eine Spezialität von mir, wie ich zugeben muss. Wenn man das wie ich gelernt hat, ist die Ausrede natürlich unschlagbar. Besitzt man solche Fähigkeiten nicht, kann man zum Baden einladen und Sonnencreme verstreichen.

Abgesehen vom Austesten durch vermeintlich zufälligen Körperkontakt, gibt es zwar Indizien dafür, ob das Zielobjekt Körperkontakt zustimmen wird, jedoch keine Sicherheit. Ist es also ein tolerables oder gar gutes Benehmen, es einfach mal auszuprobieren?

Ich lehne mich jetzt mal ganz weit aus dem Fenster und sage: *Ja – allerdings auf eigenes Risiko.*

Prinzipiell würde ich Männer ermutigen, ganz behutsam den ersten Schritt zu machen. Allerdings braucht *Mann* dafür viel Feingefühl, damit nicht die Katastrophe eintritt, dass das Objekt Ihrer Begierde Ihnen sexuelle Belästigung vorwirft – das gilt es natürlich zu vermeiden.

## 2.  Sexuelle Belästigung

Sexuelle Belästigung ist strafrechtlich relevant.

Die diesbezüglichen Rechtsnormen finden sich in Deutschland unter anderem im *Strafgesetzbuch (StGB)* und im *Allgemeinen Gleichbehandlungsgesetz (AGG)*. In Letzterem ist der Begriff in § 3 Satz 4 wie folgt bestimmt: *„Eine sexuelle Belästigung ist eine Benachteiligung […], wenn ein unerwünschtes, sexuell bestimmtes Verhalten, wozu auch unerwünschte sexuelle Handlungen und Aufforderungen zu diesen, sexuell bestimmte körperliche Berührungen, Bemerkungen sexuellen Inhalts sowie unerwünschtes Zeigen und* *sichtbares Anbringen von pornographischen Darstellungen gehören, bezweckt oder bewirkt, dass die Würde der betreffenden Person verletzt wird, insbesondere wenn ein von Einschüchterungen, Anfeindungen, Erniedrigungen, Entwürdigungen oder Beleidigungen gekennzeichnetes Umfeld geschaffen wird."*[3]

Im Strafgesetzbuch wird *Sexuelle Belästigung* in § 184i in Satz 1 bis 3 genauer definiert und das Strafmaß festgelegt. Hier ist geregelt, dass jemand, *der eine andere Person in sexuell bestimmter Weise körperlich berührt und dadurch belästigt, mit Freiheitsstrafe bis zu zwei Jahren oder mit Geldstrafe bestraft wird, wenn nicht die Tat in anderen Vorschriften mit schwererer Strafe bedroht ist.*[4]

Am Arbeitsplatz greift zudem das *Beschäftigtenschutzgesetz (BSchG)*, wo in § 2 der *„Schutz vor sexueller Belästigung"* vorgeschrieben ist und diese in Satz 2 Absatz 1 als *jedes vorsätzliche, sexuell bestimmte Verhalten, das die Würde von Beschäftigten am Arbeitsplatz verletzt,* definiert wird und nachfolgend noch neben schwereren Übergriffen unter anderem als *sexuell bestimmte körperliche Berührungen oder Bemerkungen sexuellen Inhalts* präzisiert wird.

Es gibt hier also verschiedene Aspekte zu beachten.

Einerseits geht es, besonders am Arbeitsplatz, um die Ausnutzung eines Machtgefälles und eines Abhängigkeitsverhältnisses. Hintergrund ist der Bedarf von Schutz für diejenigen, die nicht genug Macht haben, um sich selbst zu schützen und denen, die in der Hierarchie höher stehen, ausgeliefert sind. Hier kommt unter Umständen auch der Tatbestand der *Nötigung,* im *Strafrecht* in § 240

---

[3] *Antidiskriminierungsstelle des Bundes: Allgemeines Gleichbehandlungsgesetz (AGG). 14. August 2006, Stand:zuletzt geändert durch Art. 8 G v. 3.4.2013 I 610*

[4] *Strafgesetzbuch: Besonderer Teil (§§80-358): 13. Abschnitt – Straftaten gegen die sexuelle Selbstbestimmung /§§174-184j): §184i Sexuelle Belästigung.*

StGB geregelt, in Betracht.

Ich denke, wir sind uns einig, dass diese gesetzliche Reglung zu begrüßen ist, zumal sich sexuelle Belästigung durchaus auch gegen Männer richtet. Andererseits geht es explizit um den Tatbestand der *Belästigung*. Eine Belästigung ist bei einem normal sozialisierten Menschen nichts, was dem aktiven Part *passiert*, ohne dass er es bemerkt. Ein Mensch *merkt*, ob er den anderen belästigt oder nicht.

Insofern sei die Thematik hier erwähnt und damit auch weitgehend abgeschlossen – ich traue Ihnen, liebe Herren, zu, dass Sie spüren, ob eine Frau Ihre Avancen wünscht oder als lästig empfindet. Allerdings kann ich Ihnen vor diesem Hintergrund natürlich nur raten, eine gewisse Vorsicht bei Ihren Annäherungsversuchen walten zu lassen.

Auf *Seite* 22 gelangen Sie wieder zurück zum Abschnitt: *Erste Kontaktaufnahme – flirten.*

## 3. Erster Körperkontakt – drei Strategien

### 1. Strategie: Vorsichtig vorfühlen

Aufgrund der Gefahr der sexuellen Belästigung sollte es bei Ihrem ersten Annäherungsversuch nicht unbedingt gleich der Hollywoodkuss mit Zunge sein. Hören Sie auf Ihr Herz, doch ohne Abklärung empfehle ich Ihnen nicht, Ihre Traumfrau à la *Fifty Shades of Grey* an eine Wand zu pressen, und über sie herfallen. Lassen Sie es langsam angehen. Probieren Sie es Stück für Stück. Eine kleine Berührung am Arm, ein Griff nach der Hand beim Aufstehen oder Aussteigen aus dem Auto, um ihr hoch zu helfen – seien Sie aufmerksam. Es ist allemal ratsamer, ihr beim Geleiten durch eine Menschenmenge, etwa in einer überfüllten Bar, sachte die Hand auf den Rücken zu legen – bitte aber nicht auf den Po – und zu erspüren, ob sie sich dieser Berührung sofort entzieht oder sogar gegenhält, als ihr im Kino ungefragt den Arm um die Schulter zu legen.

Frauen werden im Vorfeld Signale aussenden, wenn sie sich nicht körperlich angesprochen fühlen oder aber von selbst gezielt Ihre Nähe suchen – das merken Sie dann schon.

Ein nützliches Indiz zur Überprüfung des Status quo liefern die Spiegelneuronen. Wenn eine Frau Sie „spiegelt", spricht das für Sympathie und Lust auf mehr.

Da die meisten Menschen andere unbewusst spiegeln, können Sie ziemlich leicht austesten, ob eine Frau auf Sie steht.

Stellen oder setzen Sie sich vor sie und sehen Sie sie beim Reden genau an. Fassen Sie sich mal ins Gesicht, verändern Sie auffällig Ihre Körperhaltung – je mehr Ihr Gegenüber genau das tut, was *Sie* gerade tun, desto sympathischer resultieren Sie – das funktioniert übrigens auch mit dem gleichen Geschlecht und ist erst einmal nichts Sexuelles, sondern hat nur etwas mit dem Wunsch nach Synchronisierung mit dieser Person zu tun – ist also zunächst ein Indikator für Sympathie und nicht für Lust auf Sex. Doch Sie werden schnell ein Gespür dafür bekommen, wenn Sie erst einmal darauf achten und natürlich ist Sympathie eine gute Ausgangslage. Plötzlich wird die Dame im gleichen Moment trinken, lachen, sich an die Nase fassen – dann sind Sie auf dem richtigen Weg.

Nur Mut.

*2. Strategie: Einfach machen*

Die zweite – zugegeben vor dem zuvor angesprochenen Hintergrund etwas heiklere – Möglichkeit nannte mal ein italienischer Bekannter von mir: *„Io mi butto!"*, was auf Deutsch so viel bedeutet wie: *„Ich werfe mich!"* oder *„Ich springe ins kalte Wasser!"*

Dieser drahtige eher klein gewachsene junge Mann hatte keine Angst, etwas zu wagen. Er erzählte mir, dass er einmal eine Frau, die ihm gefiel, auf eine Bootstour zu zweit mitnahm. Auf offener See beugte er sich vor, um sie zu küssen, woraufhin er sich die Ohrfeige seines Lebens einsammelte. Er brachte die Dame natürlich umgehend zurück ans Ufer. Noch am selben Abend bei einem Strandfest kam seine Angebetete zu ihm und küsste ihn – die beiden wurden ein Paar.

Was sagt diese Geschichte aus?

Nun vielleicht, dass sich eine Frau, wenn man sie in eine Situation bringt, wo sie nicht fliehen kann, zu sehr unter Druck gesetzt fühlt und mit Ablehnung reagiert.

Vielleicht aber auch, dass Frauen Mut letztlich honorieren. *Sie* wollte den Zeitpunkt festlegen, aber seine offensive Positionierung hat sich bezahlt gemacht.

In jedem Fall ist es besser, sich *„zu werfen"* als ewig alleine in seinem Zimmer zu onanieren – um es mal sehr überspitzt zu formulieren. Natürlich gilt hier das Benehmen nur so lange als gut, wie man sich nach der Ohrfeige brav entschuldigt und es dann nicht noch einmal probiert oder gar weitermacht. *Nein* heißt bekanntlich *nein* – aber fragen kann man ja mal – oder nicht? Und da sind wir leider auch schon bei dem Haken an dieser Vorgehensweise.

Wie gesagt haben sich hier die Zeiten etwas geändert und was früher als raubeiniger Charme galt, und von Frauen toleriert wurde, kann heute allzu leicht als sexuelle Belästigung gesehen werden, die – wie schon erläutert – eine Straftat darstellt.

Spätestens seit der *MeToo*-Debatte ist bekannt, was

das auch für die Täter bedeutet. Also behalten Sie diese Thematik bei allem Mut zur Initiative bitte im Blickfeld.

Ein Sonderfall liegt immer vor, wenn die Frau nicht mit Ihnen auf einer Ebene steht, also etwa Ihre Angestellte ist, Sie also Ihre Machtposition ausnutzen, was als nach § 240 StGB als *Nötigung* geahndet werden kann.

Für Beamte gelten hier besonders strenge Regeln.

Wenn die abhängige Person nicht volljährig ist, gelten bei Ausbildungs- und Erziehungsverhältnissen Sonderregeln, auch bei vorhandenem Einverständnis.

Auch Romanzen zwischen Schülerinnen und Lehrern oder Lehrerinnen und Schülern sind selbst bei Einverständnis vor der Volljährigkeit missbräuchlich, weil durch die Verletzung des *Obhutsverhältnisses* nach § 174 StGB ein Sonderfall vorliegt. Von der Rechtsprechung als relevant wurde dazu in der Vergangenheit die Tatsache angesehen, ob die betreffenden Lehrer*innen die Schüler*innen auch *tatsächlich* unterrichteten. Gleiches gilt etwa bei Ausbildungsverhältnissen.

Abgesehen von solchen Sonderfällen, wo das Einverständnis per se nicht ausreicht, möchte ich mal die Behauptung aufstellen, dass ein empathischer Mensch die Möglichkeit hat, *zu fühlen*, ob ein Annäherungsversuch erwünscht ist. Falls es hier Unsicherheiten gibt, empfiehlt sich immer die *dritte Strategie*.

*3.  Strategie: Erst mal fragen*

Kennen Sie diese Geschichte, dass Männer abends genervt sind und nicht reden wollen, weil Sie schon ihre gesamten „Wörter pro Tag" weggesprochen haben und die Frau immer noch Gesprächsbedarf hat?

Ich persönlich kenne Männer, die sehr ausführlich kommunizieren – aber auch wenn es nicht verallgemeinerbar sein sollte, dass Frauen mehr und lieber reden als Männer – eines steht fest: Frauen reden gerne (merkt man ja auch an mir, oder?).

Daher ist absolut nichts verkehrt dran, einfach mal darüber zu reden und zu fragen. Ein tiefer Blick in die Augen, eine Annäherung auf zehn Zentimeter und mit sanfter Stimme die Frage: *„Darf ich dich küssen?"*

Das ist in jedem Fall ein sehr gutes Benehmen, es ist anständig, auch irgendwie mutig, erotisch und sexy. Nichts daran ist falsch, wenn es keine rechtlichen Hindernisse gibt – wie gesagt, der Kontext zählt immer. Seien Sie aber bitte nicht sauer, wenn sie *Nein* sagt. Und reden Sie sich dann bitte auch nicht um Kopf und Kragen, denn danach ist Schweigen wie so oft Gold.

Damit ist nicht gemeint, dass Sie peinlich berührt schweigen sollen. Seien Sie lässig und freundlich – *kein Problem*. Gehen Sie ungezwungen zur Tagesordnung über; immerhin sind Sie der coole Typ, der die Eier hatte, es zu probieren.

Vielleicht ändert sie ihre Meinung ja sogar noch – Ihren Punkt haben Sie nun gemacht, lassen Sie es ganz lässig sacken. Möglicherweise hatte sie Ihr Interesse gar nicht auf dem Schirm und muss erst mal darüber nachdenken.

Aber versuchen Sie nicht, sie verbal zu überzeugen, wenn sie *Nein* gesagt hat. Vor allem bleibt leider auch hier zu sagen, dass selbst ein verbaler Annäherungsversuch besonders in einem ungleichen Machtgefälle als sexuelle Belästigung ausgelegt werden kann. Ich weiß, einfach ist das alles heutzutage nicht.

Doch wenn Ihre Traumfrau Ihre Sekretärin ist, dann gehen Sie lieber auf Nummer sicher und nehmen die weniger offensive erste Strategie, bei der Sie immer noch behaupten können, die Dame hätte das alles ganz falsch verstanden. Wenn die Hand erst mal auf dem Po liegt, oder offen ausgesprochene Avancen im Raum stehen, ist das natürlich schwieriger.

## Anekdote

Als Teenager hatte ich einen Bekannten, mit dem ich öfter ausging und den ich nett fand. Ich dachte, es sei klar, dass unsere Freundschaft platonisch sei.

Eines Abends sagte er, dass er mich zur Freundin wolle.

Ich sagte, ich hätte kein Interesse, aber er insistierte. Ich mochte ihn, doch gefiel er mir als Mann überhaupt nicht, allerdings wollte ich seine Gefühle nicht verletzen.

Es kostete mich eine Portion Mut, ihm nach längerem Hin und Her zu sagen, dass ich ihn *einfach nicht liebte.*

Das war mein letztes Argument: Ich hatte keine Gefühle für ihn. Daraufhin sagte er, dass das mit der Zeit schon noch kommen werde.

Das machte mich sprachlos.

Ein wenig wie in der Szene aus *Manche mögen's heiß* mit *Marylin Monroe* und *Tony Curtis* – falls Sie so alte Filme schauen – wo Jerry, der Mann, der sich als Frau verkleidet hat, seinen Verehrer loswerden will, sich schließlich die Perücke abzieht und als letzten Grund dafür, dass es zwischen den beiden nicht klappen *kann*, angibt: *„Ich bin ein Mann!"* und sein Verehrer darauf lächelnd erwidert: *„Niemand ist perfekt!"*

Mein Rat hierzu: Insistieren Sie nicht, wenn Ihnen eine Frau sagt, dass sie kein Interesse hat – das wird ein Gespräch, das der Frau als unangenehm und peinlich in Erinnerung bleiben wird, fast schon belästigend...

# 5. Kapitel:
# Die Kunst des Eroberns durch Werben

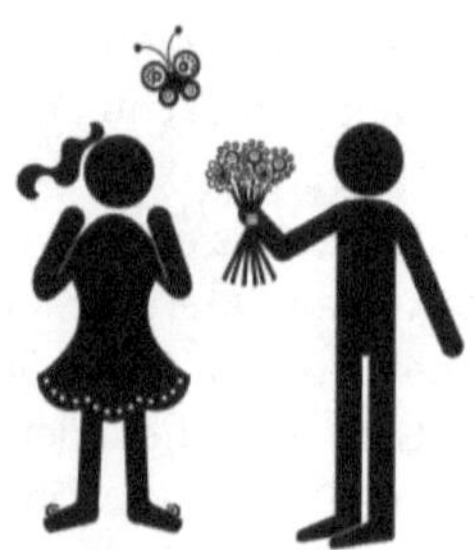

## 1.    Erobern durch Werben

Sollte *Mann* um eine Frau werben?

Die Antwort lautet ganz klar: *Ja!*

Man kennt es aus den Märchen: Um eine Prinzessin wird geworben. Prüfungen werden abgelegt, Geschenke gebracht, Rivalen oder Ungeheuer besiegt.

Manche von Ihnen werden jetzt sagen: „Warum soll *ich* um die Frau werben? Warum wirbt *sie* bitteschön nicht um *mich*?"

Nun, die Frage ist berechtigt.

Abgesehen von dieser grundsätzlichen Frage, warum es die Aufgabe des Mannes ist, zu werben, ist als zweite Frage berechtigt, ob ein solches Verhalten noch zeitgemäß ist. Ich werde Ihnen beide Fragen beantworten – aus meiner persönlichen Sicht.

Die Antwort auf die erste Frage könnte lauten: *„Weil das Leben ungerecht ist"*? Es tut mir auch leid, jetzt wieder mit dem Vergleich aus dem Tierreich kommen zu müssen, wo zwei Schildkrötenmännchen erbarmungslos um das Weibchen kämpfen, bis eines von ihnen auf dem Rücken landet und kläglich in der Sonne vertrocknet, während der Sieger Schildkrötenkochzeit feiern darf.

Aber warum hinkt der Vergleich nicht?

Weil Sex nun einmal dazu eingerichtet worden ist, *Ihren Samen*, liebe Herren, einer Frau in der Weise zu verabreichen, dass die Dame *Ihren* Stammbaum fortführt.

*Die Frau* ist diejenige, in deren Leib das Kind heranwächst, das den Fortbestand *Ihrer Erblinie* sichert, indem sie *Ihre* Gene weiterträgt – *Ihr* Kind eben. Und wenn sie nicht *Ihren* Samen möchte, sondern den eines anderen, dann, tja – Pustekuchen. *Dann sterben Ihre Gene halt aus.*

Ungerecht, aber wahr, und das ist auch der Grund, warum Sie sich als Mitglied des männlichen Geschlechts eben ein wenig mehr anstrengen müssen, was den kurzen Zeitraum der Samenabgabe betrifft. So sieht es aus – bzw. so *sah* es aus, vor Leihmutterschaften und künstlicher Befruchtung, aber das ist noch ein relativ neues Thema.

Wie gesagt: in jedem Fall ist das ursprüngliche Setting eine Schweinerei und Ungerechtigkeit, einverstanden. Dafür müssen Sie keine Periode ertragen, keine Schwangerschaft und keine Geburt durchmachen und unterliegen nicht den ständigen Verrücktheiten eines monatlichen hormonellen Zyklus – *also geben Sie sich halt den Ruck, tauschen wollen Sie auch nicht – versprochen.*

Letztere Tatsache ist ein guter Ausgangspunkt, um die zweite Frage zu beantworten.

Gleichberechtigung ist ein wichtiges gesellschaftliches Ziel, das ich mit Herz und Seele vertrete. Es bleibt aber ein Fakt, dass Frauen und Männer *nicht gleich sind.*

Vielleicht haben Sie ja Glück und Sie finden diese moderne Frau, die Himmel und Hölle in Bewegung setzt, *um Sie zu erobern.* Ich drücke die Daumen!

Ansonsten ist die Emanzipation eine schöne, jedoch

eben noch verhältnismäßig junge Sache. Sie ist zudem ein rationales Konstrukt, das die menschlichen Hormone und Triebe nicht so ganz begreifen. Das ist sicher nicht meine Schuld, also gebe ich Ihnen die folgenden Hinweise nicht, weil ich gegen die Gleichberechtigung von Mann und Frau bin, sondern weil ich weiß, dass das Konstrukt Emanzipation den Weg von zwischen den Ohren zur Hüfte bei den meisten Menschen noch nicht zurückgelegt hat – ich nehme mich da nicht aus und sage das völlig wertungsfrei, bestätigt von Welterfolgen aktueller BDSM-Liebesromane, welche die männliche Dominanz zurückersehenen. Mir ist auch vollkommen klar, dass viele Frauen mit meiner Aussage nicht übereinstimmen werden, weil sie eben eine Gleichberechtigung wünschen, was auch erstrebenswert ist.

Doch das Problem ist, dass wir uns in einer Umbruchphase befinden und der Intellekt eben nicht alles regeln kann. Natürlich möchte ich als Frau von meinem Partner nicht als gratis Haushaltshilfe missbraucht werden oder weniger verdienen, nur weil ich zufällig nicht mit einem Penis geboren bin. Dass mich aus sexueller Sicht dominante Männer anziehen – wie jeder, der meine Autobiografie kennt, bereits weiß – ist jedoch nichts, was ich mir aussuchen kann. Ich kann es ignorieren, es unterdrücken, jedoch nicht *ändern*.

Da ich als Ihre Beraterin mich zudem an den Ist-Zustand halten muss und nicht daran, wie ich oder andere Menschen die Welt gerne hätten, hören Sie nun meinen Rat, was die Rolle des Mannes beim Werben betrifft.

Natürlich will ich Ihnen keine Tipps aus dem letzten Jahrtausend geben, daher lautet die Frage: *Darf ein Mann heute noch seine Rolle als ritterlicher Eroberer einnehmen, die viele Männer unbewusst automatisch auch gerne ausfüllen würden, wenn die emanzipierten Frauen von heute es Ihnen nicht verböten?*

Je nach Kulturkreis und Alter der Frau, auf die sich Ihre Avancen richten, kann die Akzeptanz männlichen Werbeverhaltens unterschiedlich sein. Sicherlich wird es Frauen geben, die sich sogar beleidigt fühlen werden, wenn Sie als Mann materielle Offerten machen. Selbstverständlich können Frauen Männer heutzutage auf Drinks oder zum Essen einladen und ihnen Geschenke machen, um sie zu erobern – das ist ihr gutes Recht in einer modernen Welt, doch *erwarten* sollten Männer dies nicht.

Hingegen ist es im Rahmen des höflichen Verhaltens eines Gentleman's, der Traditionen wahrt, auch heute noch absolut angemessen, um eine Frau zu werben, daher würde ich Sie trotz aller Emanzipation dazu ermutigen.

Wenn die Dame ihre Kreditkarte dann zückt und unbedingt zahlen oder die Rechnung teilen will, soll es Ihnen recht sein. Da Sie jedoch nicht wissen können, wie Ihre Auserwählte sozialisiert ist, bieten Sie Ihr „Werbeverhalten" eben nach alter Schule an und lassen sie entscheiden, ob sie es wünscht.

Ein weiterer Grund, warum ich Männer dazu ermutigen würde, sich um eine Frau zu bemühen, ist der unbewusste Wunsch, um eine Frau zu „kämpfen", der dafür sorgt, dass viele Männer sich sofort gelangweilt fühlen, wenn eine Frau es ihnen zu leicht macht – zumindest meiner Erfahrung nach, doch das werden Sie selbst besser beurteilen können als ich.

Unter der Prämisse, dass Sie nachvollziehen können, warum Sie als Mann prinzipiell den Job haben, sich um die Frau zu bemühen, und nicht umgekehrt, halten wir also als Zwischenfazit fest: Werben ist ein angemessenes Vorgehen und ist bis auf zukünftig abweichende Entwicklungen vornehmlich Männersache.

Was gibt es aber beim Werben zu beachten?

(Für alle Querleser: Auf *Seite 33* gelangen Sie zurück zum Abschnitt *Vorteile durch Manipulation?*)

## 2.   Werben als Risikokapital

Ihnen sollte klar sein, dass alles, was Sie beim Werben „investieren" – sei es in Form von Zeit, Handwerk, Geld für Drinks oder Geschenke – *Risikokapital* ist. Es handelt sich hier eben *nicht* um eine *Investition*. Es kann Ihnen also passieren, dass Sie Geld und Mühe „investieren" und Ihre Auserwählte einfach *Nein* sagt und geht.

Nun könnten Sie argumentieren, dass es ein schlechtes Benehmen von der Frau ist, etwas anzunehmen, wenn sie nicht bereit ist, Ihnen etwas dafür zu geben. Ich verstehe zwar den Punkt hinter dieser Argumentation und finde sie auch gerechtfertigt, so würde ich jeder Frau stets empfehlen, sich nicht von einem Mann zum Essen einladen zu lassen, an dem sie kein Interesse hat. Da aber das Werben ein *Prozess* ist, bei dessen Beginn oft keinem der Beteiligten klar ist, wo die Reise hingehen wird, und es sich durchaus um eine gängige Praxis handelt, verlangt das gute Benehmen von Ihnen, dass Sie eben *nicht* nach dem dritten Cocktail, den Sie ihr ausgegeben haben, das Objekt Ihrer Begierde anbrüllen und sagen: *„Los, komm jetzt mit, immerhin habe ich dir drei Cocktails bezahlt!"*

Schließlich war es *Ihr* Wunsch, Ihrer Traumfrau diese drei Cocktails auszugeben, mit 500 Teelichtern ein Herz in ihrem Vorgarten aufzubauen oder diese Band zu engagieren, um vor ihrem Fenster für sie zu singen.

Die Dame hat Sie nicht darum gebeten, also seien Sie fair und ertragen Sie Ihre Niederlage *wie ein Mann*.

Es gibt schlimmere Arten, Geld zu verlieren, und die Hoffnung stirbt zuletzt.

## 3.  Werben mit Geschenken

Den meisten Frauen ist es in der Phase des Werbens ziemlich egal, ob die Blumen, die Sie ihr schenken, nun die richtige Farbe haben (nur im Vorgarten sollten sie nach Möglichkeit nicht gepflückt sein), oder ob es sich um den zum Anlass passenden Blumentyp handelt – was übrigens geografisch unterschiedlich ist.

Auch ob die Dame die Pralinen, die Sie ihr schenken, besonders gerne mag – Obst ist da übrigens auch eine gute Alternative – spielt für eine Frau, die sich für Sie interessiert, zumindest am Anfang keine große Rolle (später wird Sie Ihnen vielleicht Ignoranz und Gleichgültigkeit vorwerfen, wenn Sie sich solche Dinge nicht merken können, doch das ist eine andere Geschichte).

Es geht viel eher darum, ihr zu zeigen, dass Sie sich ins Zeug legen. Schlechtes Benehmen ist in diesem Zusammenhang übrigens, Ihrer Herzdame ihre Lieblingsbonbons mitzubringen und sie dann alle vor ihrer Nase selber zu futtern. Da sollten Sie schon darauf warten, dass sie Ihnen welche anbietet und es dann auch nicht übertreiben – *geschenkt ist schließlich geschenkt.*

Es muss übrigens nicht immer etwas Materielles sein. Manche Männer basteln gerne, bedruckten T-Shirts, verschenken Karten für eine Kinovorstellung oder ein Event.

Mein Rat ist, wenn Sie selbst nicht so ein materieller Typ sind und eine Frau die Nase rümpft, weil Sie nicht genug Geld ausgegeben haben, um sie zu beeindrucken – dann suchen Sie sich lieber eine andere.

Ansonsten bedenken Sie: Liebe kann man nicht kaufen und einen Mann, auf den wir *tatsächlich* stehen, nehmen wir auch, wenn er ohne Geschenke und Blumen kommt – vielleicht nicht zum Heiraten, doch zumindest für Sex spielt Reichtum nicht wirklich eine Rolle, und darum geht es ja in dieser Abhandlung.

Abschließend sei angemerkt, dass es natürlich äußerst materialistische Frauen gibt, die an den Nestbau und ihre eigene Versorgung denken, für die Sie dann herhalten sollen. Das ist sicherlich auch eine langsam aus der Mode kommende Ungerechtigkeit, möchte ich hinzufügen.

Doch die Problematik besteht, dass Frauen heute immer noch schlechter bezahlt werden und in Deutschland die Strukturen und Mechanismen auf Arbeitgeberseite arbeitende Mütter oft sehr schlecht unterstützen. Das sorgt auch heute noch vielfach dafür, dass Frauen sich mehr um Kinder kümmern und Männer als Versorger fungieren, obwohl sich diese Schemata bereits aufweichen – hierzulande langsamer als in anderen europäischen Ländern.

Unter dem Aspekt der Verschiebung klassischer Rollenmuster und vor allem hinsichtlich der Tatsachen, dass viele Frauen selbst gut verdienen, dass sie materielles Werben nicht mehr wünschen und es letztlich ja – wenn man davon absieht, dass es eine höflich gemeinte Tradition ist – schon fast etwas von Bestechung hat, würde ich das Werben auch nicht überstrapazieren.

Wenn Sie sich einiges an Mühe gegeben haben und kein oder wenig Feedback erhalten, dann ist es wahrscheinlich weiser, Ihre Bemühungen auf ein anderes Objekt zu lenken.

Ganz allgemein lautet der Merksatz an dieser Stelle: *Hat eine Frau an Ihnen Interesse, sind Sie der Erste, der es erfährt – höchstens der Zweite nach ihrer besten Freundin.*

**Anekdote**

Es gab ein Werben eines Mannes, das mich nachhaltig

beeindruckt hat, zwar nicht hundertprozentig positiv, aber immerhin bin ich eine Weile mit ihm ausgegangen, wenn auch auf platonischer Ebene.

Ich arbeitete zu der Zeit während meines Medizinstudiums als Kellnerin in einer Cocktailbar. Der junge Mann bestellte sich bei mir an dem Abend, als ich ihn kennenlernte, 10 Cocktails namens *Tom Collins*. Und er trank sie auch und gab dafür 150 Euro aus. Er meinte, er wolle, dass ich mich an ihn erinnere, weil er sich in mich verliebt habe.

Ich weiß noch, dass ich dachte, ein Trinkgeld hätte mir besser gefallen, als zu sehen, wie der Typ sich total betrank.

Aber beeindruckt muss er mich ja doch irgendwie haben. Das war natürlich in diesem Sinne aus seiner Sicht gut investiertes Werbegeld, weil er es ja gar nicht *für mich* ausgab, sondern *für sich selbst.*

Eigentlich weiß ich immer noch nicht, was genau ich davon halten soll – empfehlen kann ich Ihnen dieses Vorgehen aus gesundheitlichen Gründen auf keinen Fall!

Auch ist es nicht ernsthaft sexy, schon gar nicht, wenn man Alkohol schlecht verträgt – und wenige Menschen finden betrunkene Leute attraktiv. Außerdem sind schon Menschen an solchen Alkoholmengen gestorben!

Ich würde Ihnen eher empfehlen, dieser Kellnerin, die Sie so sexy finden, lässig 50 Euro Trinkgeld zu geben.

Für eine Kellnerin ist Trinkgeld nicht degradierend und damit werden Sie sicher in Erinnerung bleiben!

## 4.  Werben durch Romanik

Romantik ist durchaus Teil des Werbens und doch eine Sache für sich. Ich kann nur immer wieder betonen, dass die meisten Männer nicht romantisch, nicht einfallsreich und nicht wirklich bemüht sind, wenn es darum geht, eine Frau zu beeindrucken. Vielleicht liegt immer der Gedanke zugrunde: „Warum soll *ich* mich so anstrengen, bin ich vielleicht weniger wert?"

Diesen Punkt habe ich ja bereits erläutert.

Romantik können Sie allerdings daher schnell als Ihr persönliches Alleinstellungsmerkmal nutzen. Die Südländer sind hier eventuell etwas versierter als die Nordmänner, doch generell gilt: Die meisten Frauen *lieben* romantische Gesten, sogar, wenn Sie es nicht zugeben.

Ein typisches „Männerding" – ich sag das mal so leger – ist hingegen, Zuneigung durch *überaus unromantische* Gesten zu bekunden. „Ganze Kerle" reparieren dazu Lampen oder Autos. Die enttäuschende Nachricht ist, dass wir Frauen so etwas selten als das wahrnehmen, was sie im Grunde darstellen: als große Gesten.

Das ist natürlich schade.

Doch leider ist es nicht zu ändern, wenn man als Frau dafür nicht sensibilisiert ist, bekommt man es kaum mit.

Ein Mann, der uns ein Lied singt und dazu Gitarre spielt – bitte nur, wenn er es kann – oder Kerzen in der Wohnung verteilt, ist für uns hingegen viel leichter richtig zu interpretieren: Als jemand, der Interesse an uns demonstriert mit einer romantischen Geste – vielleicht lieben wir das gerade so sehr, weil es teils immer noch als „unmännlich" gilt. Es zeigt, dass Sie sich *absolut anstrengen* und nicht etwas tun, das Ihnen ohnehin Spaß macht, *wie Autos reparieren* – vor den Vorurteilen und Stereotypen dieses verallgemeinernden Ratgebers hatte ich Sie ja eingangs gewarnt und ich weiß natürlich, dass Sie ein ganzer Kerl sind, auch wenn Sie keine Autos reparieren können – kann heute ja eh kaum noch einer, davon mal abgesehen, die werden ja nur noch ausgelesen.

Behalten Sie bitte als Fazit einfach im Sinn: Wenn Sie zeigen wollen, dass Sie uns mögen, tun Sie das mit Blumen und Pralinen, mit Schmuck oder Kerzen und nicht mit dem Reparieren von Haushaltsgeräten oder dem Verschenken von Nutzgegenständen.

## 5.  Werben durch Liebeserklärungen

Nehmen wir mal an, wir sind in einem Stadium angekommen, wo *es läuft*. Sie haben Ihre Traumfrau erobert, alles klappt gut und es kommt der Moment, in dem sie die magischen Worte sagt: *„Ich liebe dich!"*

Nun, es sind sehr persönliche Worte.

Manch einer sagt sie leicht dahin, ein anderer bringt sie das ganze Leben lang nicht über die Lippen. Grundsätzlich gilt: *Sie müssen natürlich nicht lügen!* Sagen Sie nicht, dass Sie die Frau lieben, nur weil Sie höflich sein wollen oder weil *sie* es gesagt hat. Seien Sie aufrichtig. Aber: Bitte erwidern sie weder: *„Ich weiß!"*, noch schweigen Sie kalt.

Sie reicht Ihnen ihr Herz auf dem Silbertablett – seien Sie also bitte wertschätzend. Wie das geht, auch wenn Sie die Worte nicht sagen können oder wollen?

Sie können notfalls antworten: *„Du bist wundervoll"*, *„ich bewundere dich"*, selbst Spitzfindigkeiten wie: *„Ich liebe es auch, mit dir zusammen zu sein/Zeit zu verbringen"*, sind besser als Gefühlskälte. Es ist auch legitim zu sagen, dass Sie für diese Worte noch nicht bereit sind. Aufrichtigkeit ist nie verkehrt. Frauen haben viel Verständnis für Gefühle, jedoch nur wenig für kaltes Schweigen.

Anders herum rate ich Ihnen, es wie ein Gentleman zu nehmen, wenn Ihre Angebetete Ihre Liebesbekundung nicht erwidern mag oder kann. Ein: *„Du musst dazu nichts sagen"*, mit einem Lächeln und einem Kuss auf die Stirn nimmt den Druck aus der Situation. Grundsätzlich werden Sie wohl fühlen, wo Sie mit Ihrer Dame stehen und dass *emotionale Bedürftigkeit* generell abschrecken kann, brauche ich Ihnen nicht zu sagen – das ist nicht geschlechterspezifisch. Selbst eine Frau auf der Suche nach einem Partner wird stutzen, wenn ihr ein Mann nach einer

Nacht einen Antrag macht. Timing im Sinne von Lebensplanung ist beim Kennenlernen ein wichtiger Punkt – aber man will nicht austauschbar sein und jemandem zu signalisieren, dass man *irgendeine* Frau zur Familiengründung sucht, weil das Haus gebaut ist und die Kinderzimmer leer stehen, kann kaum als *gutes Benehmen* gelten.

Neben den ganz großen Liebesbekundungen beginnt das Erobern natürlich auch mit kleineren liebevollen Worten, den berühmten Komplimenten, bei denen *Mann* leider sehr viel falsch machen kann – hier gilt es Fettnäpfchen zu vermeiden, also auf zum nächsten Kapitel.

## 6.   Werben durch Komplimente

Haben Sie sich mal gefragt, wie man ein richtig gutes und somit auch höfliches Kompliment macht? Komplimente sind dann gut, wenn sie individuell sind, nicht austauschbar, ehrlich und aufrichtig. Aber vergessen Sie nicht den gesunden Menschenverstand. Wenn Sie zum Beispiel einer besonders hübschen Frau in einer halb leeren Dorfdisco sagen: *„Du bist echt die hübscheste Frau hier drinnen!"*, dann wird diese sich vielleicht einmal umsehen, die ganzen Schnapsleichen mustern und Sie für einen Idioten halten. Dann empfiehlt es sich schon eher, ein wenig höher zu greifen, obwohl offensichtliche Übertreibungen wie *„Du bist die schönste Frau des gesamten Universums"* auch als Veralberung bewertet werden könnten, wohl aber ein Schmunzeln hervorrufen werden – besser so als anders herum.

Wenn Sie noch auf der Stufe des Flirtens sind, ist es für eine Frau oft erfreulicher, Komplimente zu empfangen, die sie nicht auf ihr Äußeres reduzieren. Also loben Sie lieber ihren Witz, ihren Geistesreichtum oder andere Eigenschaften. Tatsächlich kann es Ihnen bei besonders intelligenten Frauen auch passieren, wie mir unlängst eine Freundin erzählte, dass eine Dame es als beleidigend empfindet, wenn Sie ihr Komplimente für eben diese Intelligenz machen, weil Sie sich damit implizit über sie stellen, indem Sie der Meinung sind, die Intelligenz dieser Frau überhaupt ermessen oder beurteilen zu können: Sie wissen, Intelligenz ist ein komplexes Konstrukt. Nach meiner Einschätzung gilt als Regel, je weniger intelligent ein Mensch tatsächlich ist, desto mehr wird er sich über dahin gehende Komplimente freuen, aber es hängt auch davon ab, wie der Kontext ist und wie ansprechend das Kompliment verpackt ist.

Sie merken schon – einfach ist es nicht.

Unverfänglicher ist es da, Komplimente für Kleidung, ihre Frisur oder ihren Schmuck zu machen – Dinge, die sie sich ausgesucht hat, die also für ihren guten Geschmack sprechen.

Damit ist aber nicht gemeint, Sie sollen sagen, dass sie einen *scharfen Minirock* anhat oder, dass sie ein *tolles Oberteil* trägt, wenn der Ausschnitt bis zum Bauchnabel reicht. Zur Erinnerung: gesunder Menschenverstand.

Wofür begeistert sie sich? Was ist ihr Antrieb, ihr Beruf? Was sind ihre Hobbys? Setzen Sie dort mit Ihren Komplimenten an. Sieht sie sportlich aus? Dann loben Sie das und Sie haben gleich ein Gesprächsthema. Sie ist Krankenpflegerin? Sagen Sie ihr, dass Sie Menschen bewundern, die ihr Leben der Hilfe anderer widmen. Sie ist Anwältin? Sagen Sie, wie bewundernswert es ist, so ein anspruchsvolles Studium zu bewältigen. Mit ein bisschen Fantasie kann man zu schlicht jeder Tätigkeit, die ein Mensch ausübt, sei es beruflich oder in der Freizeit etwas Nettes sagen. Ansonsten sind gute Themen für Komplimente eine tolle Ausstrahlung, große Sympathie oder ein Lächeln, das mitreißt, sogar den ganzen Raum erfüllt.

*„Mein Tag kann noch so schlecht gelaufen sein, aber immer, wenn ich dich sehe, geht für mich die Sonne auf!".*

Eine andere Möglichkeit ist auch, sie dafür zu loben, dass sie so gut organisiert, tiefsinnig, inspirierend oder interessant ist. Wenn Sie sie schon besser kennen, kommen auch Komplimente wie: *„Du machst mich glücklich"*, *„Ich liebe es, mit dir Zeit zu verbringen"*, *„Für mich bist du perfekt"* oder *„Mit dir macht mir alles viel mehr Spaß"* gut an.

Generell ist es ansprechender, positiv zu formulieren, also *„Du machst mich glücklich"* anstatt: *„Ohne dich bin ich unglücklich"* – klingt einfach netter und weniger verzweifelt. Bei Ihrer festen Freundin müssen Sie natürlich schon etwas einfallsreicher sein. Hier könnten Sie auch sagen, dass sie *der Mensch ist, bei dem Sie sich am wohlsten* beziehungsweise *zu Hause, sicher* oder auch *geliebt fühlen*, oder dass sie *die Beste* ist (im Sinne von *Lieblingsmensch*, nicht *Lieblingsfrau* – also Vorsicht auch hier vor dem Fettnäpfchen ☺).

Wie schon erwähnt, merken Frauen, wenn Komplimente nicht ehrlich sind, also suchen Sie nach etwas, dass Sie aufrichtig an ihr mögen. Wenn Sie nichts finden, ist sie womöglich nicht die Richtige für Sie.

Worte können Frauen sehr nachhaltig beeindrucken – leider in beide Richtungen, wie ich im nächsten Kapitel genauer ausführen werde.

# 6. Kapitel:
# Rückschläge
# durch Komplimente

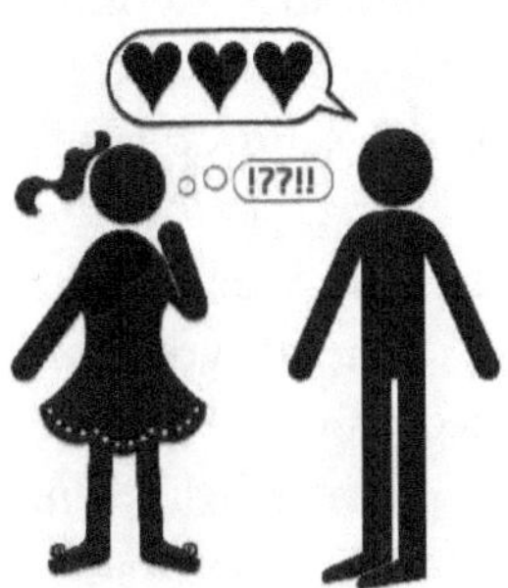


## 1.    Komplimente und die Ex

Kennen Sie diesen alten Spruch: *„Frauen sind anders –
Männer auch"*? Die Millennials leiden vielleicht ge-
schlechterübergreifend unter einer gewissen Desorientie-
rung oder sogar kompletten Verwirrung, welche aus der
allmählichen Erweichung der einst so starren Rollenmuster resultiert. Jungs pullern heute im Sitzen und bekommen von ihren Müttern allerhand Ratschläge, die früher
wohl kein Mann je bekommen hätte.

Insofern beobachte ich schon eine steigende Sensibilität bei Männern, was Frauenthemen betrifft. Aber meine
Freundinnen und ich – ich bin übrigens ein Exportpro-
dukt aus China, mein Vater ist ein indischer Berliner,
meine Mutter Irin und ich bin Baujahr 1988 – haben uns
in der Vergangenheit oft gefragt, wie Männer *so unbedarft*
sein können.

Worte können, besonders am Anfang von Beziehungen, so viel Schaden anrichten!

Doch auch kleine Gesten, die uns zeigen, wie ein Mann tickt, können das bewirken.

Männer müssten doch selbst darauf kommen, dass es unsere Gefühle verletzt, Vibratoren zu benutzen, die schon in ihren Ex-Freundinnen drin waren, oder vor uns damit anzugeben, dass ihre Ex immer noch ihre beste Freundin ist.

Daher ein Tipp am Rande, der – *liebe Leser, glauben Sie mir das* – wirklich *Gold wert* ist: Machen Sie am besten nie Vergleiche mit anderen Frauen und wenn Ihnen Ihre neue Beziehung wichtig ist, vor allem keine Vergleiche mit Ihrer Ex. Ein Kompliment wie: *„Du kochst so gut wie meine Ex"*, ist schon fürchterlich, wenn Ihnen dabei noch ein *„fast"* herausrutschst, ist es unaussprechlich katastrophal.

Je weniger Ihre Partnerin im Leben steht und je geringer ihr Selbstbewusstsein ist, desto mehr wird sie es hassen, mit ihrer Vorgängerin verglichen zu werden.

Frauen empfinden das als bedrohlich, beleidigend und schmerzverursachend – falls die Beziehung zur Ex noch gut ist: Die Ex war vor Ihrer Partnerin da und ist damit auf eine Art unschlagbar.

Ist die Beziehung zur Ex schlecht und sprechen Sie schlecht über sie, diskreditieren Sie sich nur selbst.

Falls Sie Ihre Auserwählte des Öfteren versehentlich mit dem Namen Ihrer Ex ansprechen, macht es die Sache auch nicht besser, wenn Sie dann verzweifelt erklären: *„Das ist mir jetzt nur rausgerutscht, weil die mich auch immer so genervt hat wie du gerade eben."*

Es ist ein *absolutes No-Go* – am besten *Sie hatten* offiziell nie eine Frau *vor ihr*.

Gewöhnen Sie sich vielleicht an, Ihre Frauen nur *Liebes* oder *Schatz* zu nennen, wenn Sie Namen leicht verwechseln. Andererseits habe ich neulich gerade gelesen, dass das ein Kriterium ist, einen *Fuckboy* zu erkennen – als Millennial werden Sie den Begriff kennen, sonst googeln sie ihn einfach: *Das* wollen Sie *auf keinen Fall* sein.

Also doch nicht nur *Schatz* und *Mausi* – konzentrieren Sie sich eben besser, aber lösen Sie das Problem ☺.

*Es darf einfach nicht passieren.*

Falls Kinder im Spiel sind und Koordinationsprozesse mit Ihrer Ex erforderlich sind, ist es natürlich eine andere Situation, aber auch hier sollten Sie den Ex-Anteil knapp halten. Am Anfang der Beziehung ist das Thema, wie Sie ahnen, besonders heikel.

Ähnlich schlimme Folgen können auch die Beweihräucherungen Ihrer geliebten Mutter haben. Es gibt Frauen, die da ganz lässig drüber stehen, doch für viele ist es ein Horror, den Krieg gegen eine Eva anzutreten, den sie von vornherein als verloren betrachten.

Natürlich ist die eigene Mutter für einen Mann immer seine „*First Lady*" im Sinne, dass sie ihn zu dem Mann gemacht hat, der er ist, und es spricht absolut für einen Mann, wenn er seine Mutter liebt, weil diese Liebe ja auch die Liebe zu Frauen im Allgemeinen prägt oder aus psychologischer Sicht überhaupt erst ermöglicht.

Doch ein *erotischer Gentleman* sollte ganz klar signalisieren, dass *keine* andere Frau schon sein Herz besetzt hat – nicht mal seine Mama oder seine Schwester.


## Anekdote

Ich bin im Grunde erzkonservativ erzogen worden. Treue wurde mir von jeher als Grundvoraussetzung einer funktionierenden Beziehung verkauft.

Als ich Anfang 20 war, lebte ich in einer Fernbeziehung mit einem Mann, den ich sehr liebte.

Er hatte nie Treue von mir verlangt, ich denke auch nicht, dass *er* mir treu war. Damals zog mich ein anderer Mann langsam in seinen Bann...

Es war der Mann, von dem ich bereits erzählte, der diese 10 *Tom Collins* trank, um mich zu beeindrucken.

Er warb herzerweichend lange um mich, monatelang, und er gefiel mir sehr. Schließlich kam es zu dem Moment, wo ich schwach wurde: Mittags bei ihm im Auto.

Ich wollte ihn *unbedingt.*

Die Sonne schien, mein Kopf lag auf seinem Schoß, er fütterte mich mit Chips und beugte sich plötzlich herab, um mich das erste Mal zu küssen...

*Als seine Mutter anrief.*

Und er begann mit ihr zu plaudern, anstatt zu sagen: „Du Mami, die Suppe brennt an – ich meld mich später!", oder was auch immer.

Er demonstrierte mir damit, dass *seine Mama* seine First Lady war – so empfand ich es.

Ein *erotischer* Gentleman sollte da schon etwas mehr Attitude besitzen, noch dazu, wenn er gerade *auf Mission* ist, vor allem wie bei uns: Mission Impossible Teil 17 – endlich hatte er mich so weit! Und *er?*

Telefoniert stundenlang mit seiner Mama...

*Tzzzzz...*

Wie es weiterging?

Ich habe diesen Mann nie in meinem Leben geküsst.


## 2.  Komplimente als Belästigung

Auch beim an sich schönen Thema Komplimente muss ich leider noch einmal den Verweis auf sexuelle Belästigung anbringen.

Vielen Männern dürfte das hier lauernde Fettnäpfchen nicht sehr präsent sein, vor allem, wenn sie vielleicht noch jünger sind, oder bereits so reif, dass Sie abgeschnitten von der medialen Realität den Wandel der Zeit mit seinen gesetzlichen Neuerungen verpasst haben. Generell ist es keine gute Idee, einer Frau, mit der Sie nicht intim sind, anzügliche Komplimente zu machen.

Mit anzüglich meine ich in diesem Zusammenhang alles, was eine Frau sexuell auslegen kann. Dazu gehören Komplimente über alle Körperzonen, die in der Nähe der sekundären oder primären Geschlechtsorgane liegen.

Es ist also *nicht* legitim einer Bekannten oder Kollegin zu sagen, sie habe schöne Brüste (auch bitte dann nicht, wenn sie gerade eine Brust-OP hatte und eventuell sogar davon erzählt – gehen Sie trotzdem auf Nummer sicher und geben Sie hierzu nicht unaufgefordert Ihre Einschätzung ab, auch wenn Sie von dem Resultat begeistert sein sollten!), einen süßen Po, einen schönen Mund oder einen flachen Bauch. Verkneifen Sie es sich bitte, auch wenn Sie es nett meinen. Alles, was Männer an Frauen sexy finden können wie Lippen, Beine, Füße, sollte lieber unerwähnt bleiben. Selbst bei Frauen, mit denen Sie intim sind, können solche Komplimente heikel sein.

Sagen Sie zum Beispiel, Ihre Freundin habe einen schönen oder gar *prächtigen* Po, könnte es passieren, dass Sie damit einen Magerwahn bei ihr auslösen, weil sie denkt, ihr Po sei zu dick oder sie möchte von Ihnen nicht als Sexobjekt wahrgenommen werden. Einer Frau, mit der man zusammen ist, zu sagen, dass man ihre Brüste toll findet, kann genauso nach hinten losgehen. Wenn sie große Brüste hat, könnte sie sich auch wieder zum Sexobjekt degradiert fühlen. Wenn sie kleine Brüste hat, könnte sie denken, Sie wollen sie nur trösten – je nachdem wie zufrieden oder unzufrieden sie selbst mit ihrer Brustgröße ist. Grundlegend kann man sagen: Wenn *Mann* ein Teil aus der Gesamtwertung herausnimmt, kommt Frau schnell zu dem Schluss, dass damit irgendetwas nicht stimmen kann (*warum hat er meinen Po erwähnt???*) – Sie haben keine Vorstellung, was für absurde Komplexe und verdrehte Selbstwahrnehmungen viele Frauen bezüglich ihres Körpers haben, oft verdorben von Männern, die vor Ihnen am Werk waren oder von der TV- oder Modeindustrie. Meist wird es sogar immer schlimmer, je hübscher die Frau objektiv gesehen ist.

Kurz gesagt: Viele Frauen haben für Männer überhaupt nicht nachvollziehbare Komplexe wegen ihres Körpers, deshalb würde ich raten, dieses Minenfeld gekonnt zu umschiffen, um ein wahrer Gentleman zu sein.

Es gibt so viele andere Dinge, die man bei jemandem bewundern kann. Und nach allem kommt es ja letztlich auf die inneren Werte an – na gut, langfristig eher – beim Sex wahrscheinlich zunächst nicht unbedingt.

## 3.   Komplimente beim Sex

Wie schon zuvor erwähnt, können sexuelle Komplimente auch schnell verletzend sein. Allerdings ist es *während des sexuellen Aktes* schon so, dass viele Frauen *sehr gerne* hören, sie hätten schönen Brüste, einen tollen Po oder einen schönen Körper. Aber reden Sie hier nicht von straff oder knackig, denn das wird manche Frauen wohl stolz machen, aber andere könnten sich fühlen wie auf dem Sklavenmarkt.

Es ist allemal geschickter, hier vage zu bleiben. Mit Sätzen wie *„Du bist so wunderschön"*, *„Ich habe noch nie so schöne Brüste gesehen"*, *„Dein Po ist perfekt"*, oder einfach *„Ich liebe es, mit dir zu schlafen"* – beim Sex ausgesprochen können Sie Ihrer Flamme, Freundin oder Frau Selbstvertrauen geben, wovon Sie ja auch letztlich selbst profitieren.

Auch gut geeignet sind hier Komplimente fürs Küssen, zu sagen, dass sie *„sooo gut riecht"* oder ein gehauchtes *„Ich liebe, was du da machst"*. Sätze wie: *„Es macht mich so scharf / es sieht so erotisch aus, wenn du nackt durchs*

*Zimmer gehst"* (falls sie es gerade tut), können sehr wohl die Stimmung anheizen und positiv wirken.

Bleiben Sie hier einfach vage und geschmackvoll.

Nach dem Sex können Sie gerne sagen, dass mit ihr zu schlafen *unglaublich, schön* oder *überwältigend* war.

Den Tipp, keine nach Lob heischende Leistungsabfrage im Stil *„Wie war ich, Kleines?"* vorzunehmen, findet man in vielen Sexratgebern. Ich denke, dass das heutzutage ohnehin kaum erwähnenswert ist, weil es kein vernünftiger Mann tun würde. Allerdings ist es grundsätzlich nicht verkehrt, sich zu erkundigen, ob alles in Ordnung war. Doch wenn Sie eine ehrliche Meinung erwarten – die wenigsten Frauen werden hier ehrlich sagen, dass sie nicht gekommen sind, Sie zu schnell fertig waren, oder der Penis ihres Ex einfach steifer geworden ist – rate ich dazu, *selbst* zu sagen, dass Sie ein schön fanden, wenn es so war. Dann werden Sie schnell am Gesicht der Partnerin sehen, ob es ein einseitiges Vergnügen war und können sich gegebenenfalls weiter verbal vortasten.

Ansonsten ist auch die Frage *„Soll ich es dir nochmal mit der Hand machen?"*, durchaus legitim, wie ich später noch genauer ausführen werde.

Als Komplimente gibt es manchmal auch Übertreibungen, die zwar im ersten Moment ein wenig lächerlich wirken können, aber uns Frauen trotzdem im Gehirn rumspuken – sogenannte Spätzünder-Komplimente.

Beispiele hierfür sind: *„Du bist eine Sexgöttin"* oder *„Noch nie hat eine Frau mein Herz so zum Schlagen gebracht."*

Wenn Sie nicht sicher sind, dass Ihre Partnerin sich davon angesprochen fühlt, verzichten Sie lieber auf Wörter aus dem Bereich *Dirty Talk* (auf *Seite 168* geht es zurück zu diesem Thema).

Viele Frauen hören zwar beim Sex gerne, dass sie einen *„geilen Arsch"* oder *„Hintern"* haben und man sie

*„ficken"* will, aber eben nicht *alle.*

Sie können das bei Bedarf mal gemütlich beim Brunch ansprechen. Eine Abklärung gilt hier durchaus als höflich etwa in der Art: *„Sag mal, stehst du eigentlich auf Dirty Talk?"*

Falls Sie selbst total darauf stehen und es einfach nicht lassen können, dürfen Sie als Kompromiss ganz leise in ihr Ohr flüstern *„Beleidigt es dich, wenn ich sage, dass du geile Brüste hast?"* – aber auf eigenes Risiko, denn es gibt durchaus Frauen, die solche Worte im Bett partout nicht hören wollen und als wahrer Gentleman sollte Ihnen da kein Fauxpas unterlaufen.

Wir reden hier, wie gesagt, vom Erobern und Kennenlernen, nicht davon, dass Sie Ihrer Freundin von heute auf morgen nach Lektüre diese Guides ihren geliebten und bewährten *Dirty Talk* verweigern sollen.

Beim Sex sollten Sie Ihrer Partnerin übrigens auch nicht sagen, sie habe tolle Augen oder niedliche Ohren, sonst wird die Ärmste denken, es gäbe absolut nichts sexuell Erwähnenswertes an ihrem Körper.

Timing ist bei Komplimenten eben alles und trägt viel zur Angemessenheit bei.

## 4.  Komplimente und ihre Angemessenheit

Nachfolgend möchte ich auf die Thematik der Angemessenheit von Komplimenten noch einmal genauer anhand von Beispielen eingehen. Frauen haben natürlich prinzipiell nichts gegen Komplimente.

Trotzdem müssen Komplimente *angemessen* sein.

Doch für diese Angemessenheit gibt es keine starren Regeln. Einer Kollegin im Büro zu sagen, dass sie schöne Brüste hat, ist in jedem Fall *nicht* angemessen. Auch Komplimente über Beine können schon als anzüglich empfunden werden, wenn es nicht um Ihre Partnerin geht.

In der heißen Phase des Flirtens kann man das natürlich – unter dem Label *„Io mi butto"* – schon mal machen, aber es sollte klar sein, dass solche Komplimente eben auch nach hinten losgehen und sogar vereinzelt mit Ohrfeigen quittiert werden können, vor allem wenn versehentlich oder auch absichtlich noch anzügliche Wörter wie *„geil"* mit rausrutschen oder wenn die Empfängerin Ihre Sekretärin ist.

Wie erwähnt, ist es beim Sex, eventuell sogar beim einvernehmlichen Anfassen oder während des Aktes *selbst* sehr gut, zu sagen, eine Frau habe tolle, wundervolle oder schöne Brüste – auf einer Parkbank sitzend hingegen gilt es als rüpelhaft (es sei denn man hat gerade Sex auf der Parkbank, was wiederum als unangemessen gelten oder nach § 183a StGB sogar den *Straftatbestand des „öffentlichen Ärgernisses"* wie auf *Seite 220* erläutert, erfüllen könnte) – will sagen, das *Timing* von Komplimenten ist wichtig und gehört auch zur Angemessenheit.

Damit Sie einen Eindruck bekommen, was sich Frauen aus dem letzten Jahrtausend, deren Partner vielleicht noch nicht so sensibilisiert sind wie die Männer von heute, von Männern so anhören müssen, habe ich Ihnen eine kurze Liste einiger besonders unangemessener Komplimente gemacht, die eine meiner Freundinnen oder ich bekommen haben.

## Liste der schrecklichsten „Komplimente"

*„Deine Haut ist wie ein großes weiches Kissen."* (Gut, da kann ich immer noch nur den Kopf schütteln – die Frau ist sehr schlank.)

*„Du hast ellipsenförmige Nasenlöcher."* (Nach dem Sex. OMG!!)

67

*„Du bist nicht schön."* (Gesagt von einem Psychologen – wie er Jahre später gestand, als Differenzierungsmerkmal gedacht, um nicht zu sagen, *was alle* sagen.)

*„Von hinten sieht es nicht ganz so scheiße aus."* (Beim Anprobieren eines Kleides mit dem damaligen Freund.)

*„Also, du bist zwar nicht sympathisch, aber du bist sehr intelligent."* (Als meine Freundin fragte, wie er meine, das beurteilen zu können, sagte er, sie sei asozial.)

*„Ja, das steht dir total! Du siehst direkt schlank darin aus!"* (Mit Erstaunen in der Stimme: der Mann einer Freundin von mir zu seiner Ehefrau, als sie fragte, ob ein Kleid hübsch aussähe).

*„Erst von hinten sieht man, was für eine schöne Frau du bist!"* (Beim Sex in der *Doggy Style* Position *„mit einem Vollidioten"*, wie mir eine Freundin entrüstet erzählte.)

Ein weiteres Kompliment, das ich Männer oft über ihre Frauen sagen höre: *„… (aber) sie ist eine tolle Mutter."*
Für mich eine Codesprache für: *„Sie ist eine schlechte Partnerin."*

# 7. Kapitel:
# Timing und Erwartungen

## 1.  Ich hab ihre Nummer – wann rufe ich an?

Wir befinden uns in Ihrem Flirtprozess auf der Schwelle vom ersten Kontakt zu den Körperlichkeiten, noch in der Phase des Eroberns. Sie haben also diese fantastische Frau kennengelernt: Online, im Biergarten, in der Disco – wo auch immer – haben nun ihre Nummer und fragen sich: *„Wann soll ich denn nun anrufen? Heute? Morgen? In drei Tagen?"*

Die Antwort – und: *Ja, es gibt eine wahrhaftige allein gültige Antwort auf diese Frage* – lautet: *am besten sofort!*

Ich habe es schon beim Thema SMS und erste Kontaktaufnahme im Abschnitt *„Wie texte ich einem Mädchen?"* (ab *Seite 29*) erwähnt: Frauen ticken da durchaus anders als Männer.

Weise Menschen behaupten, wir sollten keine Erwartungen haben und keine Kritik üben. Erwartungen können enttäuscht werden und verursachen uns nur Leid und Kummer – *ohne* Erwartungen lebt es sich viel besser. Kritik zu üben, bringt uns dazu, die Schuld bei anderen zu suchen, also den Einfluss auf unser Glück aufzugeben.

Wir können keinen anderen Menschen ändern, sondern nur uns selbst. Doch natürlich sind diese Ideen oder Vorsätze – falls man sie teilt – nicht leicht zu realisieren: Wir kritisieren ununterbrochen und haben stets Erwartungen. Wie Sie sich denken können, resultieren viele Probleme aus unterschiedlichen Erwartungen. Es gibt zahlreiche Ratgeber für Frauen – übrigens oft von Männern verfasst – die beschreiben, wie wir uns benehmen sollten, damit Männer uns interessant und attraktiv finden, also darüber, was Männer von Frauen erwarten. Zum Beispiel wird uns da geraten, den Mann immer ein wenig zappeln zu lassen, nicht sofort an- oder zurückzurufen, gleichgültig zu tun, nicht länger als 20 Minuten am Stück mit ihm zu telefonieren und sogar, wie ich bereits erwähnte, mitten beim sexuellen Akt oder kurz vorher aufzustehen und wegzugehen. Das alles macht uns dann unvergesslich und interessant.

Na ja, auch wenn das teilweise erstaunlich gut funktioniert: Frauen sind in der Regel keine Fans von manipulativem Verhalten, zumindest nicht von so plumpem.

Wenn wir Sie kennenlernen und Sie gefallen uns, dann wollen wir *mehr* – unser Hirn ist, *was Sex betrifft zumindest*, schnell: All unsere Sinne sind aktiv. Wir brauchen eine sehr kurze Zeit, um zu verstehen, was wir mit Ihnen noch so alles anstellen wollen. Eine Frau riskiert beim Sex naturgemäß mehr als ein Mann, nämlich eine Schwangerschaft – möglicherweise hat uns die Natur deshalb mit *sexuellen Supersensoren* ausgestattet.

Wir geben Ihnen also unsere Nummer und verabschieden uns und Sie fragen sich, wann Sie anrufen sollen, um cool und interessant zu sein? Was wir Frauen erwarten?

Wir erwarten *einen Mann mit Eiern*, der seiner

Intuition folgt, der weiß, was er will: *Uns!*

Und wir erwarten, dass Sie uns das auch zeigen.

Sind Sie beschäftigt und haben keine Zeit anzurufen?

Okay – wir schließen daraus, dass wir Ihnen nicht wichtig sind. Der gute Zeitpunkt für eine SMS ist der gleiche Abend oder, wenn Sie es spannend machen wollen, der nächste Morgen.

Bitte warten Sie nicht drei Tage, um *cool* zu sein, weil das nicht cool ist, sondern einfach nur kindisch – unserer Meinung nach. Wir Frauen sind gerade am Anfang, wenn es aufregend ist und die Hormone uns verrückt machen, total Herz über Kopf.

Für die Springer: Auf *Seite 33* gelangen Sie zurück zum Abschnitt *Vorteile durch Manipulation?*

## 2. Sex beim ersten Date – eine gute Idee?

Diese Frage ist sehr leicht zu beantworten: Sex beim ersten Date ist nur für Männer ein Problem – zumindest für die meisten, Ausnahmen bestätigen wie immer die Regel.

Von *One-Night-Stands* spreche ich jetzt gerade nicht.

Ich meine ein bestimmtes Mindset: Sei es in Songs, in Büchern, in Ratgebern – es scheint Männern unheimlich wichtig, dass die Frau, die sie attraktiv finden, nicht beim ersten Date mit ihnen in die Kiste hüpft.

Das geht so weit, dass Männer nach dem Sex nicht mehr anrufen, weil die Frau ihnen zu schnell mitgemacht hat. Dahinter steht wahrscheinlich die Vermutung, dass sie das mit jedem macht – oder machen würde – und so eine will natürlich niemand.

Okay verstanden. Bis hierhin bin ich bei Ihnen.

Doch jetzt geht es weiter: Sex beim *zweiten*, vor allem beim *dritten* Date ist für die meisten Männer aber okay.

*Das* ist seriös.

Warum?

Na weil Männer Sex haben wollen und nicht drei Monate oder mehr – oder gar bis zur Eheschließung – warten wollen.

Was ist aber der Unterschied, ob eine Frau in der ersten oder dritten Nacht mit Ihnen schläft? Was macht sie seriöser, wenn sie zwei Nächte wartet?

Ist doch klar: *Nichts!*

Klar, das sagt aus, dass sie sich beherrschen kann.

Dabei *will* sie sich überhaupt nicht beherrschen, weil die Situation einfach zu genial ist – *carpe diem* – und morgen sind wir vielleicht schon tot.

Es sagt außerdem aus, dass sie nicht mit 365 Männern im Jahr schlafen kann, sondern nur mit 121, vorausgesetzt, sie hat nicht mehrere an einem Tag – was Sie ja nicht wissen können.

Ich meine, ich verstehe durchaus den Ansatz zu sagen, ich nehme mir die gleiche Zeit, um einen Mann in mein Leben zu lassen, wie für den Kauf einer Immobilie.

Schließlich steht meine Zukunft auf dem Spiel – er kann mich mit Krankheiten infizieren, er kann meine Gefühle verletzen oder mich schwängern.

Also warte ich mindestens drei Monate, bevor ich mit ihm schlafe – oder ein Jahr.

Okay. Aber eine, zwei Nächte? Ernsthaft?

Noch mal: Wir Frauen wissen sehr schnell, was wir von Ihnen wollen – wir brauchen uns dafür nicht drei Mal zu treffen. Und wenn es passt, dann passt es halt. Wenn beide Lust haben, kann man doch theoretisch loslegen. Warum soll man dann zwei Tage warten, nur weil…

*Warum* noch mal? (Hab es gerade schon wieder vergessen.)

Also für Frauen ist das Quatsch.

Wenn eine Frau Sie heiß findet, die Situation stimmt

und es zum Äußersten kommt, dann kann es durchaus sein, dass die Gute so scharf auf Sie ist, weil sie seit zwei Jahren keinen Sex hatte. Es muss auch überhaupt nicht sein, dass sie mit vielen Männern geschlafen hat. Die meisten Frauen können halt sehr viel schneller „echte" Nähe herstellen als Männer und machen das ganz und gar nicht mit jedem. Also genießen Sie es, machen Sie uns Frühstück und sehen Sie es als Anfang einer wundervollen Beziehung. Falls es dann doch nur ein One-Night-Stand war, werden Sie es schon merken. Und falls Sie so ein Typ sind, der sich ganz sicher sein will, dass es die Richtige ist, dann ziehen *Sie* einfach die Notbremse und treiben es nicht zum Äußersten, sondern warten *Sie* auf den richtigen Zeitpunkt.

Wenn Sie dann fragen, ob die Frau Sie wiedersehen will und sie sagt: „Nö – ich wollte nur schnellen Sex", dann haben Sie sich vor einer Enttäuschung bewahrt.

Sollte sie aber *ja* sagen und Sie ziehen das dann noch zwei Mal durch – dann *haben* Sie doch Ihren Sex beim dritten Date – *wie gewünscht* – und Ihrer Beziehung steht nichts mehr im Wege. Hört sich das nach einem Plan an?

Und falls Sie selbst ohnehin nur Sex wollten, stellt sich ja auch das Problem nicht, dann können Sie natürlich loslegen, sobald Sie grünes Licht bekommen.

Mit diesem Wissen können Sie nun allerdings auch noch Sex am nächsten Morgen bekommen und am nächsten Abend… in der der nächsten Nacht… *yeah*…

Falls hingegen die Dame mehr Zeit braucht und keinen Sex beim ersten Date will, wird sie es Ihnen schon sagen – natürlich gehen Sie als Gentleman ihr Tempo mit.

Auf *Seite 267* geht es wieder zurück zum Abschnitt: *One-Night-Stand.*

# 8. Kapitel:
# Erster sexueller Kontakt –
# Grundlegendes

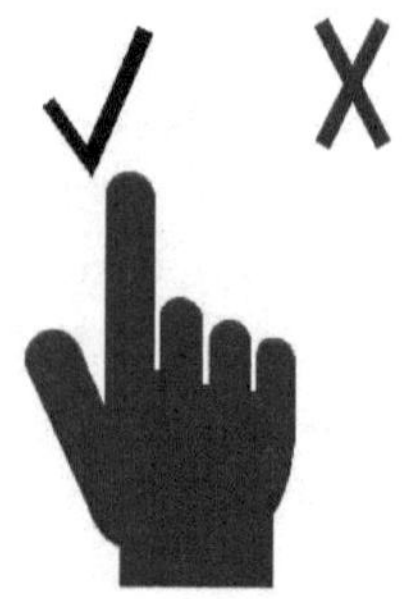

## 1.  Einverständnis

Ganz im Sinne der Debatte um sexuelle Belästigung und *MeToo* hat auch das Einverständnis zum Sex heute eine andere Rolle inne als noch im letzten Jahrhundert. Fall Sie jetzt immer noch nicht wissen sollten, was *MeToo* bedeutet oder um was es in *Fifty Shades of Grey* geht, rate ich Ihnen, das schnell mal zu googeln. Wenn Sie Frauen verstehen wollen, sollten Sie die aktuellen Themen, die für ein Großteil der Frauen weltweit relevant sind, schon kennen 😊.

Während früher zwischen den Zeilen gelesen wurde und ein implizites Einverständnis zum Sex als ausreichend galt, so wird heutzutage – moralisch und rechtlich – Wert darauf gelegt, dass der Mann sich zurückhält, bis die Frau sich klar und offen einverstanden erklärt und dem Sex im Vorfeld verbal zustimmt.

Es gab unlängst eine Debatte um einen amerikanischen Song aus dem Jahr 1949, geschriebenen von *Frank*

*Loesser*, der heißt: „*Baby It's Cold Outside*".

In dem Song besucht eine Frau einen Mann in seiner Wohnung, wo die beiden im Duett singen. Sie sagt ständig, sie müsse gehen, doch er hält sie – nun, *mit sanfter Gewalt* wäre schon fast übertrieben – davon ab, zu gehen.

Er bietet ihr immer wieder Alkohol an, Zigaretten, erfindet Vorwände, sucht Körperkontakt, während sie zwar ständig wiederholt, dass sie gehen müsse, dass die Antwort *Nein* sei und er sie *bedrängen* würde. Sie fragt sogar, *was er ihr in den Drink getan habe*, doch letztlich stimmt sie immer wieder zu, noch zu bleiben – lässt sich sozusagen breitschlagen.

Sie erwähnt dabei nacheinander all ihre Familienangehörigen, die schlecht von ihr denken würden, wenn sie nicht bald käme. Im Setting der frühen 1950er-Jahre galt es für eine Frau als unanständig zu sagen: *„Hey, ich hab Lust auf dich, also bleibe ich."* Doch in die heutige Zeit versetzt, ist dieser Song über ein für damals unschuldiges Flirten und Werben plötzlich ein Song, der ein aggressives, bedrängendes und belästigendes Sexualverhalten als Thema hat.

Einer der bezeichnendsten Verse in dem Song ist, dass die Frau sagt: *„I ought to say no, no, no sir"* und ihr Gastgeber antwortet: *„Mind if I move in closer?"*

Jedes Weihnachten aufs Neue wird dieser Song von vielen Radiosendern boykottiert, da ihm Sexismus und sexuelle Übergriffigkeit attribuiert wird.

Dieser Song ist Teil oder auch Ausdruck eines sozialen Dilemmas, weil er nicht als Relikt vergangener Zeiten betrachtet, sondern im aktuellen Zeit- und Kulturkontext neu interpretiert wird – ähnlich, wie man heute nicht ernsthaft laut auf einem Spielplatz mit seinem Kind „Zehn kleine Negerlein" singen würde, ohne damit zu rechnen, verständnislos gemustert oder beschimpft zu werden.

Warum erzähle ich Ihnen das alles?

Ganz einfach: um Sie zu sensibilisieren. Offenbar haben sich die Zeiten tatsächlich geändert. Und wir wollen ja nicht, dass etwas schiefgeht – also fragen Sie bitte vor dem Sex, ob sie es *auch* möchte. Neben dem Einverständnis gibt es natürlich weitere rechtliche Restriktionen zu beachten, die ich eingangs erwähnt habe. Dazu gehört in erster Linie das *Schutzalter*, das Sie als Mann zu interessieren hat – auch wenn Ihre Partnerin einverstanden ist oder sogar bezüglich ihres Alters lügt – schauen Sie bitte genau hin!

Da kommt Ihnen – leider – die Rolle des gestrengen Kioskbesitzers zu, der sich von den beiden bis über die Ohren aufgebrezelten und geschminkten Gören, die behaupten, 25 Jahre alt zu sein, die Personalausweise zeigen lässt, bevor der harte Stoff über den Tresen geht – natürlich ziehen die beiden dann maulend mit je einer Limo ab, weil sie ohnehin nur ihre Schülerausweise dabeihatten.

Zur Erinnerung: Je größer der Altersunterschied, desto größer das Problem für die ältere Person – am besten warten Sie für einvernehmlichen Sex auf die Volljährigkeit, da er kaum weniger Anforderungen an die Betroffenen stellt, als der Umgang mit hochprozentigem Alkohol, würde ich mal so postulieren. Ansonsten bleiben Schutzalter und Schutzaltersstufen in der jeweiligen Konstellation gültig – das Einverständnis spielt dann keine Rolle, weil argumentiert wird, dass ein zu junger Mensch mit gewissen Dingen nicht einverstanden sein *kann*, weil er ihre Tragweite und Auswirkungen nicht abschätzen kann, ähnlich der altersabhängigen beschränkten oder vollumfänglichen Geschäftsfähigkeit.

Zur Erinnerung gilt diese Problematik genauso, wenn Sie 15 sind und Ihre Angebetete 18 Jahre alt ist.

Auch dann sollten Sie an Ihre Flamme denken, nicht nur an Ihren Spaß.

Auch hier gilt, dass der Gesetzgeber meint, Sie als junger Mensch, seien noch nicht bereit für den Sex mit dieser älteren, vielleicht schon erfahrenen Frau.

Eventuell gelten auch weitere gesetzliche Beschränkungen wie das Ausnutzen von Machtpositionen – behalten Sie diese Themen bitte immer im Auge.

## 2.   Körperliche Voraussetzungen

Was die weiteren körperlichen Voraussetzungen betrifft, sollten Sie vorher in Erfahrung bringen, ob Ihre Auserwählte während Ihres minutiös geplanten romantischen Wochenendes eventuell ihre Periode hat. Zur Info für die Greenhorns unter Ihnen: Ein Zyklus, also der Abstand vom jeweils ersten Tag zweier aufeinanderfolgender Menstruationen einer Frau, dauert ungefähr 28 Tage.

Wenn die Dame also über Menstruationsbeschwerden klagt, haben Sie zwei Wochen später gute Chancen, sie ungewollt zu schwängern und vier Wochen später wird es mit dem Sex eher nicht klappen.

Falls Ihre Partnerin Sex während der Periode ablehnt, haben Sie Verständnis – teils ist die Menstruation sehr schmerzhaft und Frau hat dann oft einfach keine Lust auf Sex. Doch sehen Sie es positiv: Es ist *Ihre Chance* sich als kuschelnder Gentleman zu entpuppen!

Ganz allgemein ist die Periode nicht unbedingt ein Hinderungsgrund für Sex, allerdings mögen es viele Menschen aus verschiedenen Gründen nicht – mehr dazu erfahren Sie im Abschnitt *Sex und Periode, ab Seite 149.*

Ein weiterer wichtiger Aspekt ist die Frage, ob Ihre Auserwählte schon erfahren ist, denn das Entjungfern einer Frau stellt natürlich an Sie noch einmal andere

Anforderungen, was Höflichkeit betrifft.

Ansonsten sollten Sie vor dem Sex die Verhütungsfrage unbedingt klären und sich auch über das Thema ausreichend informieren.

Eine weitere Pflicht für Sie, sich damit auszukennen, betrifft das Thema *Geschlechtskrankheiten (Seite 120)*, denn Sie sind verantwortlich für die körperliche Unversehrtheit Ihrer Partnerin beim Sex und dürfen Ihr keine Krankheiten übertragen. Dies gilt umgekehrt natürlich auch für die Dame Ihnen gegenüber.

## 3.   Penisgröße

Dieser Abschnitt ist besonders den jüngeren unter Ihnen gewidmet, liebe Herren. Ich gehe davon aus, dass *Mann* im Laufe des Lebens eine gewisse Souveränität erlangt und ich möchte hier niemanden mit der Debatte um Penisneid langweilen. Da aber vor allem bei jungen Männern Penisgröße immer wieder ein Thema ist, soll diese Thematik hier kurz angesprochen werden.

Sie könnten jetzt fragen: *„Was hat Penisgröße mit gutem Benehmen zu tun und was will mir überhaupt eine Frau über Penisse erzählen, sie hat ja schließlich selbst keinen."*

Letzteres stimmt natürlich.

Andererseits ist mir aufgefallen, dass ich niemals mit meinen weiblichen Verwandten noch mit Freundinnen über Vaginas gesprochen habe. Ich kenne in der Tat nur eine einzige Vagina – meine eigene! Also falls es Ihnen umgekehrt auch so gehen sollte, lesen Sie einfach weiter.

Was hingegen das gute oder auch wünschenswerte Benehmen betrifft, so kann ein Mann sich im Bett erstens nur für eine Frau *gut* benehmen, wenn er eine gewisse Selbstsicherheit besitzt. Zweitens ist es auch wichtig zu wissen, dass ein besonders großer Penis – vor allem

78

gepaart mit einer eng gebauten Frau – Schmerzen verursachen kann und die Gefahr von Verletzungen in Form von Mikrorissen im Gewebe vergrößert, was auch das Infektionsrisiko erhöht.

Gleitmittel kann hier Abhilfe schaffen. Dies vorab als Trost für alle Herren, welche die Natur nicht so großzügig ausgestattet hat: Große Penisse haben nicht nur Vorteile.

Außerdem kann sich eine Frau auch daran gewöhnen, mit einem kleinen Penis glücklich zu werden. Vaginas sind bekanntlich zwar recht dehnungsfähig, aber dehnen sich auch wieder zurück und wenn eine Frau einen Orgasmus durch einen Finger haben kann, warum dann nicht durch einen kleinen Penis? Außerdem gilt bei Penissen auch die Redewendung: *Schein ist nicht gleich sein*, denn der erste Eindruck kann durchaus trügen.

Falls Sie intensive „Schwanzvergleiche" samt Ausmessen mit dem Lineal nach dem Sportunterricht und anschließendem Duschen hinter sich haben, wissen Sie das natürlich schon. Für die, die es nicht wissen, teile ich gerne das Ergebnis meiner Recherchen zur Penisgröße.

Der Mensch ist ja bekanntlich kein Tier, jedoch liegt natürlich eine enge genetische Verwandtschaft zu Säugetieren vor, bei denen der Penis erst beim Akt „hervorkommt". Er ist klein und versteckt und wird erst groß und hart, wenn er gebraucht wird.

Ausnahme ist hier die Fledermaus, die das einzige Säugetier mit stets frei hängendem Penis ist – Sie ahnen es schon, deshalb sind wir Frauen wahrscheinlich von den Vampirmythen so fasziniert, aber Spaß beiseite.

Tatsächlich gibt es bei Männern die Unterscheidung in sogenannte Fleisch- und Blutpenisse. Der Fleischpenis ist immer ausgefahren und wird im erigierten Zustand nur wenig größer und natürlich härter. Der Blutpenis kann winzig klein sein, jedoch gewinnt er beträchtlich an Größe, wenn er gebraucht wird. Insofern machen „Schwanzvergleiche" ohnehin nur im erigierten Zustand Sinn. Lassen Sie sich also nicht ärgern, wenn beim Sport unter der Dusche Ihr Penis viel kleiner ist als andere Penisse. Das hat absolut nichts zu sagen.

Letztlich ist der Blutpenis viel praktischer und für uns Frauen ein richtiges Überraschungspaket. Die meisten Penisse sind übrigens Mischformen zwischen den beiden Grundtypen.

Wenn nun ein Mann auch im erigierten Zustand einen kleinen Penis hat, ist auch dies kein Grund zur Sorge oder Trauer. Wir sind nun einmal nicht alle gleich und als Merksatz kann an dieser Stelle gelten: *Frau braucht für den perfekten Orgasmus keinen Penis.*

Oft ist es sogar so, dass Männer, die nicht superselbstsicher sind, weil sie eben nicht so gut ausgestattet sind oder nicht so blendend aussehen, im Laufe der Zeit die viel besseren Liebhaber werden, einfach, weil sie sich mehr Mühe geben und einfallsreicher sind. Man darf auch nicht vergessen, dass eine Frau auch gänzlich *ohne* Penetration einen Orgasmus haben kann – wie *Studien* (Genaueres finden Sie auf *Seite 244*) ergaben, sogar *eher ohne* als *mit* Penetration. Finger und Zunge sind dazu auch bestens geeignet. Also Penisgröße ist nicht alles, was uns Frauen im Bett wichtig ist, keine Sorge. Ganz cool bleiben.

Auf *Seite 149* springen Sie wieder zu *Sex und Periode*.

**Anekdote**

Vielleicht reden Sie ja sehr offen mit Ihren Kumpels über Sex. Ich tat das als junges Mädchen mit meinen Freundinnen nicht, erst später mit einigen Freundinnen, die ich in Berlin bei meiner Arbeit als Editorin kennenlernte.

Eine von denen jedenfalls erzählte mir – sie schrieb es sogar in ihrem Blog – dass sie bei Männern gar nicht so sehr auf den Penis schaue, sondern auf die Nase!

Sie denken jetzt vielleicht an den alten Spruch: *„An der Nase eines Mannes erkennt man den Johannes."*

Aber nein, viel besser: Sie erklärte mir, dass die Nasengröße für sie so bedeutsam sei, weil manche Männer beim *Cunnilingus den* oberen Teil der Klitoris kräftig mit ihrer Nase massierten – dieses Bild beschäftigte mich noch Jahre...

## 4.  Penisbeschaffenheit

Ein starker Eingriff in die Beschaffenheit eines Penis stellt die Beschneidung oder Zirkumzision dar, also die gesamte oder partielle Entfernung der männlichen Vorhaut.

Das Beschneiden von Penissen kann kulturell, religiös oder gesundheitlich motiviert sein. Bei manchen Männern liegt eine *Phimose,* also eine Verengung der Vorhaut, bereits vor oder tritt öfter in der Familie auf, sodass im Vorfeld schon eine Beschneidung aus gesundheitlichen Gründen empfohlen wird. Eine Phimose verursacht Schmerzen und Probleme beim Wasserlassen sowie bei der Erektion und beim Geschlechtsverkehr, muss also behoben werden.

Angenehm ist eine Zirkumzision natürlich nicht und man sollte möglichst nicht zu lange damit warten, da der Eingriff mit steigendem Alter traumatischer und schmerzhafter wird.

Ob ein Penis beschnitten sein sollte, ist eine, vor allem kulturell geprägte, Ansichtssache. Es gibt Frauen, die nicht beschnittene Penisse „unhygienisch" oder „unästhetisch" finden, was wie gesagt, unbedingt kulturell motiviert ist.

Ich persönlich halte das für Unsinn. Erstens ist der

unbeschnittene Penis der Normalzustand und folglich von der Natur so vorgesehen und daher erst einmal ein de facto Standard. Und zweitens dient die Vorhaut ja auch als Schutz und die Eichel verliert durch die Beschneidung ihre Sensibilität. Wenn ich ein Mann wäre, würde ich es schon recht fragwürdig finden, wenn eine Frau von mir verlangen würde, ich solle meinen Penis beschneiden lassen.

Insofern bin ich grundsätzlich nicht der Meinung, dass ein Penis aus einem Grund, der nicht pathologisch indiziert ist, beschnitten werden muss. Beim Sex bietet die Vorhaut auch noch einige Möglichkeiten für erotische Spiele und Stimulation.

Aber – ja, natürlich musste auch hier wieder ein *Aber* kommen – es werden an den Träger eines unbeschnittenen Penis durchaus höhere Hygieneanforderungen gestellt, um seine Partnerin nicht durch schlechte Gerüche zu verstören, oder durch Krankheiten zu schädigen.

Durch die Beschneidung und „Trockenlegung" der Eichel wird das Milieu, der auf dem Penis lebenden Mikroben verändert, was vielen Bakterien und Viren das Überleben erschwert – eine Tatsache, die schon die Logik nahelegt und die mittlerweile auch wissenschaftlich untersucht ist – unter anderem soll durch eine Beschneidung sogar das Risiko für AIDS-Infektionen um 40 % sinken, wie Studien in Afrika ergaben. Resultat der Zirkumzision ist eine starke Verschiebung der Bakterienverteilung, sodass die sogenannten aeroben Bakterien zunehmen und die anaeroben Bakterienarten abnehmen. Aerobe Bakterien benötigen zum Leben Sauerstoff, während für anaerobe Bakterien dieser Bestandteil der Luft wie ein Gift wirkt. Nun sind aber genau die anaeroben Mikroben diejenigen, welche Entzündungen verursachen und so die Schleimhaut schwächen und schädigen. Die durch die

Beschneidung erzielte Trockenlegung der Eichel hat zur Folge, dass die Schleimhäute durch die schädlichen anaeroben Bakterien nicht geschwächt werden können und somit Viren schwieriger über die am Penis befindlichen Schleimhäute in den Körper eindringen können.[5,6,7]

Es ist tatsächlich so, dass auch Bakterien schlechter auf beschnittenen Penissen leben können und allgemein alle möglichen Infektionen weniger Chancen haben, Schaden anzurichten oder überhaupt übertragen zu werden, da das ganze Ökosystem verändert wird. Wissenschaftler vergleichen das, mit dem Wegrollen eines Steines und mit dem, was dann mit dem Platz, auf dem der Stein lag, passiert.[8]

Das Fazit kann also lauten: Will man der perfekte Gentleman sein, ist ein beschnittener Penis für die Partnerin aus gesundheitlicher Perspektive mit Hinblick auf übertragbare Krankheiten zu empfehlen, ansonsten können Kondome den gleichen Nutzen haben.

Auf *Seite 126* geht es zurück zu *Risikofaktoren für STI.*

## 5.  Reden über Sexthemen – vier Regeln

Wird man mit seiner Partnerin intim, ergibt sich früher oder später die Notwendigkeit, mit ihr über sexuelle Belange zu sprechen. Zumindest wäre es klug, das zu tun,

---

[5] *welt.de: Gesundheit: article 5749428: Warum Beschneidung vor Aids schuetzen kann. 6. Januar 2010*

[6] *mBio 2013; 4(2): Male circumcision significantly reduces prevalence and load of genital anaerobic bacteria. Liu CM, Hungate BA, Tobian AA et al., April 2013*

[7] *Plos One: The Effects of Circumcision on the Penis Microbiome. Lance B. Price et al., 6. Januar 2010*

[8] *Health 24: Medical: HIV-AIDS: Disease Prevention: How circumcision reduces HIV risk: The procedure reduces bacteria, affecting how body fights Aids virus, researcher says. Aktualisiert: 30. März 2016*

auch wenn viele Menschen sich davor fürchten.

Wir reden hier jetzt nicht vom *„Dirty Talk"* – das ist ein ganz anderes Kapitel – sondern davon, wie sexuelle Belange höflich und ansprechend formuliert werden.

Dazu gibt es einige Regeln.

### 1. Regel: Vermeiden Sie Babysprache

Es gibt vielleicht Frauen, die selber so reden oder etwas verklemmt sind, aber eine normale Frau will im Bett von Ihnen nichts mit *Muschi, Mumu, Tittis, Pippimann, Pimmel oder Pullermann* hören.

Wie meine Frauenärztin mal zu mir meinte, als ich von *„da unten"* sprach: *„Es heißt Scheide! Sag es ruhig! Scheide!"*

Das führt uns auch gleich zur zweiten Regel.

### 2. Regel: Nennen Sie die Dinge bei ihren Namen

In der deutschen Sprache sind die zu verwendenden Wörter: *Scheide, Glied, Brüste, Po, Sperma, miteinander schlafen, Sex haben, Liebe machen.* Es ist schon auch legitim von *Oral-* oder *Analverkehr* zu sprechen oder zu fragen: *„Darf ich dich unten küssen?"*. Aber eine allzu medizinische Sprache wie *„Darf ich deinen Anus lecken?"*, *„Ich hätte jetzt echt Lust, deine Vagina zu penetrieren"* oder *„Könntest du bitte meinen Penis oral verwöhnen?"*, wird eher auf Irritation stoßen.

Auch sehr blumige Ausdrücke wie *Gemächt, Lustgrotte, Hintertürchen* oder was es da sonst noch an absonderlichen Ausweichformulierungen gibt, sollte man sich lieber sparen. Bei *„Hintertürchen"* kriege ich vor Abneigung Kopfhautkribbeln – es ist so eine absurde Bezeichnung, ein Inbegriff für Ignoranz und Verklemmtheit.

*Türchen… Tzzzz.*

Natürlich ist das auch ein wenig vom Bildungsniveau abhängig und regional unterschiedlich. So erzählte mir ein Schweizer Kommilitone einst, dass er seinen Penis gerne als *„Schwengel"* bezeichnet wisse, während sich in Deutschland ja *„Schwanz"* als eher neutral, zumindest nicht abwertend etabliert hat. Im Zweifelsfall kann man sich natürlich dem Sprachschatz der Partnerin anpassen, wenn das Niveau nicht zu weit unten liegt.

Aber beachten Sie bitte Regel drei.

## Anekdote

Sprache ist ein kraftvolles Instrument und auch für hochtrabende Formulierungen kann es einen Platz geben – aber es ist wie das Salz in der Suppe: Es muss wohl dosiert sein.

So schaffte es eines Tages ein junger Russe, mich im positiven Sinne etwas aus der Bahn zu werfen.

Wir saßen in einem äußerst langweiligen Tutorium in der Uni. Als es endlich vorüber war und wir aufstanden, sah er mich an und sagte: „Tja, du hättest jetzt zwei Stunden lang Liebe machen können!"

Wow. Ich muss noch heute an ihn denken.

*3.  Regel: Seien Sie nicht vulgär*

*Vulgär* steht für unkultiviert, nieder, gewöhnlich – das wollen Sie natürlich alles nicht sein. Also vermeiden Sie Ihrer Herzdame gegenüber bitte Ausdrücke wie: *Tillen, Möpse, Votze, Möse, Arsch, Hintern, ficken, bumsen, rammeln, abspritzen, Wichse* usw. Solche Wörter gezielt zur Erregung einzusetzen ist jetzt nicht gemeint. Heikle Themen wie Analverkehr sollten Sie weder mit Worten wie: *„Ich will dich in den Arsch ficken"* noch *„War schon mal jemand an deinem Hintertürchen?"* auf den Tisch bringen.



*Ratgeber*                    *von Alicia Schwarz*

Bei Analverkehr würde ich ohnehin raten, es erst einmal gar nicht so direkt anzusprechen, aber darauf gehe ich noch im Abschnitt *„Ich möchte Analverkehr – wie gehe ich vor?"* ab Seite 199 ausführlicher ein.

Wenn Sie das erste Mal mit ihr Sex haben und vorher nicht gefragt haben, klingt für die Dame ein *„Darf ich auf deine Brüste kommen?"* sicherlich netter als *„Darf ich dir auf die Titten wichsen?"* – na gut, ich nehme an, da wären Sie auch alleine drauf gekommen. Hoffentlich ☺.

## Anekdote

Es ist schon echt verrückt, was jungen Menschen so passiert.

Ich erinnere mich, dass ich mal mit einem jungen Mann aus war – ich war so 15 Jahre alt und er nicht viel älter. Es war das erste Date und zwischen uns war nichts gelaufen.

Wir waren in einer Kneipe und ich ging auf die Toilette, wo die ganze Tür voller Sprüche geschrieben war – Berliner Kneipen halt – sodass ich kurz stehen blieb und die Sprüche las.

Als ich somit etwas länger weggeblieben war, als er erwartet hatte, meinte er bei meiner Rückkehr: *„Du warst ja lange weg – warst du kacken?"*

Also mal ehrlich: Jetzt, wo ich es schreibe, muss ich lachen – aber ernsthaft, so was geht gar nicht. (Hätten Sie auch niemals gemacht, da bin ich mir sicher.)

### 4.   Regel: Schweigen kann Gold sein

Sie werden schon gemerkt haben, dass ich eine große Verfechterin von Kommunikation und Ehrlichkeit bin. Man steckt halt nicht im anderen drin und daher ist es gut, sich mitzuteilen oder mal nachzufragen, was dem anderen gefällt.

Trotzdem können Worte viel Schaden anrichten. Ich

rate sehr dringend davon ab, einer Frau zu sagen, sie habe kleine Brüste, dicke Beine, einen fetten Hintern, Cellulite, sie würde schlecht riechen oder dergleichen. Zumindest wenn Sie jemals wieder halbwegs ungezwungenen Sex bei Licht mit dieser Frau haben möchten, wäre davon abzuraten. Und wenn die Dame Ihres Herzens mit Ihnen so vertraut ist, dass sie mit Ihnen ihre Komplexe einmal durchsprechen will, dann lügen Sie bitte, was das Zeug hält! Sie will sich dann nur vergewissern, dass sie Ihnen auch *wirklich* gefällt und nicht etwa Ihre Meinung hören!

Wenn Ihre Partnerin es schon so unglücklich trifft, Sie zu fragen, ob sie Ihrer Meinung nach einen zu dicken Bauch hat, dann seien Sie bitte so gut und antworten nicht: *„Deine fetten Oberschenkel find ich viel schlimmer!"*.

Sie wissen ja, Ehrlichkeit ist super, aber Schweigen ist Gold bzw. für eine kleine Lüge können wir Frauen auch manchmal recht dankbar sein und letztlich kommt es ja auch Ihnen zugute, denn wer will schon Sex mit einer Person, die sich hässlich fühlt. Im Gegenteil: Je mehr Sie ihr das Gefühl geben, dass Sie sie wunderschön finden, desto ungezwungener und besser wird Ihr Sexualleben mit dieser Frau. Und zu gutem Benehmen im Bett gehört es eben auch, nicht die Gefühle Ihrer Partnerin zu verletzen, indem Sie ihr sagen, dass Sie sie irgendwie hässlich finden – Sie merken schon, Frauen sind da sehr empfindlich.

Wenn Sie mit der Intimpflege Ihrer Partnerin nicht zufrieden sind, ist es unverfänglicher die Dame zum gemeinsamen Duschen zu überreden als sie zu fragen, ob *„sie sich jemals wäscht"*. In Beziehungen müssen solche Dinge natürlich behutsam thematisierbar sein, doch auch da können Sie sich mit ungestümen, beleidigenden Worten um sehr viel Genuss bringen, denn wenn Sie Ihrer Freundin ein Mal gesagt haben, sie würde *„unten nach Fisch stinken"*, oder *„sauer schmecken"* können Sie Oralsex unter Umständen für immer vergessen – ich sag es nur, natürlich sind das heikle Themen, doch Frauen sind da weitaus empfindlicher als Männer, die es beispielsweise normal finden, sich nach dem Sport zu sagen: *„Ey Alter du stinkst wie ein Schwein!"*

Speziell bei Jugendlichen, wo solche Ausdrucksweisen noch üblicher sind, kann ein derart ungezwungener Ton viel Schaden anrichten.

Im Übrigen ist ein Geruch nach Fisch ein Indikator für eine bakterielle Fehlbesiedlung der Scheide und kann auf *Vaginosen* hindeuten, was für Sie (in Ihrem eigenen Interesse) ohnehin ein Grund sein sollte, von intimen Liebkosungen momentan Abstand zu nehmen und das Problem respektvoll und sachgemäß anzusprechen – dazu mehr im nächsten Abschnitt.

Abschließend sollten Sie selbst während der sexuellen Orientierungsphase nicht unbedingt all Ihre eigenen körperlichen Komplexe ansprechen, einfach, weil es Ihren Sex-Appeal senkt und es auch unnötig ist: Wenn die Frau mit Ihnen intim ist, scheinen Sie ihr ja zu gefallen.

Das würde ich umgekehrt übrigens auch jeder Frau empfehlen, doch das hier ist ja kein Ratgeber für Frauen. Das ist der einzige Grund für diese Perspektive und nicht, dass Männer nicht auch mal über ihre Komplexe jammern dürfen, da wäre ich die Erste, die raten würde, jedem Mann zu sagen, er sei der Schärfste.


**Anekdote**

Eines meiner fürchterlichsten Erlebnisse in Bezug auf Sex, Stimmung und Sprache war der Moment, als ich mit einem guten Bekannten intim wurde.
Es war ein ehemaliger Kommilitone aus Berlin, der mich in China besuchte.
Ich hatte nicht genau im Sinne, was es mit ihm werden

würde: Eine Affäre, Freundschaft Plus, eine Beziehung... Er hatte bei mir übernachtet und am Morgen küssten wir uns plötzlich, schmusten und ich begann mit einem Handjob, einfach weil ich Lust dazu hatte, ohne Hintergedanken.

Als er gekommen war, sah er mich ganz merkwürdig an und sagte: *„Jetzt hast du mich gemolken.“*

Ich machte Frühstück und wir sprachen nie mehr davon.

Natürlich kann ich verstehen, dass er sich schämte – *warum eigentlich?* – oder überfordert war.

Aber das? *Gemolken?* Ernsthaft?

Ich sage ja nicht, dass Männer immer cool sein müssen, aber etwas cooler als das bitte *schon!*


## 6.  Körperhygiene

Sicherlich haben Sie noch die Stimme Ihrer Eltern im Ohr: *„Vor dem Essen Hände waschen.“*

In Covid-19-Zeiten haben solche Aufforderungen noch einmal einen anderen Hintergrund, bedenken Sie aber, dass wir unter anderem durch das Händewaschen die Pest besiegt haben.

Da viele Menschen über diese Dinge nicht offen sprechen, sage ich Ihnen hiermit ganz deutlich Folgendes: Bevor Sie die inneren Schleimhäute einer Person berühren, sei es im Mund, in der Scheide oder im After, müssen Sie sich immer gründlich die Hände mit Seife waschen.

Haben Sie schon mal von *Mundfäule* gehört? So etwas bekommen Babys, wenn sie Schnuller benutzen, die nicht richtig sauber sind oder öfter mal runterfallen. Im Netz gibt es dazu viele Bilder.

Schmutzige Finger in einer Scheide können zu sehr schmerzhaften Infektionen führen. Eine typische Gefahr sind Pilzinfektionen, die im Extremfall sogar ganze Organe befallen und zerstören sowie in die Blase aufsteigen können.

Seien Sie also ein Gentleman und nähern Sie sich nur gewaschen an weibliche Intimöffnungen. Dass Sie gestern gerade diesen Pornofilm gesehen haben, wo der Darsteller die Frau erst anal penetrierte, dann vaginal und schließlich oral, vergessen Sie bitte ganz schnell. Ein normaler nicht speziell gereinigter Körper verträgt so etwas nicht – außerdem tun Menschen für Geld ziemlich vieles und Sie wissen ja nicht, wie viele Medikamente die Frau nach dem Dreh nehmen musste, um wieder den Normalzustand herzustellen oder wie das Filmmaterial geschnitten wurde. Selbst nach Darmduschen sollten Sie nie von anal nach oral wechseln und Ihre Finger wie auch Ihr Glied sollten sauber sein, wobei die beste Reihenfolge Mund, Scheide, After ist – bitte nicht umgekehrt, Sie können massiven Schaden anrichten und auch nehmen, wobei hauptsächlich der Darmausgang die für die Scheide und den Mund gefährlichen Kolibakterien bereithält und der Wechsel zwischen Mund und Scheide eher nicht als problematisch gilt.

Es ist auch wichtig, dass Ihre Fingernägel sauber und kurz geschnitten sind, wenn Sie eine Frau „fingern", also mit der Hand befriedigen möchten, einfach, weil Sie die Schleimhäute des Scheideninneren sonst verletzen oder dort für Entzündungen sorgen können.

Und egal wie gut der Sex war, wenn Frau danach Schmerzen hat, wird sie es eher nicht wiederholen wollen – sicher resultieren Sie dann nicht als Gentleman.

Bezüglich der Scheide Ihrer Partnerin möchte ich Ihnen noch eine weitere wichtige Information geben: *Ein saurer Geschmack des Scheidenmilieus ist ein Zeichen guter Gesundheit.* Um eine Fehlbesiedlung der Scheidenflora zu vermeiden und schädliche Bakterien abzuwehren, braucht eine Scheide *Milchsäure-Bakterien* (auch

*Laktobazillen* oder *Döderlein-Bakterien* genannt), die ein saures Milieu mit einem PH-Wert (Säurewert) von 3,8 bis 4,4 schaffen. Entsprechende Produkte zum Aufbau einer gesunden Scheidenflora sind rezeptfrei in der Apotheke erhältlich und helfen gegen Brennen und Jucken nach dem Sex, falls diese Beschwerden durch ein Ungleichgewicht der Vaginalflora entstanden sind. Normale Seifen hingegen sind alkalisch und zerstören mit ihrem hohen PH-Wert den Säureschutz der empfindlichen Scheidenflora, *also haben Duschgels oder Seifen nichts in einer Vagina verloren.* Bitte achten Sie bei Liebesspielen unter der Dusche darauf, ein PH-neutrales Waschgel für den Intimbereich Ihrer Freundin zu nutzen oder – noch besser – verwenden Sie dort schlicht Wasser ohne Reinigungssubstanzen.

Ansonsten kann als Regel festgestellt werden, dass Frauen bezüglich krustiger, gelber Fußnägel, Schweißgeruch oder fischigem Intimgeruch – letzterer ist auch beim Mann ein Indikator für Geschlechtskrankheiten – empfindlicher sind als die meisten Männer, wie es scheint.

Solche Malheurs sind generell aber natürlich besonders in der ersten Phase des Flirtens starke Lustkiller.

Auch Bartstoppeln können sehr störend sein.

Sicherlich kommen Sie alleine darauf, dass Zwiebel-, Knoblauch-, Alkohol- oder Zigarettengeruch abturnend sein können – je nach der Vorliebe Ihrer Partnerin.

Mundhygiene ist beim Küssen natürlich wichtig, hier hilft unter Umständen ein Kaugummi und das Wahrnehmen der Vorsorgeuntersuchungen beim Zahnarzt. Als sexueller Gentleman gehört das eben tatsächlich dazu.

Zum Trost kann ich Ihnen allerdings sagen: Wenn eine Frau einen Mann aufrichtig toll findet, sieht sie über so einiges hinweg.

Es ist ja heute recht gut erforscht, dass Menschen

sexuelle Lust riechen können, dass Sexualpheromone uns anziehen oder dass der geruchslose Stoff *Androstadienon*, den Männer absondern, uns Frauen sexuelle Informationen übermittelt – darüber hat *Mann* natürlich keine Kontrolle.

Trotzdem finden die meisten Frauen einen beißenden Schweißgeruch nicht attraktiv.

Eine weitere Sache, die ich Männern unbedingt empfehlen würde, ist das Stutzen oder Entfernen der Intimbehaarung, da solche Haare im schlimmsten Fall *in* uns Frauen landen und das ist einfach eklig. Ich sag das mal so offen: Keine Frau holt sich gern nach dem Sex Büschel von fremden Intimhaaren aus der Scheide. Nehmen Sie bitte darauf Rücksicht – das wäre nett.

(Die Leseausflügler gelangen zurück zu *„verruchte Praktiken"* auf *Seite 208*, für die Körperhygiene und generelle Hygiene ebenfalls besonders wichtig sind, im Besonderen geht es zurück zu *„Fisting"* auf *Seite 218* und zu *„Pegging"* aus *Seite 219*.)

# 9. Kapitel: Petting

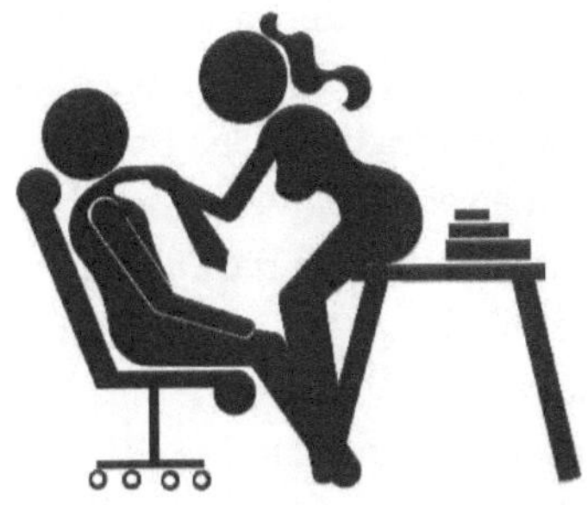

## 1. Erogene Zonen

Zum Petting gehören alle intimen Zärtlichkeiten bis unter die Gürtellinie, die nicht mit der Penetration durch einen Penis enden – also auf gut Deutsch sexuelles Schmusen.

Vorteil: *Frau* wird normalerweise nicht davon schwanger.

Petting macht aber nur Spaß, wenn Sie als Mann die Hygieneregeln aus dem vorangegangenen Abschnitt berücksichtigen. Außerdem sollten Sie aufpassen, dass Sie nicht mit Sperma an der Hand in die Scheide Ihrer Partnerin eindringen. Auch wenn die Wahrscheinlichkeit, auf diese Art schwanger zu werden, sehr gering ist, bleibt ein Restrisiko – behalten Sie das bitte im Kopf.

Ansonsten ist es bei Frauen – wie auch bei Männern – nicht so, dass direkt die Geschlechtsteile oder die Brüste stimuliert werden müssen. Der Körper ist voller erogener Zonen. Im Zweifelfall ist es auch nicht verkehrt, nachzufragen, was der Partnerin besonders gefällt, obwohl ich das nicht bei sehr unerfahrenen Frauen anraten würde oder beim ersten Mal – eher später, wenn schon eine



*Ratgeber*            *von Alicia Schwarz*

größere Intimität besteht und wenn die Frau einige Erfahrung hat. Unerfahrene Frauen könnten sich davon überfordert fühlen oder selbst noch nie darüber nachgedacht haben. Viele Frauen werden auch gerne an den Oberschenkeln, am Po (nicht After meine ich jetzt), am Bauch oder im Gesicht gestreichelt. Der Bauchnabel kann eine sehr erogene Zone sein – manche Menschen lieben sogar einen Druck mit dem Finger darin, während andere dieses Gefühl hassen. Gehen Sie auf Entdeckungsreise und seien Sie achtsam.

Leider geben sich da viele Männer wenig Mühe, insofern ist das wieder eine Chance, sich als wahrer Gentleman zu erweisen und sich den Barbaren abzuheben.

## 2.  Erotikmassagen

Ein sehr höflicher Weg, die erotischen Zonen einer Frau zu erkunden, ist eine zärtliche Massage mit einem gut riechenden Öl. Dazu sollten Ihre Hände sauber, möglichst warm und mit kurzen Fingernägeln versehen sein.

Als Düfte sind Vanille, Zimt oder Lemongras gut geeignet, da sie gleich den Appetit anregen – achten Sie aber bitte auf Allergien bei Ihrer Liebsten, damit die erotische Stimmung nicht mit geschwollenen Schleimhäuten endet.

Wenn Sie Ihre Partnerin mit Ihrer ersten Massage überraschen möchten, suchen sie unbedingt ein Öl für Intimmassagen aus, da normale kosmetische Öle, teils sogar Babyöle, im Inneren der Frau auf den Schleimhäuten schrecklich brennen können und sie als *barbarisch* in Erinnerung bleiben würden.

Sind Sie schon etwas versierter mit Ihrer Dame, könnten Sie auch mit Ingweröl experimentieren, dem eine erotisierende Wirkung nachgesagt wird. Es fördert die Durchblutung und brennt dabei leicht dumpf, gilt als anregend und wird auch für Lymphdrainagen verwendet. Sie können es auch selbst aus Ingwer und Sonnenblumenöl herstellen, es sollte aber nicht zu konzentriert sein, da es sonst unangenehm brennt.

Im Zweifelsfall ist ein Speiseöl wie natürliches Olivenöl besser als ein Körperöl mit Duft- und Zusatzstoffen, das nicht für Schleimhäute geeignet ist.

Kerzen sind bei einer solchen Gelegenheit natürlich nie verkehrt, doch achten Sie hier trotz Ihrer sexuellen Erregung auf Gardinen oder niedrige Regalfächer – natürlich wollen Sie als Gentleman keinen Wohnungsbrand verursachen.

Ich erwähne diese potentiellen Gefahren nicht, weil ich Sie für „doof" halte, sondern nur, weil ich sowas alles schon erlebt habe. Menschen tun merkwürdige Dinge, wenn die sexuelle Erregung sehr extrem ist…

Es gibt im Netz viele Anleitungen für Erotikmassagen mit allen möglichen Ratschlägen.

Einige der gängigen Tipps hierzu sind, dass – wie bei Tatramassagen – sowohl der Masseur als auch die Massierte nackt sein sollten. Das Öl kann vorsichtig erhitzt werden, aber bitte nutzen Sie keinesfalls die Mikrowelle, um Explosionen zu vermeiden. Verwenden Sie einen Topf oder eine Kerzenflamme und bitte nicht zu warm, auch ein Anwärmen in der Hand kann ausreichen. Man sollte den ganzen Körper mit beiden Händen sanft einreiben und streicheln. Auch Fuß-, Hand-, oder Gesichtsmassagen können als sehr angenehm empfunden werden. Besonders empfindliche Stellen sind die Pulse und die Fesseln, aber auch Stirn, Wangen, Ohren, Hals, Schlüsselbeine und Kopfhaut können erotische Zonen sein.

Der Intimbereich kommt erst zum Schluss an die Reihe und Sie nähern sich zirkulär an.



                    *von Alicia Schwarz*

Erotikmassagen sollten nie mit einer Anspruchshaltung durchgeführt werden. Das heißt, man führt sie nicht aus, um selbst massiert zu werden oder um danach Sex zu bekommen.

Wenn Ihre Partnerin dabei einschläft, haben Sie eine gute Entspannungsmassage hinbekommen – seien Sie stolz auf sich!

Falls nicht und es nach der Massage richtig zur Sache geht, dann denken Sie bitte daran, dass öl- und fetthaltige Gleitmittel oder Massageöle Latexkondome angreifen, sodass diese reißen oder sich auflösen. Verwenden Sie also als wahrer Gentleman bei Ihrem Massageabend am besten latexfreie Kondome zum Beispiel aus Kunststoffen wie Polyurethan oder Polyethylen. Schließlich wollen Sie brillieren und nicht Ihre Auserwählte am nächsten Tag zum Arzt oder in die Apotheke fahren, um die Pille danach zu bekommen, wo man Ihnen – wenn Sie den Mumm haben mitzugehen – voraussichtlich erklären wird, wie man richtig verhütet.

Für die Querleser unter Ihnen: Auf *Seite 224* geht es zurück zu der Frage: *Wann haben Frauen Lust?* und auf *Seite 244* gelangen sie zurück zum Abschnitt: *Methoden gegen sexuelle Funktionsstörungen der Frau.*

## Anekdote

Ich habe eine Ausbildung als Physiotherapeutin und Osteopathin und so kam es, dass ich zeitweise in einer Therme als medizinische Masseuse gearbeitet habe.

Man muss sich das nicht so vorstellen, dass es da die Möglichkeit für Flirts gibt oder Erotikmassagen wie in Thailand – eher wie Physiotherapie. Ich war auch an eine Klientel mit orthopädischen Indikationen eines gewissen Alters gewöhnt.

Jedenfalls hatte ein junger Mann eine Ganzkörpermassage

gebucht, bei der man selbstredend alle Intimzonen auslässt.

Während ich den Mann massierte, spürte ich an seiner Haut, wie er meine Berührung genoss. Es war extrem sexuell, obwohl ich ihn ganz normal massierte – ist mir auch nicht noch einmal passiert so etwas. Ich wurde auch selbst immer erregter, vielleicht hat er das gerochen.

In jedem Fall bekam er irgendwann unter seinem Handtuch – darunter war er nackt – eine Erektion und ich dachte so: *Der Arme, na ja, er kann ja nichts dafür... ist ihm bestimmt peinlich.*

Und dann passierte das Unglaubliche: Der Typ hatte einen *Hands free* Orgasmus. Er kam, ohne sich zu berühren!

Er stöhnte auch nicht.

Ich massierte gerade seine Brust, da drückte er nur kurz meine Hand auf sein Herz, indem er mir seine Brust entgegen stemmte – ohne einen Laut von sich zu geben.

Es war eine ganz extreme Erfahrung für mich.

Sehr erregend.

Und für Sie ist das eine Challenge: *Hands free* Orgasmus – die Kür der Orgasmuskontrolle, denn wer *das* beherrscht, der kann auch alles andere – also viel Spaß beim Training 😊.

# 10. Kapitel: Küssen

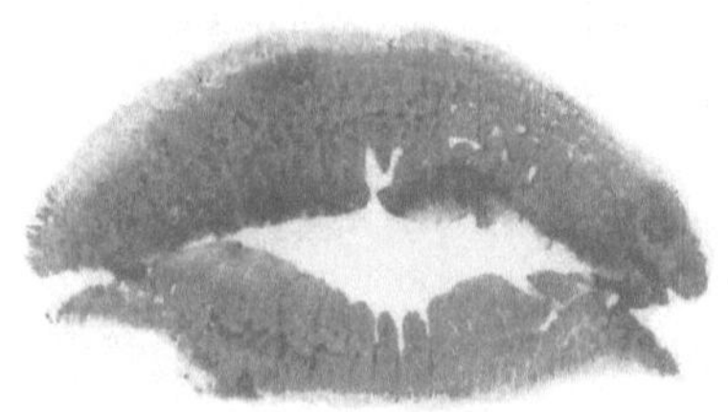

## 1.   Grundlagen des Küssens

Das Küssen ist, meiner Meinung nach, eine absolut unterschätze Kunst. Küssen kann wesentlich erregender sein als Penetration. Ich persönlich muss dazu leider zugeben, dass mich schlechter Atem, sei es durch Zwiebeln oder Karies sofort vom Küssen auf den Mund abschreckt, doch nicht jede Frau ist da so empfindlich, denke ich.

Auch Bartstoppeln– ich erwähnte es bereits – die sich wie Stecknadeln in die Haut bohren, finden viele Frauen beim Küssen unattraktiv.

Doch wie gesagt, gehen da die Vorlieben auseinander, fragen Sie doch Ihre Partnerin bei Gelegenheit – natürlich nur, wenn Sie auch bereit sind, etwas zu ändern, sonst lohnt die Frage nicht, weil sich Ihre Partnerin nicht erst genommen fühlen würde.

Über das Küssen kann man natürlich viel im Netz recherchieren. Doch abgesehen von technischen Tipps gibt es zwei wichtige Botschaften.

Erstes: Ein Kuss braucht nicht immer eine Zunge.

Zweitens: Achten Sie auf die Reaktionen Ihrer Partnerin.

Denken Sie bitte auch daran, dass Küsse statt Zungen

Einverständnisse brauchen, was ganz besonders für das erste Mal gilt. Wenn Sie, wie bereits angesprochen, nicht romantisch auf Entfernung eines Kussabstands kurz vorher fragen möchten, können Sie sich auch à la *Christian Grey* vor sie stellen und sie mit einem tiefen Blick in ihre Augen *informieren*, dass Sie sie nun küssen werden. *„Nein"* kann sie ja dann immer noch sagen. Falls sie es aber *auch will* und zudem devote Neigungen hat, wird Ihre Herzdame diese Herangehensweise sehr erregend finden.

Nachfolgend sage ich Ihnen einiges über die Technik des Küssens und schildere Ihnen einige meiner Lieblingskusssorten.

## 2.  Kusstechnik

Was besonders unerfahrene Menschen beim Thema Küssen verunsichert, ist die Sache mit dem Speichel.

Da knutschen Sie also diesen Leckerbissen, Ihnen läuft sprichwörtlich das Wasser im Mund zusammen und nun denken Sie panisch: *„Verdammt – wohin mit der Soße?!"*

Tatsächlich ist die Speichelentwicklung wie auch Körperschweiß oder andere Sekrete nicht bei jedem Manschen gleich stark. Es gibt also die Technik des „Trockenküssens", bei der die Zunge ständig in den eigenen Mund zurückwandert und dann staubtrocken und rau wiederkommt. Einen richtigen Trockenküsser hatte ich, soweit ich mich erinnere, nur ein einziges Mal. Ich *erinnere* mich allerdings an ihn immerhin – vielleicht, weil es so sonderbar war. Es störte mich auch nicht, doch es fiel mir auf.

Letztlich muss man sich selbst wohlfühlen, doch Speichelübertragung ist beim Küssen einfach normal, da sollten Sie sich nicht über die Maßen viele Gedanken machen.

Allerdings kann es auch unangenehm sein, von seinem Partner ungefragt große Mengen an Speichel in den Mund zu bekommen, vor allem, wenn man nicht darauf vorbereitet ist.

Ich empfehle Ihnen eine Zwischenstrategie.

Generell kann das sanfte Saugen auch an der Zunge der Partnerin für beide erregend sein und den Speichel sollten sie zwischendurch einfach herunterschlucken – auch den ihrer Kusspartnerin.

Was die Bewegung der Zunge betrifft, gibt es Menschen, die regelrecht den Mund des Partners auslecken.

Letztlich sehe ich einen Kuss als einen Austausch, ein miteinander, daher würde ich von extensiven Erkundungstouren abraten, wobei sich Bewegung und Kussintensität auch mit dem Grad der Erregung ändern.

Ein Gentleman ist immer aufmerksam, vor allem bei den ersten Malen. Es ist ein wenig so, als wenn man Sie in eine fremde Wohnung einlädt. Sie würden wahrscheinlich respektvoll im Eingangsbereich stehen bleiben und aufmerksam nach einem Platz für Ihre Jacke suchen, schauen, ob es Gästehausschuhe gibt und dann der Gastgeberin in angemessenem Tempo folgen, anstatt an ihr vorbeizurennen, ins Schlafzimmer zu düsen, dort auf dem Bett herumhüpfen und dann erst mal in ihr Bad stürzen, um die Badewanne auszuprobieren, nachdem Sie kurz in der Küche noch einige Biere aus dem Kühlschrank geholt haben.

Ich weiß, dass das ein absurdes Bild ist.

Man denkt so: „*Klar* würde ich das niemals machen!"

*Gut, gut.* Sie können sich nämlich schlicht nicht vorstellen, wie manche Männer in den Mund von uns Frauen einfallen – etwa wie die Wikinger als sie erstmals an der englischen Küste landeten. Vielleicht bin ich da auch zu empfindlich, doch wir hatten uns ja geeinigt, dass wir lieber eine Frau dazu bekommen wollen, Ihnen *„Besorg's mir härter, Schatz"* ins Ohr zu stöhnen, als dass sie weinend ihre beste Freundin anruft, um von dem Rüpel zu erzählen, der sie am Vorabend so grob und unhöflich behandelt hat.

Ein Hinweis für meine Springer: Auf *Seite 131* geht es zurück, beziehungsweise vor, zum Abschnitt *Slow Sex*.

### 3.  Kusssorten

#### 1.  *Attention Seekers*

Kusssorten ist ein wundervolles Wort, schon wegen der drei S, aber auch, weil die meisten Leute nicht einmal wissen, dass es sie gibt. Prinzipiell kann man mit oder ohne Zunge und mit unterschiedlich viel Körperkontakt küssen.

Es ist doch so: Küssen ist etwas Sexuelles, das man kaum missinterpretieren kann. Wählen Sie aber beim fortgeschrittenen Flirten eine kontaktarme Kussstrategie, kann man Ihnen kaum vorwerfen, Sie wären der Dame unsittlich zu nah gerückt. Außerdem können kontaktarme Kusssorten in bestehende Beziehungen die erotische Spannung schüren.

Dazu gehört der Wangenkuss, bei dem ganz sanft mit den Lippen kaum spürbar die Wange berührt wird und sich optional die eigene Wange kurz an der der Partnerin reiben kann – unverfänglich anwendbar beim Abschied oder Begrüßung. Die verwegenere Variante ist ein kurzes Kratzen mit den Bartstoppeln beim Abgang, das durchaus – vor allem bei Männern, die man noch nicht gut kennt und besonders bei devoten Frauen – ein ziemliches Bauchkribbeln hinterlassen kann. Ich weiß, ich hatte mich über Bartstoppeln beklagt, doch die Dosis macht das Gift, außerdem sind nicht alle Frauen gleich.

Vor allem, wenn die Dame sich einen *echten* Kuss erwartet hat, kann der Wangenkuss sehr die Spannung schüren und ihre ganze Aufmerksamkeit auf Sie lenken. Hierbei sollten Sie natürlich nicht zur Wange abdrehen, wenn die Dame Sie schon sehnlichst mit geöffneten Lippen erwartet, das wäre eher gemein als anregend.

Doch auch wenn sie nichts dergleichen erwartet hat, könnte es ihr abends im Bett wieder einfallen und Sie gelangen so vielleicht erstmals auf den erotischen Radar der Dame. Denn die Haut eines Mannes zu riechen, spricht eben andere Reize an, als seine Hand zu schütteln.

Nicht umsonst sind in den mediterranen Kulturen Wangenküsse üblich: Man spricht schließlich vom *Latin Lover*, nicht vom *germanischen Liebhaber*... Also seien Sie klug und nutzen Sie im Zuge der Globalisierung die *international best practises*.

Sind Sie mit der Dame schon vertrauter, kommen bei dieser Kusssorte auch angetäuschte Küsse infrage. Sie nähern sich, Ihre Liebste macht sich schon bereit, doch Sie ziehen sich lächelnd, neckend, wieder zurück oder küssen ihre Nase oder ihr Kinn. Es sind Lockküsse, die den Jagdtrieb der Dame entfachen sollen, was besser klappt, als sie vielleicht denken. Auch das luftig zugeworfene Fliege- oder Luftküsschen, der Nasenreiber, auch Eskimokuss oder der Schmetterlingskuss, bei dem sich nur die Wimpern berühren, gehören dazu. Selbst der sanfte Kuss auf die Stirn gehört in die Kategorie der kontaktarmen Küsse, obwohl es kein klassischer *Attention Seeker* ist. Er übermittelt stille Liebe und Geborgenheit. Er ist gut zum Trost oder zur Aufmunterung geeignet, hat jedoch einen platonischen beziehungsweise nicht sexuellen Beigeschmack, sollte also in der richtigen Situation zur

Anwendung kommen, nicht gerade, wenn Sie Sex möchten.

Ein klassischer *Attention Seeker* oder Eröffnungskuss hingegen ist der Handkuss, der früher ja nur angedeutet gegeben wurde, aber auch als verspielte Variante oder erste ernsthafte Annährung zum Einsatz kommen kann.

Wenn *Sie* sich dabei nicht albern vorkommen und der Auserwählten davor und danach fest in die Augen sehen, wird sie noch nachts an Sie denken, nur *überzeugt* sollten Sie sein. Denken Sie bei Ihrem Blick danach einfach an das, was Sie noch so alles mit der Dame vorhaben.

2.  *Zungenkuss*

Der Zungenkuss ist explizit und sexuell. Berücksichtigen Sie dabei die besprochenen Strategien bezüglich Speichel und Eroberungsverhalten. Es ist sehr ähnlich zu einer Konversation. Öffnen Sie Ihren Mund leicht, nachdem Sie sich langsam angenähert haben. Wenn Ihre Auserwählte ihre Zunge nicht vorschickt, dürfen Sie mal nachsehen, aber nicht gleich dort drüben einfallen – es sei denn, sie sind schon bei der Kussstrategie der wilden Körperküsse angelangt. Doch ähnlich wie man dem anderen ja auch zuhört und ihn nicht einfach niederbrüllt, ohne darauf zu achten, was er sagt – zumindest, wenn man sich unterhalten will – sollten Sie die Dame auch beim Küssen „zu Wort kommen lassen" – bei aller Aufregung.

3.  *Körperküsse*

Bei den Körperküssen werden zärtlich mit Lippen und Zunge die erotischen Zonen des Partners geküsst: Nacken, Gesicht, Hals, Wangen, Schlüsselbeine aber auch Brüste und Intimzone, letztere werden auch *Fellatio* beim

Mann, *Cunnilingus* bei der Frau und *Anilingus* beim Liebkosen der analen Zone genannt – für die letztere Kusssorte sollte diese Region vorher gründlich gereinigt sein.

### 4.  Body-Weight-Küsse

In diese Kategorie fallen alle Küsse, bei denen Sie Ihren ganzen Körper einsetzen. Dies geschieht nach Abschluss der Flirtphase, wenn Sie dem Wegweiser nach *Sexland* gefolgt sind, und die Fallstricke im Wald des Einverständnisses bereits hinter sich gelassen haben. Diese Hindernisse gehören für Zungen- und Körperküsse allerdings auch überwunden, wie Sie natürlich schon wussten.

Es sind Küsse voller Leidenschaft, bei denen Sie den Kopf Ihrer Partnerin umfassen, sie mit Ihrem Körper fixieren – auf dem Bett, an einer Wand – ihre Handgelenke festhalten oder ihr dabei den Rock hochzuschieben. Im Prinzip die Vorstufe der BDSM-Küsse.

Sie können aber auch Ihren Köper nutzen um Ihr bewegungsunfähiges Opfer mit Ausweichküssen zu locken bis sie den Verstand verliert und um Ihren Kuss bettelt.

Achten Sie bei dieser Vorgehensweise immer auf Neins oder darauf, dass Ihre Partnerin fehlende Zustimmung signalisiert.

Falls Sie über Ihrer Partnerin liegen, achten Sie bitte auch darauf, sich ausreichend abzustützen, damit Sie die Dame nicht erdrücken: Mit Body-Weight ist hier nicht gemeint, Sie sollen *alles in die Waagschale* werfen, was Sie haben – dies nur als Anmerkung für die Anfänger unter Ihnen.

### 5.  BDSM-Kuss

Der BDSM-Kuss ist sehr intensiv, erregend und gerne

auch maßvoll schmerzhaft. Dazu gehört der Biss in die Lippe, in den Nacken, den Hals, oder in die Brustwarze, letzterer muss wohldosiert sein, da viele Frauen an den Brustwarzen sehr empfindlich sind. Der Biss in den Nacken ist sicherlich der animalischste unter diesen Kussvarianten, da er an den Nackenbiss von Tieren beim Sex erinnert und viele Frauen das sehr erregend finden.

Weitere Variationen sind das Saugen an Zunge, Hals und Brustwarzen. Der Saugkuss an der Klitoris ist eine Fortgeschrittenentechnik, weil er sehr unangenehm sein kann, aber gut ausgeführt auch extrem erregend – etwa, als wenn man an Ihrer Eichel saugt: Der eine findet es toll, der andere grauenvoll. Diese Technik erfordert viel Einfühlungsvermögen, damit sie keinen unerwünschten, zu starken Schmerz verursacht. Hier sollten Sie sehr sensibel sein und ganz behutsam vorgehen. Achten Sie auf die Signale Ihrer Partnerin oder fragen Sie schlichtweg nach, ob Sie ihr wehtun und wie es ihr gefällt.

Ein wahrer Gentlemen übt außerdem vorher so, dass keine Spuren zurückbleiben – es sei denn sie beide sind schon einen Schritt weiter und tatsächlich ernsthaft Richtung BDSM unterwegs – so etwas gehört jedoch vorher abgesprochen.

Bedenken Sie in diesem Zusammenhang bitte, dass temporäre Markierungen wie Knutschflecken auf dem Körper Ihrer Liebsten erotisch sein, aber auch große Probleme verursachen können. Unter dem Blick von Chefs, Kollegen, Partnern oder Eltern können solche *Markierungen* im Sichtbereich wie am Hals unschöne Konsequenzen haben, peinlich oder desaströs sein, indem sie ganze Beziehungen zerstören.

Auch sollte dieser Kuss nur bei Frauen angewandt werden, die dominante Techniken schätzen. Testen Sie dabei vorsichtig, wie viel Schmerz Ihre Liebste wünscht und verträgt – das können Sie auch fragen.

Ein Kuss, der *tatsächlich* aus dem BDSM-Bereich stammt und den ich später noch erläutern werde, ist der *Dominuskuss.*

Derweil geht es auf *Seite 244* zurück zum Abschnitt: *Methoden gegen sexuelle Funktionsstörungen der Frau.*

# 11. Kapitel: Verhütung

## 1.  Grundlegendes zur sexuellen Verhütung

Bei sexuell *gutem Benehmen* ist die Verhütung, wie Sie sich denken können werden, ein Kernthema, wobei durch die Verhütung mittels Kondom auch gleichzeitig das Risiko von Infektionen drastisch gesenkt wird.

Weder möchten Sie in Erinnerung bleiben, weil Sie Ihre Partnerin ungewollt vor die Entscheidung gestellt haben, Mutter zu werden oder die Pille danach einzunehmen, noch weil Sie eine Abtreibung durchführen lassen muss oder Sie sie mit Krankheiten infiziert haben – auch möchten Sie sich selbst beim ungeschützten Sex natürlich nicht anstecken.

Grundsätzlich würde ich Ihnen empfehlen, die Kontrolle zu behalten, und zwar aus zwei Gründen.

Erstens: Wenn Sie die Verantwortung für die Verhütung vertrauensvoll in die Hände Ihrer Partnerin legen, sind Sie zwar den Stress los, müssen aber für eventuelle Konsequenzen – auf die Sie dann keinerlei Einfluss mehr haben – rechtlich, moralisch und gesundheitlich trotzdem geradestehen, auch was Dritte betrifft. Diese Dritten sind ungewollte oder nur einseitig gewollte Kinder und weitere Personen aus ihrer beider Umfeld, die von der Thematik betroffen sind. Auch weitere Partner, die Sie unbewusst mit Krankheiten infizieren, wenn Sie ungeschützten Verkehr haben, zählen zu dieser Gruppe.

Es ist damit also eine Wahl, die Ihnen – meiner Meinung nach – moralisch überhaupt nicht zusteht.

Zweitens: Aus dem ungleichen Machtgefälle zwischen Mann und Frau beim Thema Verhütung kann ein moralisches Dilemma resultieren. Will sagen, einerseits können Sie alles, was die Frau an Verhütung betreibt, gar nicht kontrollieren, andererseits haben Sie bei der finalen Entscheidung, was mit eventuellem Nachwuchs zu geschehen hat, letztlich keinerlei Mitspracherecht.

Wenn Ihre Partnerin ungewollt schwanger wird und das Kind abtreibt, können Sie dagegen wenig tun – das kann einen Mann genauso belasten wie lebenslange Zahlungen von Alimenten.

Sie verstehen sicher meinen Punkt.

Je mehr Sie Ihrer Partnerin vertrauen, desto mehr können Sie – auf eigenes Risiko – von der Strategie der totalen Kontrollübernahme abweichen.

Das Problem an der Kontrollstrategie ist, dass es für Männer neben dem Kondom und der *Sterilisation des Mannes,* auch als Vasektomie bezeichnet, kaum funktionierende Alternativen zur Verhütung gibt. Die letztere Methode besitzt laut der *Deutschen Gesellschaft für Urologie e.V.* einen *Pearl Index* von 0,1. Das bedeutet, dass im Verlauf eines Jahres bei einem von 1000 Paaren mit Geschlechtsverkehr eine unerwünschte Schwangerschaft entsteht.

Damit gilt sie als sehr sicher.[9]

Die *Antibabypille* hat dazu im Vergleich (auch abhängig vom Präparat) etwa einen *Pearl Index* von 0,1 bis 0,9.[10] Als genauso sicher oder noch sicherer gelten nur Hormonimplantate.[11]

Letztlich ist abgesehen von Fehlerquoten bei sachgemäßer Benutzung jedes Verhütungsmittel nur so gut wie die Korrektheit seiner Anwendung.

In diesem Guide gezielt auf alle Verhütungsmethoden und ihre Probleme einzugehen, würde absolut den Rahmen sprengen.

Geeignet zur Beratung sind Anlaufstellen wie *pro familia*, die umfangreiches Informationsmaterial bereitstellen.[12]

Ihre Aufgabe als sexueller Gentleman und Tausendsassa ist es, sich zu informieren, damit Sie, wenn Ihre Freundin Ihnen in dem Moment, wo Sie schon mit erigiertem Glied über ihr liegen, sagt: *„Du, Schatz, hab gestern die Pille vergessen, aber ist doch trotzdem sicher, oder?"* nicht zu Ihrem Smartphone laufen müssen. Speziell bei sogenannten *Mini-Pillen* mit Levonorgestrel ist sogar die genaue Uhrzeit der Einnahme wichtig. Auch der Pearl Index von Mini-Pillen ist höher – also schlechter – nämlich bei 0,5, von daher müssen *auch Sie* sich mit diesen Dingen auseinandersetzen: Reisen mit Zeitverschiebung, verspätete Einnahme, Durchfall oder Erbrechen in den ersten drei

---

[9] *Urologenportal: Sterilisation des Mannes. Dr. Arne Tiermann, aktualisiert am 21. April 2020*

[10] *Medizintexte der TK: Wie wirkt die Antibabypille. Dr. Martina Hoffschulte, 22.Januar 2020*

[11] *pro familia Bundesverband: Pearl Index. Leitlinien der Deutschen Gesellschaft für Gynäkologie und Geburtshilfe, Juli 2004*

[12] *pro familia Bundesverband: Aktuelle Aspekte und Essentials einer rechtebasierten Verhütungsberatung. Dr. Claudia Caesar, 2019*

Stunden nach der Einnahme, Wechselwirkungen mit Medikamenten oder Naturprodukten wie Johanniskrautpräparate und so weiter.

Wenn Ihre Freundin oder Frau die Pille nimmt, studieren Sie bitte ebenfalls den Beipackzettel – werden Sie Experte.

Es ist zwar der Körper Ihrer Partnerin, aber ihrer beider Magie, also zahlen auch Sie mit den Preis, im Guten wie im Schlechten: Eben in einer der schlimmsten Konstellationen als Folgen einer Liebesnacht mit einer Abtreibung, die Sie beide betrifft.

Und auf *Seite 251* geht es dann auch zurück zum unerfreulichen Thema *Abtreibung*.

## 2.  Verhütung: Preis-Leistung

Sie kennen sicherlich den Spruch: *Jede Magie hat ihren Preis.* Bei allem, was Verhütungsmittel heute im Stande sind zu leisten, gibt es auch hier immer einen Preis zu zahlen.

Mitunter ist dieser Preis gesundheitlich, so hebt die Pille zum Beispiel das Thromboserisiko, wie eine 2019 im „*British Medical Journal*" veröffentlichte Studie von *Yana Vinogradova et al.* erneut zeigte.[13]

Die meisten Varianten der Antibabypille versetzen den Körper der Frau in einen Zustand, der aus hormoneller Sicht einer Schwangerschaft ähnelt und bei dem der Zyklus unterdrückt wird. Das hat Auswirkungen auf die Libido und das ganze Empfinden einer Frau. Unterschätzen Sie diese Auswirkungen nicht. Hormone sind verantwortlich für unsere Launen und Gefühle, sie wirken auf

---

[13] *BMJ: Use of hormone replacement therapy and risk of venous thromboembolism: nested case-control studies using the QResearch and CPRD databases. Yana Vinogradova and colleagues, 15. Januar 2019*

unsere Lust und sogar auf unser Aggressionspotenzial.

Manchen Frauen tut die Einnahme der Antibabypille regelrecht gut, manche spüren sie kaum, doch sie kann auch zu Depressionen führen oder dazu, dass Ihre Partnerin keinerlei Lust mehr auf Sex hat. Nehmen Sie diese Beschwerden sowie Gefühle ernst und helfen Sie nach einer Lösung zu suchen. Manchmal reicht es, das Präparat zu wechseln. Falls Ihre Partnerin unter der Einnahme der Pille leidet oder sie ihren Sexualtrieb verliert, muss ich Ihnen wohl nicht sagen, dass Sie das nicht ignorieren dürfen.

Sie sollten dann gemeinsam nach alternativen Verhütungsmethoden suchen.

Auch die Einnahme der *Pille danach* nach einem Verhütungsmissgeschick ist für eine Frau ein äußerst heftiger und gewalttätiger Eingriff in den Hormonhaushalt, den nicht jede Frau einfach so locker übersteht. Dabei zu sagen: *„Na dann nimm doch die Pille danach, ist doch kein Problem"*, ist etwa so, als wenn Ihre Partnerin Ihnen sagt: *„Na dann lass dich doch vasektomieren"* – nach der Maxime: *Ist ja nicht mein Problem.*

*Die Pille danach,* die bis zu 12 Stunden nach dem Verhütungsmissgeschick eingenommen werden kann, aber besser wirkt, je eher sie genommen wird, ist eine *Notfallverhütung.* Es gibt auch Präparate mit dem Wirkstoff *Levonorgestrel,* die bis 72 Stunden danach genommen werden können oder mit *Ulipristalacetatm,* welche sogar bis zu maximal 129 Stunden danach, also ganze fünf Tage später, einnehmbar sind.[14]

Heute gibt es *die Pille danach* rezeptfrei in der Apotheke. Allerdings bedeutet das nicht, dass es ist, wie eine

---

[14] *Familienplanung.de: Verhütung: Verhütungspannen: Pille danach. Aktualisiert: 30. Juli 2019*

Aspirin einzunehmen: Die Folge der *Pille danach* können Übelkeit, Erbrechen, über Wochen starke Stimmungsschwankungen, Depressionen, Wutanfälle, Hautprobleme, Schlafstörungen, Schweißausbrüche und viele Nebenwirkungen mehr sein. Es ist nichts, was man *mal eben so* unproblematisch von einer Frau verlangt, weil man nicht gemerkt hat, dass das Kondom gerissen ist oder „aus Versehen", entgegen der Absprachen, *in ihr* fertig geworden ist – *ich sag es ja nur.*

Gutes Benehmen gebietet also, dass Sie sich nicht nur am magischen Büffet bedienen, sondern sich auch an dessen Kosten beteiligen. Finanzielle und emotionale – oder dies zumindest anbieten. Da Ihre Freundin ohne Sie nicht schwanger werden kann, sollten Sie sich mit um diese Dinge kümmern. Es ist in einer festen Partnerschaft eben keine Selbstverständlichkeit, dass die Frau alle Kosten für die Verhütung trägt, genau wie es umgekehrt nicht einzusehen ist, dass der Mann diese Kosten ganz alleine übernimmt.

Es ist eine gemeinschaftliche Aktivität und je nachdem, wie die Finanzen aussehen, sollten die Kosten hierfür sinnvoll geteilt werden. So fände ich es auch legitim, Ihre Freundin zu bitten, sich an den monatlichen 45 € für latexfreie Kondome bei täglich einmaligem Sex mit ihr zu beteiligen – nur so als Beispielrechnung.

Sie verstehen meinen Punkt, seien Sie – bitte – *anders*, übertreffen Sie *ihre* und *meine* Erwartungen an Sie: Der letzte Gentleman im Bett. *Halleluja* ☺.

## 3.  Kondome

Ich habe gesagt, ich gehe nicht auf einzelne Verhütungsmethoden ein, möchte aber noch ein paar Worte zu den für Sie wichtigen Kondomen sagen.

Kondome, auch *Präservative, Pariser, Lümmeltüten, Gummis* oder, wie die Schweizer sagen, *Verhüterlis* genannt, gelten als weniger sicher als die Pille. Das Kondom hat zwar nur einen *Pearl Index* von 2 bis 12, doch Anwendungsfehler spielen hier eine große Rolle. Außerdem nimmt es eine zentrale Rolle beim Thema Verhütung aus der Sicht des Mannes ein – und damit auch in diesem Guide. Es ist das einzige Verhütungsmittel, das vor sexuell übertragbaren Krankheiten schützen kann – kann, nicht *muss*, wohlgemerkt. Und es gibt Ihnen, liebe Herren, die volle Kontrolle über die Verhütung.

In der Anwendung ist es einfach, allerdings kann es umständlich sein und reduziert die Spontanität. Auch fühlen sich viele Männer davon beengt oder ihre Empfindungen dadurch reduziert.

Im Rahmen eines sexuell wünschenswerten Benehmens ist das Kondom allerdings – vor allem bei häufigem Partnerwechsel nicht wegzudenken.

Um Pannen damit zu vermeiden, beachten Sie die Kompatibilität von Kondommaterial und Gleitmittel, die Lagerung, das Haltbarkeitsdatum und die richtige Anwendung.[15]

Häufige Unfälle entstehen durch Reißen nach Verletzungen durch Fingernägel oder Platzen aufgrund von zu viel Luft, weil das Reservoir an der Spitze vor dem Aufziehen nicht zusammengedrückt und damit die Luft verdrängt wurde. Auch sollte ein Kondom vorsichtig abgerollt und nicht nach unten gezerrt werden.

Heißes Wetter, die Lagerung im Auto bei Sonne oder in der Brieftasche stellen vor allem bei Latexkondomen ein Problem da, weil sie brüchig werden und das

---

[15] *durex: blogs: Sex entdecken: Ein reibungsloses Vergnügen, Deutschland. 2020*

Haltbarkeitsdatum nicht mehr gilt. Außerdem gibt es viele Menschen, die auf Latex allergisch reagieren. Gleitmittel auf Öl- oder Fettbasis – dazu gehören natürlich auch Butter, Vaseline oder Speiseöle, mit denen sich Verzweifelte gerne behelfen – dürfen nie mit Latexkondomen angewandt werden, weil Fett diese auflöst. Kondome können so nicht nur reißen, sondern sogar Teile davon in Ihrer Partnerin verbleiben – etwas, das Ihnen nicht geschehen sollte.

Latexfreie Kondome aus dem synthetischen Latex Polyisopren, einem Nitrilkautschuk, bilden eine Alternative, sind allerdings etwas teurer als Latexkondome. Eine preiswertere Möglichkeit stellen Kondome aus *AT-10* dar, deren Nachteil ist, dass sie sich künstlich anfühlen, knittrig und wenig elastisch sind – also vielleicht keine so gute Wahl, ich rate hier zum Ausprobieren.

Anfangs sind Kondome vielleicht ungewohnt, jedoch – und darüber habe ich mit vielen Männern gesprochen – kann man sich offenbar sehr gut daran gewöhnen. Es gibt wie gesagt überaus viele verschiedene Produkte – suchen Sie eine Weile, was zu Ihnen in Bezug auf Material und Größe passt, dabei sind latexfreie Kondome oft dünner, haltbarer und strapazierfähiger, auch unproblematischer, was die Verträglichkeit mit Gleitmitteln betrifft, allerdings meist auch etwas teurer.

Kondome mit Geschmack gefallen vielleicht manchen Frauen, es gibt ja auch essbare Gleitmittel. Ob damit der Blowjob Ihrer Freundin mehr Spaß macht, müssen Sie eben ausprobieren – ich persönlich finde Kondome mit Geschmack nicht sehr „schmackhaft", aber über Geschmack lässt sich bekanntlich nicht streiten.

Besonders sympathisch fand ich mal die Erzählung eines Freundes, der mir anvertraute, er onaniere gerne mit Präservativ, *um die Szenerie realistischer zu gestalten.*

Also: *Es geht*, probieren Sie es einfach.

Und sehen Sie es mal so: Das Kondom bringt Ihnen ein Stück Freiheit und Kontrolle zurück, es tröstet Sie über die Ungerechtigkeit, dass Sie bei der Schwangerschaftsthematik naturgemäß so wenig Einfluss haben.

Auf *Seite 172* gelangen Sie wieder voraus zum Thema *Sextoys.*

## Anekdote

Das schlimmste Erlebnis, das ich in Bezug auf Verhütungspannen hatte, war, dass ich beim Akt das Gefühl hatte, das Kondom sei gerissen und dies gegenüber meinem damaligen Freund thematisierte.

Und glauben Sie mir, dass wir Frauen in der Vagina nicht mit so vielen Nervenzellen ausgestattet sind, wie Sie an der Eichel: Es ist für eine Frau wesentlich schwerer, das zu spüren. Mein damaliger Freund „kontrollierte", sagte dann, es sei „alles in Ordnung" und machte weiter.

Nach dem Verkehr stellten wir fest, dass nur noch der zusammengerollte obere Ring des Kondoms an Ort und Stelle war. Lapidar erklärte er, *dazu gäbe es ja schließlich die Pille danach.*

Er war alles in allem ein sexuell überaus unhöflicher Mensch, den ich kurz darauf verließ.

Was soll Frau dazu sagen?

*Bitte machen Sie es besser!!* ☺

## 4. Natürliche Methoden

Doch zurück zur Einvernehmlichkeit und zu weiteren Möglichkeiten der Verhütung. Ich erwähnte die Zervix bereits als wichtiges Organ. Wenn die Frau ihre fruchtbaren Tage im jeweiligen Monatszyklus hat, verändert sich der Schleim, den die Zervix absondert: Er wird durchsichtig, „glibberig" und spinnbar. Nun kann er die Spermien des Mannes umhüllen und ihnen helfen im sauren Scheidemilieu zu überleben – das erklärt auch, warum die fruchtbaren Tage schon vor dem Eisprung beginnen.

Dieser besondere „fruchtbare" Schleim ist ein gutes Erkennungsmerkmal dafür, wann die Frau empfängnisbereit ist. Sie können hierzu mehr erfahren, indem Sie sich unter den Stichwörtern *Zervixschleim-* oder *Billings*-Methode oder unter *„natürliche Familienplanung"* einlesen.

Die *Billings-Methode* sollte nur kombiniert mit anderen Methoden wie der *Basaltemperaturmethode* zur Anwendung kommen, um das Risiko für eine Schwangerschaft zu senken.

Es gibt zur Unterstützung auch sogenannte hormonbasierte Verhütungscomputer, die allerdings wiederum Kosten verursachen. In den fruchtbaren Tagen muss bei diesen Methoden auf Sex verzichtet oder anders verhütet werden. Dazu gehören Planungswille und Disziplin.

Das Hauptproblem bei dieser Verhütungsmethode ist, dass Spermien eine unterschiedlich lange Lebensdauer und Resistenz haben. Da es Männer gibt, deren Sperma bis zu einer Woche intakt im Frauenkörper auf den Eisprung warten kann, erklärt sich von selbst, wie wenig sicher diese Methoden sind. Trotzdem können sie für Pärchen, die mit einem „Unfall" leben können, also einen latenten Kinderwunsch haben, auch wenn der Zeitpunkt nicht ideal ist, eine gute Alternative darstellen.

Entscheidend dabei ist, den Körper der Frau zu beobachten und zu verstehen, wie regelmäßig der Zyklus ist. Bei vielen Frauen ist er wie ein Uhrwerk.

Ein Irrglaube, auf den ich hier Ihnen zuliebe kurz eingehen möchte, ist, dass Frauen während der Periode nicht empfänglich sind. Bei den meisten Frauen stimmt diese

Regel zwar, kommen jedoch ein Zyklus mit einem frühen Eisprung, eine lange Periodendauer und sehr überlebensfähige Spermien zusammen, ist es möglich, gegen Ende der Periode ein Kind zu zeugen. Die Periode ist bei Frauen unterschiedlich lang und dauert meist drei bis sieben Tage. Zur Erinnerung: Rechnerisch beginnt der Zyklus mit dem ersten Tag der Regel und der Eisprung erfolgt meist an Tag 10 bis 15, bei manchen Frauen auch später – es gibt dazu keine feste Regel, auch bei einer Frau können in den verschiedenen Zyklen Schwankungen auftreten. Wenn Sie aber den Zyklus Ihrer Partnerin kennen und er regelmäßig ist – oft sind es 28 Tage – kann natürliche Verhütung gut funktionieren.

Ich habe viele Quellen gefunden, die berichten, dass die tägliche Einnahme von *Papayasamenpulver* Männer vorübergehend unfruchtbar macht. Offenbar ist diese Methode aus der Naturheilkunde bekannt, jedoch nicht ausreichend erforscht und daher nicht zu empfehlen.

Natürlich ist es schade, dass Männer so wenig Möglichkeiten haben, sich in die Verhütungsthematik aktiv einzubringen. Ein Weg für Sie, liebe Herren, ist es, den Zyklus Ihrer Partnerin zu kennen und zu verstehen, wann eine Schwangerschaft am wahrscheinlichsten ist.

Abschließend möchte ich noch etwas zur Methode des „*Koitus interruptus*" oder auch des „Rückziehers" oder „Aufpassens" sagen. Da schon vor dem Orgasmus der sogenannte „Lusttropfen" abgehen kann, der Samenzellen enthalten kann, gilt diese Methode nicht als Verhütungsmethode, da sie zu unsicher ist – abgesehen von der Disziplin, die sie erfordert. Natürlich ist – wenn Sie die Wahl haben, *in* der Partnerin zu kommen oder nicht – die Wahrscheinlichkeit einer Schwangerschaft kleiner, wenn Sie nicht die gesamte Samenmenge *in* ihr absetzen, wenn ich das mal so unromantisch formulieren darf.

117

## 5.  Stealthing

Wie versprochen, möchte ich Sie mit diesem Guide wappnen, denn die Rechtslage und die Positionen von Frau und Mann sind kontinuierlich in Bewegung. Ich sagte es schon beim Thema *sexuelle Belästigung*, was früher als witzig oder raubeiniger Charme galt – etwa einen Pornokalender im Büro aufzuhängen – führt heute sehr schnell zu Geld- oder sogar Gefängnisstrafen. So gibt es unlängst eine rechtliche Diskussion um ein Phänomen, das als „*Stealthing*" bezeichnet wird – *stealth* bedeutet im Englischen *List*. Dabei entfernt der Mann entgegen den Absprachen heimlich das Kondom beim Verkehr. Damit ist der Sex noch einvernehmlich, jedoch liegt ein Betrug oder eine Täuschung vor, was die Schutzmaßnahme betrifft.

In der Schweiz wurde dieses Verhalten 2017 erstinstanzlich als *Vergewaltigung* – die als besonders *schwerer sexueller Übergriff* gilt – und zweitinstanzlich als *Schändung* qualifiziert, die Beschuldigten letztlich jedoch freigesprochen, da für den Tatbestand der *Schändung* das Kriterium der *Widerstandsunfähigkeit beim Missbrauch* nicht gegeben gewesen sei.[16] In Deutschland reichte der gleiche Tatbestand 2017 zunächst immerhin für eine Verurteilung eines Mannes, der sich beim Verkehr entgegen des Willens der Frau bei einem Stellungswechsel heimlich das Kondom abgestreift und dann in die Vagina der Geschädigten ejakuliert hatte. Der Täter wurde in erster Instanz vom Landesgericht Berlin wegen eines *sexuellen Übergriffs* zu einer achtmonatigen Bewährungsstrafe verurteilt, außerdem sollte er knapp 3100 Euro an die Frau bezahlen. In einem Revisionsverfahren wurde das Urteil

---

[16] *Bezirksgericht Bülach: DG180057, noch nicht rechtskräftig. 13. Februar 2019*

nun bestätigt.[17] In einer Pressemitteilung zum Urteil hieß es: „…dass das sog. *Stealthing* jedenfalls dann den Tatbestand des *sexuellen Übergriffs* gemäß § 177 Abs. 1 StGB (Strafgesetzbuch) erfüllt, wenn der Täter das Opfer nicht nur *gegen dessen Willen* in *ungeschützter Form penetriert*, sondern im weiteren Verlauf dieses ungeschützten Geschlechtsverkehrs darüber hinaus *in den Körper des bzw. der Geschädigten ejakuliert*. Nur über diesen konkreten Fall hatte der Senat zu entscheiden. Damit ist also noch keine Entscheidung darüber gefallen, wie das sogenannte *Stealthing* zu beurteilen wäre, wenn es zu keiner Ejakulation kommt.“[18] Weiter merkte der zuständige Strafsenat des Kammergerichts Berlin an, dass „kein besonders *schwerer Fall* und damit im Schuldspruch *keine Vergewaltigung ausgesprochen werden konnte*, weil eine Schuldspruchänderung im Revisionsrechtszug in dieser Konstellation rechtlich nicht in Betracht kam. Im Einzelfall *könnte das sog. Stealthing also künftig auch als Vergewaltigung* gewertet werden.“ Das bedeutet, dass soweit geklärt zu sein scheint, dass zumindest bei Ejakulation nach deutschem Recht der Straftatbestand der *sexuellen Nötigung* oder *schweren sexuellen Nötigung* in Form einer *Vergewaltigung* gegeben ist. Mit diesem Exkurs, liebe Herren, wollte ich Sie für die heutige Rechtslage sensibilisieren und komme damit zu einem weiteren unerfreulichen Thema, nämlich dem der Geschlechtskrankheiten.

Für alle, die dieses Kapitel als Exkurs gelesen haben: Auf *Seite 251* geht es zurück zum unerfreulichen Thema *Abtreibung*.

---

[17] *Kammergericht Berlin: PM 51/2020. 27. Juli 2020*

[18] *Berlin.de: Gerichte in Berlin: Presse: Kammergericht in Berlin entscheidet erstmals obergerichtlich über die Strafbarkeit des sog.* Stealthings *(heimliches Abstreifen des Kondoms beim Geschlechtsverkehr), Pressemitteilung: PM 51/2020. 13. August 2020*

# 12. Kapitel:
# Geschlechtskrankheiten
# oder „STI"

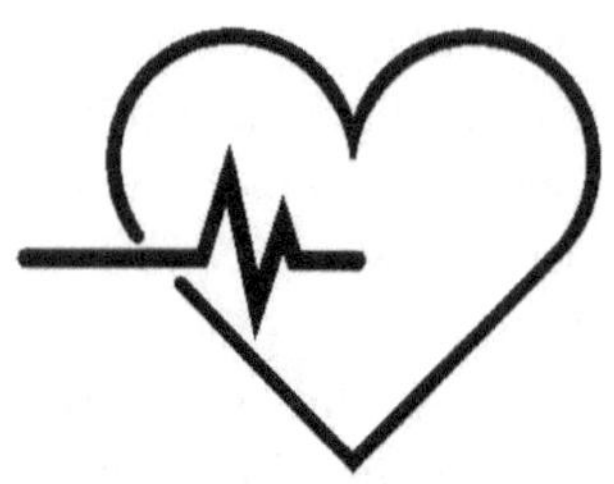

## 1.   Grundlegendes zu STI

Das Thema *Geschlechtskrankheiten* oder auch *sexuell übertragbare Infektionen (sexually transmitted diseases, kurz STI)* ist keinem angenehm, doch Gefahren in Vogel Strauß Manier zu ignorieren, mindert diese leider nicht.

Nun befinden wir uns in einem Zwiespalt: Einerseits gehört Sexualität zum Leben dazu und man sollte nicht in Angst davor leben, andererseits wird uns gesagt, dass wir uns am besten schützen, indem wir stets Kondome benutzen oder Sex ganz vermeiden.

Viele Krankheiten, die früher den Tod bedeuteten, sind heute heilbar oder zumindest beherrschbar, insofern kann man sich grundsätzlich ein wenig entspannen.

Die relevantesten STI sind heute *Gonorrhö* oder auch *Tripper, Syphilis, Chlamydien, Hepatitis B, Herpes, Krätze, HPV* und natürlich existiert auch immer noch die Gefahr einer *HIV*-Infektion, also eine Ansteckung mit der Immunschwächekrankheit *AIDS* oder auch *Humanes*

*Immundefizienz-Virus* genannt.

Die meisten dieser Krankheiten sind heute gut behandelbar, richten aber unbehandelt große Schäden wie Unfruchtbarkeit, Organbefall oder sogar Lähmung an.

Auch heute noch können manche dieser Krankheiten töten und sind teilweise langwierig und teuer oder sehr schmerzhaft in der Behandlung wie z. B. die Syphilis.

Die Schrauben, an denen wir drehen können, heißen *Monitoring*, *Eindämmung* und *Risikominimierung*.

Jeder sexuell aktive Mensch, ob männlich oder weiblich, hat hier seine Verantwortung.

Eine der verbreitetsten Krankheiten und einer der gefährlichsten heutzutage, neben HIV, ist die Infektion mit *Humanen Papilloma-Viren (HPV)*, die in verschiedenen Formen beziehungsweise *Gruppen* existieren. In ihren lästigen, jedoch gutartigen Varianten rufen sie Feigwarzen hervor, in bösartigen Variationen allerdings diverse Krebsarten wie Gebärmutterhals und Analkrebs.[19] Bezüglich der zuerst genannten Zervixkarzinome gehört der nach seinem Erfinder *George Papanicolaou* benannte sogenannte Pap-Abstrich am Gebärmutterhalskrebs bei Frauen zur Vorsorgeuntersuchung beim Gynäkologen. Bei verdächtigen Zellentwicklungen werden sofort diese sogenannten Dysplasien entfernt, sodass kein Krebs entstehen kann. Damit hat man die Krankheitsrate von Gebärmutterhalskrebs in den letzten Jahren nachhaltig gesenkt und genau das meine ich auch mit Monitoring.

## 2.  Monitoring STI

Leider geht aus Daten des *Robert-Koch-Instituts* hervor, dass in den zwanzig Jahren von 1999 bis heute zwar die

---

[19] *Deutsche Aidshilfe: Geschlechtskrankheiten.*

Zahl der Gebärmutterhalskrebserkrankungen signifikant gesunken ist, die Todesrate – die wesentlich geringer ausfällt als die Erkrankungsrate – aber im Verhältnis ähnlich hoch geblieben ist. Das zeigt Ihnen, wie wichtig die Vorsorge bei dieser gefährlichen Krebsart ist: Die Krankheit kann durch Vorsorge im Vorfeld oft verhindert werden, bricht sie allerdings aus, sind die Folgen unverändert fatal, was heißt, dass die Vorsorge besser funktioniert als die Behandlung.

In der Forschung ist heute der Zusammenhang von den Hochrisikoviren HPV 16 und 18 mit der Entstehung von Karzinomen unumstritten.[20] Als gesichert gilt auch, dass diese beim Sex übertragen werden – eine Thematik, die Sie als Mann unmittelbar betrifft. Durch ungeschützten Analverkehr sind ebenfalls durch HPV die Zahlen von Analkrebs seit 1999 international stark gestiegen, in Deutschland ungefähr um 50 %, wobei sich hierzulande 90 % der Analkarzinome auf Infektionen mit HPV zurückführen lassen – sie gelten damit als wichtigster Risikofaktor für Analkrebs.[21]

Infizieren Sie einen anderen Menschen, kann das rechtliche Konsequenzen haben. Die gesundheitliche Gefährdung durch das *billigende in Kauf* nehmen einer möglichen Ansteckung einer Person mit einer Geschlechtskrankheit, die dem Träger bekannt ist, kann als *versuchte Körperverletzung* gewertet werden. Ungeschützter Verkehr gilt dann juristisch nicht als *fahrlässig*, sondern man spricht rechtlich hier vom *Eventualvorsatz* oder der *eventualvorsätzlichen Verbreitung menschlicher Krankheiten*. Das heißt nichts anderes, als dass der Träger der Krankheit

---

[20] *Robert Koch-Institut: Zentrum für Krebsregisterdaten: Krebsarten: Gebärmutterhalskrebs (Zervixkarzinom). 12. Juni 2020*
[21] *Robert Koch-Institut: Zentrum für Krebsregisterdaten: Krebsarten: Analkrebs (Analkarzinom). 12. Juni 2020*

*bewusst* gehandelt hat und nicht „*aus Versehen*". Ein solches Wissen über die Verbreitungswege von Sexualkrankheiten wird heute bei Erwachsenen vorausgesetzt. Eine *erfolgte* Ansteckung einer anderen Person, trotz des Wissens um die Krankheit, wird daher – vor allem bei Krankheiten mit schwerwiegenden oder chronischen Folgen wie es bei HIV der Fall ist – in den meisten europäischen Ländern als *gefährliche* oder *schwere Körperverletzung* mit Geld- oder Freiheitsstrafen geahndet. Relevante Paragrafen im deutschen Strafrecht sind § 223 f., § 224 Absatz 1 Nr. 5 sowie § 226 Abs. 1 Nr. 3 StGB.

Für Sie als Gentleman ist es also Pflicht, durch regelmäßige Vorsorgeuntersuchungen zu überprüfen, ob Sie auch gesund sind. Die deutschen Herren haben diese Problematik einer *EMIS*-Studie nach, die allerdings ausschließlich das Sexualverhalten *homosexueller* Männer untersuchte, leider nicht so gut auf dem Schirm. Nur 28 % der 2011 befragten Männer gaben an, in den letzten 12 Monaten einen STI-Check gemacht zu haben. In den Niederlanden waren es zum Vergleich 53 % der Männer, in Großbritannien 44 % und in Frankreich 40 %.[22] Kontrolluntersuchungen sind deshalb so wichtig, weil viele Geschlechtskrankheiten phasenweise kaum oder keine Beschwerden bereiten, *jedoch auch übertragen werden können, ohne beim Überträger Symptome zu verursachen.*[23]

## 3. Eindämmung STI

Als Folge des Monitorings, also der regelmäßigen Kontrolle auf Abwesenheit von STI, mindestens ein Mal pro

---

[22] *The European MSM Internet Survey (EMIS): Community Report 2.eu. 2. November 2011*

[23] *Deutsche AIDS-Hilfe: med.info: HIV und sexuell übertragbare Infektionen. 2. Aktualisierte Auflage 2016*

Jahr – bei häufigem Partnerwechsel auch öfter – erreichen wir langfristig eine Eindämmung solcher Krankheiten.

Für Frauen gilt diese Empfehlung ganz genauso.

Das ist ein weiterer Grund, sich von den Damen, mit denen Sie Sex haben, wenigstens die Namen zu merken und ihre Telefonnummern zu notieren: Wenn Sie die Diagnose *Chlamydien* bekommen, müssen Sie Ihre letzten Geschlechtspartnerinnen – so bitter es ist – informieren. Oft kann der Arzt den Infektionszeitpunkt einschätzen.

Es ist ein absolutes Muss, nicht nur was Höflichkeit, Benimmregeln und Ihre rechtlichen Verpflichtungen betrifft, sondern auch aus dem Antrieb heraus, solche Krankheiten einzudämmen und damit beherrschbar zu machen. Für HIV und Syphilis existiert in Deutschland seit Einführung des Infektionsschutzgesetzes 2001 eine Labormeldepflicht. Es ist genau wie mit Kopfläusen: Peinlich, unangenehm – aber hey, Sie können nichts dafür und wenigstens sind Sie so anständig, den anderen Bescheid zu sagen. Es hat schon seinen Grund, dass es heute wieder so häufig Läuse gibt. Nicht jeder macht das so vorbildlich, wie Sie es tun werden! Obwohl bezüglich Kopfläusen sogar das Infektionsschutzgesetz (IfSG) in § 34 die Pflichten zur Mitwirkung beim Seuchenschutz regelt.

Warum das so wichtig ist?

Ich denke, vor COVID-19 hätte man das vielleicht ausführlicher erklären müssen: Es geht um Infektionsketten oder, speziell bei jungen Leuten mit häufigerem Partnerwechsel, um die Unterbrechung von Schneeballsystemen. Konkret sieht die Entwicklung am Beispiel der Syphilis wie folgt aus: Die Zahlen der Syphilisfälle bei Männern haben sich in Deutschland von 2001 bis 2017 fast vervierfacht, von 2000 gemeldeten Fällen im Jahr 2001 auf ca. 7500 Fälle 2017 mit steigender Tendenz. 2017 lag der Anteil der Männer mit 17,3 Fällen pro 100.000 Einwohner um das vierzehnfache höher als der Frauenanteil mit 1,2 Fällen. Geografische Hochburgen in Deutschland waren Berlin, Hamburg und Nordrhein-Westfalen.[24] Syphilis kann Organe und im Endstadium das zentrale Nervensystem befallen, wo es zu Lähmungen führen kann, während Chlamydien unbehandelt unter anderem zur Unfruchtbarkeit führen können.

Ich finde es übrigens absolut legitim, von einem Mann vor dem Verkehr einen Test auf STI einzufordern. Klar ist das bei einem One-Night-Stand etwas irrsinnig, aber in einer Beziehung, wenn man an dem Punkt steht, dass man für Sex bereit ist oder gerne Sex ohne Präservativ hätte, ist das ein verantwortungsvolles Verhalten. Man kann einen solchen Test gemeinsam absolvieren und dem Partner dies vorschlagen, vor allem wenn die Beziehung auf ein neues Level gehoben und Exklusivität vereinbart wird. Es geht ja nicht darum, dass Ihre Partnerin Ihnen unterstellt „rumzuhuren", sondern dass es einfach ein Risiko gibt, das nicht unbedingt etwas mit häufigem Partnerwechsel zu tun hat.

Die Chance einer Ansteckung steigt zwar mit der Höhe der Geschlechtspartnerzahl, doch man kann sich eben auch bei einmaligem Sex anstecken, wenn man Pech hat. Anders herum fände ich es natürlich ebenso legitim, wenn Sie von Ihrer Partnerin einen solchen Test einfordern würden. Natürlich sollte man hier bei der Kommunikation aufpassen und sensibel mit seinem eigenen Verantwortungsbewusstsein werben, anstatt den anderen der Verantwortungslosigkeit oder eines unzüchtigen Lebenswandels zu bezichtigen.

---

[24] *Robert Koch Institut: Epidemiologisches Bulletin Nr. 46: Syphilis in Deutschland im Jahr 2017: Anstieg von Syphilis-Infektionen bei Männern, die Sex mit Männern haben, setzt sich weiter fort. 15. November 2018*

### 4.  Risikofaktoren STI

Als erotischer Gentleman haben Sie natürlich ein Interesse daran, das Ansteckungsrisiko von STI zu senken.

Dazu gibt es verschiedene Ansatzpunkte wie die *Penisbeschaffenheit*, worauf ich auf *Seite 81* eingegangen bin.

Das meist genannte Mittel sind Kondome, die jedoch nicht vor allen Krankheiten gleich gut schützen, weil die Übertragungswege unterschiedlich sind.

Ich empfehle Ihnen sich etwas einzulesen.[25]

Die gute Nachricht ist, dass beim bloßen Küssen die meisten STI nicht übertragen werden, da im Speichel meist weniger Erreger zu finden sind als im Ejakulat oder Blut. Allerdings ist es ein Unterschied, Speichel im Mund auszutauschen oder etwa beim verletzungsintensiveren Analverkehr Speichel zu verwenden. Dort sollte lieber Gleitmittel statt Speichel benutzt werden, da sonst das Risiko für die Übertragung von STI wie Gonorrhö, auch als Tripper bekannt, steigt. [26]

Offene Wunden wie bei Herpes sind beim geminderten Ansteckungsrisiko per Mundkontakt ausgenommen: Infizierte oder nässende Schleimheute mit Bläschen oder Geschwüren sind bei Schleimhautkontakt hoch infektiös.

Oralverkehr wird zunehmend in Zusammenhang mit der steigenden Zahl von Kehlkopf- und Halstumoren gebracht, deren Fälle sich seit 2012 in Deutschland verdoppelt haben. [27] Die *Deutsche Gesellschaft für Hals-Nasen-*

---

[25] *Liebesleben.de: Für alle: STI Übertragungswege. Bundeszentrale für gesundheitliche Aufklärung 2020.*

[26] *BMJ Journals: Saliva use as a lubricant for anal sex is a risk factor for rectal gonorrhoea among men who have sex with men, a new public health message: a cross-sectional survey. Chow EPF et al., 19. Oktober 2019*

[27] *aerzteblatt.de: HNO-Ärzte fürchten Anstieg krebsauslösender HPV-Infektionen. 14. Mail 2012*

*Ohren-Heilkunde, Kopf- und Halschirurgie* führte schon 2012 mindestens 50 % der Oralkarzinome auf eine Infektion mit dem HPV-Virus zurück.[28] Dies bestätigte eine Studie aus 2019 an der *Asklepios Klinik St. Georg in Hamburg* unter Leitung von Chefarzt Jens Meyer. Dort waren sogar 79 % der in der Klinik untersuchten Patienten HPV-positiv und ihre Erkrankung wurde dem Virus zugeschrieben.[29]

Obwohl nicht gegen alle Typen von HPV geimpft werden kann, gibt es eine Impfung, die zuverlässig vor bestimmten Typen dieser Virusgruppe schützt – daher liegt für Europa auch eine HPV- Impfempfehlung vor, die jedoch nur vor der Erstinfektion einen großen Nutzen hat. Das empfohlene Impfalter ist daher 9 – 17 Jahre.[30]

Vorsorgeuntersuchungen und Gesundheitskontrollen können das Risiko schwerer Folgen einer Infektion mit HPV mindern.

Bei der Vermeidung von Infektionen spielt Treue natürlich auch eine Rolle – wenn Sie mit niemand anderem intim sind, können Sie logischerweise keine anderen Menschen oder sich selbst auf sexuellem Wege infizieren.

Die Verwendung von Kondomen hat als Nebeneffekt den Vorteil der gleichzeitigen Verhütung.

Grundlegend besteht die beste Möglichkeit zur Risikoreduktion in der kombinierten Senkung aller Risikofaktoren. Das heißt eine gleichzeitige Senkung der

---

[28] *hno.org: Patienten: Deutsche Gesellschaft für Hals-Nasen-Ohren Heilkunde, Kopf- und Hals-Chirurgie e.V., Bonn: Verändertes Sexualverhalten bei jungen Menschen könnte Kopf-Hals-Tumore verursachen. PM: 05222012 HPV Kopf-Hals-Tumore. 17. Mai 2012*

[29] *Presseportal.de: PM 65048/4386035: Asklepios Kliniken GmbH & Co. KGaA: Hamburger haben deutschlandweit am häufigsten Mund-Rachen-Krebs: Studie der Asklepios Klinik St. Georg: vier von fünf Betroffenen sind HPV-positiv. 26. September 2019*

[30] *Robert Koch Institut: Infektionsschutz: Impfen: Schutzimpfung gegen Humane Papillomviren (HPV). Aktualisiert: 6. August 2020*

Anzahl der Geschlechtspartner mit Vermeidung von Risikopraktiken wie Analverkehr und Verwendung von Präservativen. Auch die Hygiene ist wichtig, vor allem dürfen keine Darmbakterien auf Schleimhäute von Mund oder Vagina gelangen, wo diese Erkrankungen verursachen können. Das Teilen von Sextoys ist ebenfalls zu vermeiden. (Auf *Seite 77* gelangen Sie zurück zu *körperliche Voraussetzungen*, auf *Seite 78* zu *Penisgröße* oder auf *Seite 188* zu dem Abschnitt *STI und Analsex.*)

# 13. Kapitel:
# Sexuelle Erwartungen heute

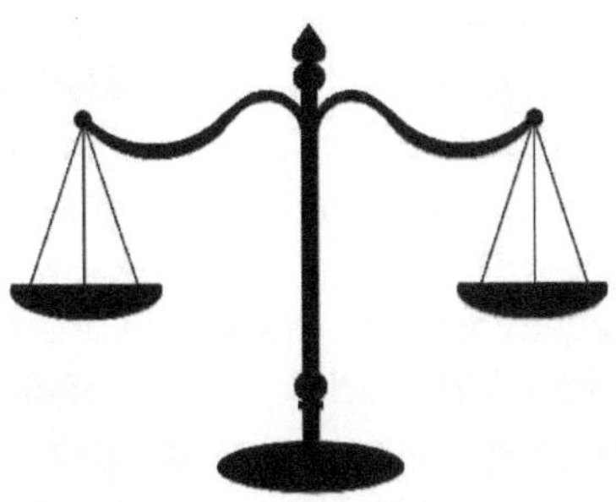

## 1. Einfluss der Pornoindustrie

Es ist kein Geheimnis mehr, dass die öffentlich zugängliche Pornografie im Internet das Sexualverständnis speziell junger Menschen negativ beeinflusst.[31] Obwohl der Zugriff darauf altersbeschränkt sein sollte, haben auch Jugendliche und leider oft auch schon Kinder freien Zugang dazu. Gemäß verschiedener, internationaler Quellen erwacht das Interesse für Pornos heute bei Jungen im Schnitt schon ab 10, bei Mädchen ab 11 Jahren. In Australien sehen 50 % der Kinder von 9 bis 16 Jahren regelmäßig Pornos, die ihr sexuelles Verhalten prägen.

Die verbreitetsten Praktiken heterosexueller Pornografie sind Analverkehr, Ejakulation ins Gesicht der Frau, Sex mit mehreren Partnern und tiefe Fellatio, sogenannte

---

[31] *The Journal of Sex Research: Vol. 53 (4-5): Annual Review of Sex Research: Media and Sexualization: State of Empirical Research, 1995-2015. L. Monique Ward, 15. März, 2016*

*deep throat* Blowjobs *(Seite 216)*. Weitere Praktiken sind ungeschützter Verkehr, Ignorieren der Gefahr von Krankheiten und Gewalt speziell gegen Frauen.[32]

Als Hauptfolgen des Pornokonsums werden folgende Punkte angeführt: Sexueller Schmerz wird als normal angesehen, Aggressionen gegen Frauen werden geschürt, eine negative, aggressive Haltung und ein schlechtes Verhalten gegenüber Frauen wird gebildet, auch eine Gefahr der Abhängigkeit vom Pornokonsum ist gegeben.[33]

Viele Jungen meinen, sie könnten aus Pornos *„etwas lernen"*, während die Mädchen sich ebenfalls daran orientieren und zu Erkenntnissen gelangen, wie, dass Schmerz beim Sex normal sei oder Frauen keine Orgasmen bekämen. Das Problem von Pornografie ist, dass sie – weil sie eben fiktiv ist und nicht die Realität abbildet – gefährliche unrealistische Vorstellungen produziert. In Pornofilmen können Männer stundenlang durchhalten, erdulden Frauen Demütigungen und Schmerzen und der Sex ist beendet, wenn der Mann der Frau irgendwohin ejakuliert, vorzugsweise ins Gesicht. Einvernehmlicher Sex sieht allerdings natürlich ganz anders aus.

Speziell für junge Männer wird die Gefahr gesehen, dass sie durch das Verinnerlichen falscher Sozialnormen, welche ihnen durch Pornografie suggeriert werden, selbst zu Tätern und sexuell übergriffig werden.[34]

Bei Ihnen mache ich mir da natürlich keine Sorgen,

---

[32] *Melbourne, Australian Institute of Family Studies: The effects of pornography on children and young people: An evidence scan. Armstrong, A. Quadara, A., El-Murr. A., & Latham, J., 2017*

[33] *ABA Groups:* Child Law Practice Today: How Pornography Harms Children: The Advocate's Role. Allison Baxter, 1. Mai 2014

[34] *Child Abuse Review: Vol. 18: The Harms of Pornography Exposure Among Children and Young People. Michael Flood, Seite 384-400, 2. November 2009*

doch Sie sollten auch im Umgang mit Ihrer Freundin im Kopf behalten, dass sie, falls sie zu den Millennials zählt, eben auch diesen Einflüssen unterliegt.

Also fordern Sie sie auf, ihrer beider *eigene* Sexualität zu suchen, zum Beispiel mit *slow Sex*.

## Anekdote

Viele Eltern haben die Wirkungen von Pornos auf Jugendliche nicht in angemessener Weise auf dem Schirm. So erzählte eine mir bekannte Mutter mit einer Tochter ihm Teenageralter, dass ihre Tochter wissen wollte, was mit ihrem Po nicht stimme, da es ihr unmöglich sei, ihre eigene Hand dort hinein zu bekommen. Ihre Mutter war völlig sprachlos.

Das Gute an der Situation: Wenigstens war das Vertrauen da, mal zu fragen!

## 2.  Slow Sex

Gerade die Pornoindustrie hat den sexuellen Leistungsdruck auf junge Menschen, die wenig Erfahrung haben, extrem erhöht. Junge Frauen glauben, Sex sei normalerweise brutal, schmerzhaft und hart und genau dann beendet, wenn Männer in ihren Po oder auf ihre verlaufene Schinke ejakulieren.

Männer denken, es sei normal, mit Dauerständer drei Stunden lang vier Frauen abwechselnd in alle Körperöffnungen zu penetrieren.

Tun Sie mir und vor allem sich selbst einen Gefallen: Vergessen Sie all das. Nehmen Sie Tempo aus der Sache.

Was, wenn es nicht darum ginge, „abzuspritzen", sondern wenn Sie sich vornähmen, mal gar nicht zu kommen? Einfach nur kuscheln, streicheln, ganz soft und langsam? Anstatt einer Erektion brauchen Sie hierbei Blickkontakt.

Setzen Sie sich mit Ihrer Partnerin bequem auf Ihr Bett, ganz nackt und schließen Sie die Augen. Atmen Sie und kommen Sie mal runter vom Alltagsstress, sodass Sie nichts ablenkt, auch keine Musik oder Handys. Hören Sie nur Ihrem Atem zu und Ihrem Herzschlag. Nun können sie sich beide selbst berühren, indem Sie sich gegenseitig ansehen, oder auch mit geschlossenen Augen.

Sie können abwechselnd mit Ihrer Partnerin dem jeweils anderen erzählen, was sie fühlen – oder jeder fühlt nur still für sich, ganz wie sie beide es möchten.

Dann beginnen Sie den Körper des Partners zu erkunden, sanft zu streicheln, aber nicht nur die Geschlechtsteile – einfach überall. Sie können sich dazu die Augen verbinden oder sich intensiv anschauen oder dem anderen sagen, wo Sie gern berührt werden möchten – sie beide machen die Regeln.

Dann beginnen Sie mit Ihren neu erlernten *Kusstechniken*, wie ab *Seite 99* bereits beschrieben.

Sie können Ihrer Partnerin die Wirkung der Berührung Ihrer Hoden erklären, sich sanft knabbernd über die Straße der Gänsehaut nach unten tasten oder sich mal mehr um die Brustwarzen Ihrer Liebsten kümmern – für viele Frauen eine hoch erogene Zone, nicht umsonst soll es sogar einen „Nippelorgasmus" geben.

Und Sie dringen erst in Ihre Partnerin ein, wenn diese Sie darum bittet und dann ganz sachte und langsam. Fall Sie keine verbundenen Augen haben, um sich intensiver zu spüren, schauen Sie sie ganz fest an – Sie werden sehen, dass das ein sehr schönes sexuellen Erlebnis wird, wenn Sie es beide schaffen, sich darauf einzulassen.

Kerzen und Intimmassageöl oder Gleitmittel sind natürlich auch hier erlaubt sowie erwünscht.

Ab *Seite 244* geht es zurück zum Abschnitt: *Methoden*

*gegen sexuelle Funktionsstörungen der Frau.*



*Ratgeber*                    *von Alicia Schwarz*

# 14. Kapitel:
# Weiblicher Orgasmus

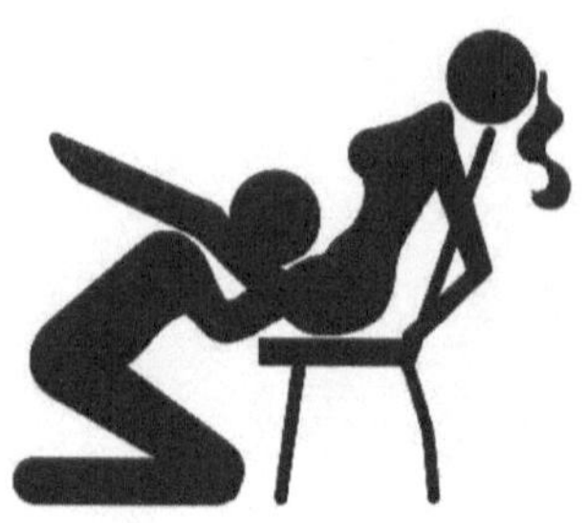

## 1.  Orgasmusarten

### 1.  *Klitoraler Orgasmus*

Obwohl ich mich bei bestimmten Themen zwangsweise dazu genötigt sehe, möchte ich mit diesem Guide im Grunde weder generellen Aufklärungsunterricht betreiben, noch Anatomie- oder Sachkundeunterricht erteilen – schließlich bin ich ja keine Biolehrerin und wir sind nicht auf der Grundschule ☺.

Wobei ich festgestellt habe, dass der Aufklärungsunterricht an den Schulen wohl nur sehr oberflächlich abläuft. Ich erinnere mich an das erstaunte Gesicht eines Kommilitonen, als er erfuhr, dass eine Frau mehr als einen Eierstock hat. Es scheint wohl so zu sein, dass viele Männer wenig über den weiblichen Körper wissen, daher muss ich einige Basisthemen aufnehmen, die Sie ja überspringen können. Ich denke auch, dass es umgekehrt mit Frauen bezüglich Männern genauso ist, also da möchte ich den Männern keine gesteigerte Ignoranz vorwerfen.

134

Doch wenn Sie ein Gentleman sein wollen, brauchen Sie Informationen, also beginnen wir mit der Aufklärungsstunde.

Falls Sie kein Mann sind, der regelmäßig Pornos schaut, herzlichen Glückwunsch. Pornofilme eignen sich generell wenig, unser Sexleben zu verbessern, da sie realistische Erwartungen verderben und falsche Gegebenheiten vorspiegeln.

Wenn man das zu oft in seinen Kopf lässt, richtet es meiner Meinung nach Schaden an, obwohl ich auch durchaus den Reiz daran nachvollziehen kann – nicht immer gefällt uns das, was uns gut tut.

Wenn Sie aber schon ein Mann sind, der gerne mal einen Porno anschaut, dann werden Sie vielleicht bemerkt haben (achten Sie mal drauf), dass Frauen sich dort oft – vor allem bei dem für sie teils offensichtlich unangenehmen Analverkehr – *selbst* die Klitoris stimulieren, auch wenn der Mann sehr gut herankäme, bei den gymnastischen Übungen, die man da so sieht.

Ich frage mich oft, warum tun das eigentlich *die Männer* nicht? Na gut – sind halt Pornos, da denken die Darsteller wohl nicht so sehr an das Vergnügen der Frauen. Das wäre eine Erklärung. Die andere ist, sie wissen nicht, wie es geht? Oder sie wissen gar nicht, dass Frauen es mögen?

Die *Klitoris* zu Deutsch *Kitzler* liegt oberhalb der kleinen Schamlippen und besitzt eine kleine Vorhaut sowie die darunterliegende Eichel, in expliziten Sexromanen auch gerne als *Perle* bezeichnet. Dieser rundliche Innenteil ist das Pendant zur männlichen Eichel. Der größte Teil der Klitoris, ihre Schwellkörper und die Klitorisschenkel sind von außen nicht sichtbar. In der embryonalen Phase, also bei der Entwicklung der Geschlechtsorgane im Mutterleib, entstehen Glied und Scheide aus den gleichen embryonalen Strukturen.

Je nachdem ob ein Penis beschnitten ist, kann die Eichel bei Männern sehr empfindlich sein, jedoch bei Stimulation große Lust entfachen. Bei Frauen ist das auch so. Daher empfiehlt es sich, nicht mit Zunge oder Fingern sofort stark zu drücken – es heißt ja auch *Kitzler* und nicht *Drücker*.

Das soll kein dummer Spruch sein, es ist einfach so, dass vielen Frauen eine Überstimulation sehr weh tut – vielleicht trauen sich deshalb die Männer nicht so sehr an diesen Punkt heran, der für den weiblichen Orgasmus so zentral ist – das ist doch schade!

Also vorsichtig beginnen, bitte, um Schmerzen zu vermeiden. Bei Frauen gibt es zwar mehrere Orgasmusarten, oft sind es jedoch Mischformen und die Klitoris ist fast immer beteiligt. Fest steht, dass bei den meisten Frauen Orgasmen durch klitorale Stimulation wesentlich einfacher ausgelöst werden können als lediglich durch Penetration. Auch das Streicheln oder leichte Massieren der inneren Schamlippen kann als sehr angenehm empfunden werden. Falls Sie nicht sicher sind, wie sehr Sie bei der Klitorisstimulation reiben oder drücken sollen, ist ein gehauchtes *„tu ich dir weh / ist das zu doll Schatz"* eine legitime und erwünschte Frage, denn jede Frau tickt da anders. Sicher ist, dass die Klitoris für den weiblichen Orgasmus neben allen Theorien um A-, G- und U-Punkte als Zentrum der Lust gelten kann, also erforschen Sie diesen Bereich und geben Sie nicht so schnell auf. Wenn Ihre Liebste wegzuckt, waren Sie vielleicht nur zu forsch.

(Zum Thema *Impotenz* geht es auf *Seite 240* zurück beziehungsweise wieder vor und auf *Seite 149* lesen Sie wieder weiter bei *Sex und Periode*.)

## 2. *Zervix-Orgasmus*

Falls Sie das Wort Zervix nicht kennen, ist es sehr gut für einen Vernichtungsschlag beim *Scrabble* geeignet, also merken Sie es sich unbedingt!

Für den Weiblichen Körper ist der Gebärmutterhals – die Zervix – aus verschiedenen Gründen ein besonders wichtiges Organ, welches die Verbindung der Gebärmutter zur Scheide herstellt. Es ist ein Kanal zwischen dem inneren Muttermund und dem äußeren, der an die Vagina angrenzt. Die Zervix schützt den Gebärmutterkörper vor aufsteigenden Keimen, weil sie außer bei der Geburt sehr eng ist. Wenn Sie mit einer Frau schlafen, fühlen Sie hier einen Widerstand, der Ihre Eichel stimuliert. Die Stimulation der Zervix durch das tiefe Eindringen in die Scheide, kann bei Frauen einen sehr intensiven Orgasmus auslösen.

Viele Frauen finden das tiefe Eindringen von Penis, Fingern oder geeigneten Gegenständen als sehr erfüllend, allerdings wird oft auch postuliert, dass die wenigsten Frauen durch reine Penetration zum Orgasmus kommen können.

Letztlich ist es meist eine gute Idee, die Klitoris einzubeziehen, etwa wie die meisten Männer es bei einem Blowjob schön finden, wenn ihre Partnerin oder ihr Partner auch die Hoden und den Penisschaft einbezieht.

Beim tiefen Eindringen in die Scheide ist es besonders wichtig, saubere Objekte und Körperteile zu verwenden. Speziell, wenn das Gewebe gedehnt wird, können Bakterien in kleine Risse eindringen und Entzündungen verursachen mit unterschiedlich starken Schmerzen – je nach Empfindlichkeit der Frau –oder Symptomen danach. Bringen Sie zu viele Bakterien in die Scheide, wird das saure Scheidenmilieu gestört. Das sorgt für die

Vermehrung von Vaginalkeimen, *wie Gardnerella-Bakterien*, die in Überzahl großen Schaden anrichten.

Das Infektions- und Verletzungsrisiko senken Sie, indem Sie Gleitmittel und Kondome verwenden, wobei ölbasierte Gleitmittel Latexkondome auflösen – hier also bitte auf Kompatibilität achten und eher zur Wasserbasis greifen oder Latex meiden. Als Gentlemen ist es gar keine schlechte Idee, für einen manuellen Zervix-Orgasmus einen Chirurgenhandschuh anzuziehen – kann man ja auf Wunsch gerne in ein Doktorspiel einbauen. Wenn Ihre Auserwählte das albern findet, gehört Sie vielleicht nicht zu den Frauen, die sehr empfindlich sind, doch Keime, Pilze und Bakterien lösen bei Frauen immer wieder Blasenentzündungen oder Vaginosen aus und als höflicher Liebhaber können Sie es Ihrer Liebsten ja einfach ersparen, bevor sie die Erfahrung machen muss. Gründliches Händewaschen davor und saubere, kurze Fingernägel sollten hier also das Minimum sein.

Wie Untersuchungen ergaben, nachzulesen etwa in der *Wissenschaft aktuell,*[35] können sich Kolibakterien, die zum Beispiel im Eifer des Gefechts aus dem Darm kommen können, in der Blasenwand einnisten. Werden diese durch aufsteigende Vaginalbakterien aktiviert, können nach jedem Sex Blasenentzündungen auftreten, sodass Ihre Freundin vielleicht irgendwann gar keinen Sex mehr haben möchte, weil sie chronische Schmerzen bekommt – und das wäre ärgerlich für sie beide. Wenn Sie also nicht in schlechter Erinnerung bleiben wollen, bedenken Sie bitte diesen Aspekt.

---

[35] *Wissenschaft Aktuell: Vaginalkeim verursacht wiederkehrende Harnwegsinfektionen. Joachim Czichos, 31.03.2017*

### 3. *Mischorgasmus*

Meist führt eine Vermischung von Stimulationen zum Orgasmus. Dabei spielt natürlich der Kopf eine Rolle, Gerüche, erogene Zonen, Gedanken, Worte – alles Mögliche. Es wird von einem Nippelorgasmus gesprochen, der durch das Stimulieren der Brustwarzen erreicht werden soll und von Orgasmen durch die Stimulation der oberen vaginalen Innenwand.

Letztlich ist es sehr individuell, was einer Frau gefällt – ich würde nur raten, immer die erwähnten Hygienemaßnahmen zu beachten und vorsichtig anzufangen, also etwa mit *einem* Finger, nicht mit dreien. Es ist stets legitim zu fragen, falls Sie nicht sicher sind, ob Ihre Partnerin vor Lust oder Schmerz stöhnt – schließlich wollen Sie ihr etwas Gutes tun und sie nicht quälen.

Wenn Sie sich mit dem Thema Sex und Schmerzen beschäftigen, wären Sie erstaunt, wie viele Frauen beim Sex unangenehme Schmerzen haben. Leider finden das auch viele Frauen normal, weil sie es nicht anders kennen. In jüngeren Studien wird vielfach vermutet, dass die Orientierung junger Menschen an hardcore Pornografie hierbei eine Rolle spielt, die viele junge Menschen benutzen, um sich auf den Sex „vorzubereiten". Es ist leider so, dass Frauen beim Sex oft wenig Spaß haben.

Das ist jedoch auch eine Frage der Erziehung.

Jeder Junge im Kindergartenalter weiß, was seine Hoden sind – eventuell anders bezeichnet, zumindest weiß jeder, was es heißt „Eier" zu haben – aber viele junge Mädchen kennen nicht das Wort Klitoris oder Kitzler, ihren Ort oder ihren Zweck. Dass es um Körperbewusstsein und Sex bei vielen Frauen so schlecht bestellt ist, liegt also natürlich nicht nur an den Männern, doch Sie, liebe Leser, können da den Unterschied machen.

Und die Industrie spielt Ihnen in die Hände: Hilfen sind hier Gleitmittel und Auflegevibratoren.

Sie selbst können *nichtpenetrative Stimulation* sowie Geduld beisteuern.

Übrigens können die meisten Frauen nach einem Orgasmus durchaus weiter Sex haben und es genießen, daher kann es hilfreich sein, die Frau erst klitoral oder mithilfe anderer erogener Zonen zum Orgasmus zu bringen und sie erst zu penetrieren, wenn sie nach ihrem Orgasmus ganz entspannt ist.

## 2.  Weibliche Ejakulation

Über das Thema *weibliche Ejakulation* berichtete gemäß verschiedener Quellen schon *Aristoteles* um 300 vor Christus – das Phänomen ist also nicht ganz neu. Heute scheint geklärt zu sein, dass das Sekret, welches manche Frauen beim Orgasmus stoßweise absondern aus der *Paraurethraldrüse* stammt, beziehungsweise der *Skene-Drüse* oder weichlichen Prostata. Es wird teils postuliert, dass Ejakulieren und das sogenannte *Squirting*, bei dem noch einmal größere Mengen an Flüssigkeit freiwerden, nicht das gleiche seien. Wie auch immer: Wenn Sie Ihren Job so richtig gut machen, könnte es passieren, dass Ihre Partnerin einen kleinen See hinterlässt. Das ist zunächst einmal etwas sehr Gutes: Sie ist gekommen! Es handelt sich nicht um Urin und Sie fragen dann als belesener Gentleman auch bitte nicht: *„Sag mal, hast du mich gerade angepinkelt?"*

Nun bringt dieses Phänomen mehrere Nebenkriegsschauplätze mit sich. Es könnte der Dame selbst hochnotpeinlich sein – in diesem Fall sollten Sie sie cool trösten, bestenfalls sogar loben und nicht jammern, dass Sie nun die Matratze wegwerfen müssen und nach ihrer Haftpflichtversicherung fragen. Es könnte sonst geschehen, dass Ihre Partnerin sich nie mehr traut einen Orgasmus zu haben.

Zum Vergleich: Wenn Sie beispielsweise beim Handjob ejakulieren, würden Sie sich ja auch schlecht fühlen, wenn Ihre Auserwählte Sie anbrüllen würde, dass es ekelhaft für sie sei, Ihr Sperma auf ihrer Hand zu haben und damit ins Bad rennen würde, als sei es Salzsäure.

Für solche Fälle bestellt sich der vorbereitete erotische Gentleman im Vorfeld einen wasserdichten Matratzenschoner sowie ein paar XXL-Handtücher und schafft sich eine Waschmaschine an. Matratzenschoner sind ohnehin eine sinnvolle Sache. Wenn dann das passiert, was für manche Männer das heiß ersehnte Non-Plus-Ultra und für viele Frauen ein eher lästiges Malheur ist, dann lächeln Sie einfach ganz cool und sagen: *„Du kannst das jeden Tag machen Baby"* – so in der Art, Sie wissen schon wie ich das meine.

Wenn es für Sie gar zu unerträglich ist, schlafen Sie eben bei Ihrer Freundin zu Hause mit ihr oder tun Sie es unter der Dusche – obwohl ihr das wahrscheinlich irgendwann negativ auffallen wird. Die Wahrheit ist: Wenn Sie die Sexualsekrete Ihrer Freundin ekelhaft finden, sollten Sie sich entweder eine Freundin suchen, die keinen Orgasmus bekommt, und sich mit einem mittelmäßigen Sexleben abfinden, oder aber – das wäre meine Empfehlung – Ihre Einstellung ändern.

Wenn Sex *clean* oder *steril* sein soll, wird er selten Spaß machen; wo gehobelt wird, fallen Späne – da fegt man eben hinterher, anstatt das Hobeln einzustellen, doch das ist nur meine persönliche Meinung.

Denken Sie jedoch daran, dass man für einen Orgasmus ausgesprochen entspannt und enthemmt sein muss – wenn Sie Ihrer Partnerin ein Mal gesagt haben, wie ekelhaft oder lästig Sie ihre Ejakulation finden, wird es mit dem erfüllten Sexleben für die Dame schwierig werden, wahrscheinlich sogar, nachdem die Ärmste Sie längst frustriert in den Wind geschossen hat.

Und glauben Sie mir: So etwas ist *absolut* ein Grund, einem Mann den Laufpass zu geben.

(Auf *Seite 149* geht es wieder vor zu *Sex und Periode*.)

## Anekdote

Ich hatte mal einen Freund in New York, mit dem es sexuell sehr gut lief – schon beim ersten Mal mit ihm hatte ich einen „richtigen" Orgasmus, der sein Bett etwas nass zurückließ.

Er verbrachte dann die nächste halbe Stunde damit, die Bettwäsche zu wechseln, die Laken, Decken und die Matratzenoberseite abzuziehen – er war da wirklich gründlich – sodass er am Ende vier große Tüten für die Wäscherei bereit machte, inklusive einer Federdecke, und mir erzählte, wie hoch die Reinigungskosten werden würden, woraufhin ich ihm das Geld dafür geben wollte, was er aber nicht annahm.

Er war dabei gar nicht vorwurfsvoll, sogar liebevoll auf eine Art, sagte auch, es sei *nicht so schlimm*. Trotzdem war es mir so unangenehm, dass ich danach mit diesem Mann nie mehr einen Orgasmus hatte. Auch nachdem ich ihn – hauptsächlich wegen des schlechten Sexes mit ihm – verlassen hatte (er hatte mir sogar einen Heiratsantrag gemacht!), brauchte ich sehr lange, um wieder einen Orgasmus bekommen zu können – ich war komplett inhibiert.

Die vielleicht traurigste Sache an dieser Geschichte: Ich habe ihn verlassen, ohne je ein Sterbenswörtchen über diese Problematik zu sagen – ich habe mich einfach zu sehr geschämt, überhaupt darüber zu sprechen.

### 3.   *Gleitmittel*

Gleitmittel ist etwas, das ich Ihnen absolut empfehle – beim Sex quasi zu jeder Zeit. Klar ist es so, dass Ihre

Partnerin vor Erregung „feucht" wird, wenn Sie alles richtig machen – doch was, wenn nicht? Und das hat vielleicht nicht einmal etwas *mit Ihnen* zu tun. Zyklus, Stress, Wechseljahre, Hormonhaushalt – es gibt tausend Gründe dafür. Der Punkt ist, wenn Sie ohnehin Gleitgel verwenden, wird Ihre Partnerin sich nie fragen müssen, ob sie „bereit genug" ist und sich Stress sowie Kopfkino ersparen in dem Sinne: „Früher hat er mich mehr erregt, heißt das etwa, ich liebe ihn jetzt *weniger* oder habe ich etwa *sexuelle Probleme*?"

Trocknender Sex hingegen kann für eine Frau recht unangenehm, auch schmerzhaft sein. Manchmal ist dabei der Kopf auch schneller oder tickt anders als der Körper, also muss es nicht einmal bedeuten, dass sie keine Lust hat. Dabei verhilft Ihnen Gleitmittel zu einer Art Aufwärtsspirale: Sie gleiten besser, tiefer, es gefällt ihr mehr, sie wird feuchter usw.

Es gibt auch medizinische Gleitmittel, die antibakteriell wirken oder einen der weiblichen Scheide entsprechenden, sauren pH-Wert haben, was das sexuelle Vergnügen für Ihre Partnerin langfristig erhöhen dürfte, weil so die Wahrscheinlichkeit für Entzündungen reduziert wird.

Und falls Ihre Angebetete beleidigt die Nase rümpft und Sie fragt, ob das denn heißen solle, Sie hielten sie für nicht erregt genug, quasi für sexunfähig, können Sie sagen, Sie hätten es nur gut gemeint, weil Sie gelesen hätten, Gleitgel verringere die Gefahr von Mikrorissen im Gewebe bei der Penetration – dieser Gedanke sei aus purer Zuneigung geboren, Sie hätten sie nur schützen wollen.

Spätestens dann wird sie denken: „*Wow, was für ein cooler Typ!!*"

Wenn Ihre Partnerin dann trotzdem kein Gleitmittel verwenden möchte, ist das natürlich auch okay.

Aber es ist ein wenig wie mit einem Automatikgetriebe – alle ans Schalten gewöhnten Autofahrer wettern dagegen, es sei kein richtiges Autofahren, nur im Schalten läge der wahre Fahrspaß begründet. Bis man dann mal eine Weile Automatik gefahren ist...

Als Hinweis für meine verehrten Quer-, Nach-, Selektiv- und Querfeldeinleser und -leserinnen:

Auf *Seite 149* gelangen Sie zum Thema *Sex und Periode*, ab *Seite 172* lesen Sie wieder weiter bei *Sextoys* und

auf *Seite 240* gelangen Sie zurück beziehungsweise vor zum Thema *Impotenz*, während es auf *Seite 244* zurück oder vor zum Abschnitt: *Methoden gegen sexuelle Funktionsstörungen der Frau* geht.

# 15. Kapitel:
# Besonderheiten beim Sex mit Frauen

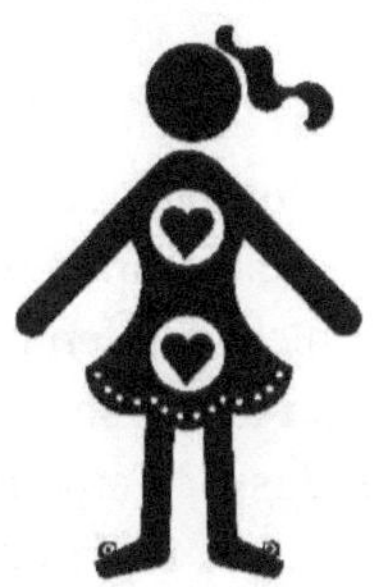

## 1.  Grundlegendes zum Sex mit Frauen

Wenn Männer untereinander Sex haben, denke ich schon, dass es ihnen leichter fällt, sich in den Partner hineinzuversetzen. Um den Sex mit einer Frau zu verstehen, braucht ein Mann schon einiges an Wissen oder Erfahrung, wobei der Haken an der Sache ist, dass jede Frau anders ist, es gibt da wenig Regeln.

Auch die weitverbreitete Annahme, dass Männer ihre Emotionen „im Schritt" haben und Frauen „im Herzen", dass sie also Sex und Liebe nicht trennen können, trifft nicht auf alle Frauen zu. Ich habe mal gelesen, dass Frauen während des Eisprungs Sex mit besonders dominanten, aggressiven Männern suchen und sonst eher freundliche, ruhige Typen wollen. Vor den DNA-Tests konnte *Mann* sich ja ohnehin nicht sicher sein, wer der Vater war und die Hormone auf der genetischen Suche nach aggressivem Erbgut für größere Überlebenschancen der Nachkommen scheint noch manche Frau unbewusst

145

anzutreiben – natürlich nicht, wenn sie sehr kopfgesteuert ist, wie gesagt: Es gibt dafür keine Gesetzmäßigkeiten.

Das gleiche gilt für Libido, Zyklus und Menstruation. Manche Frauen haben sehr starke Menstruationsbeschwerden, andere kaum welche, manche reagieren extrem auf die hormonellen Unterschiede der einzelnen Zyklusphasen, andere wenig.

Auch im Laufe des Lebens oder von Zyklus zu Zyklus kann es da große Unterschiede geben.

Meine Menstruationsschmerzen zum Beispiel (ich glaube ja persönlich nicht an den Mythos der Überinformation, also…) sind an den ersten zwei Tagen vergleichbar mit dem Gefühl, dass ich eine Faust im Körper habe, welche meine Eingeweide nach unten zerrt (zumindest würde ich mir das so vorstellen – eine Expertin für *Fisting* bin ich nicht), optional noch mit Rücken- und generischen Bauchschmerzen dazu – es ist sehr unangenehm, aber man gewöhnt sich daran. Ich habe Ihnen das nur so genau dargelegt, um Ihnen einen Eindruck zu vermitteln, wie es sich anfühlt. Wenn ein Mann da überaus wissend und verständig reagiert, kann das genauso irritieren, als wenn er sagt, wir sollen uns *„nicht so anstellen"*, weil uns Frauen natürlich in beiden Fällen klar ist, dass Sie keine Ahnung haben *können*, wie sich das anfühlt.

Es ist aus den erwähnten Gründen auch keine gute Idee, von Ihrer Ex-Freundin auf die jetzige zu schließen und das vielleicht noch zu kommunizieren in dem Sinne: *„Meine Ex hatte super gerne Sex während ihrer Periode, stimmt also gar nicht, was du da sagst, dass Sex bei der Periode unangenehm ist."* Bitte schütteln Sie jetzt nicht den Kopf – ich halte Sie keinesfalls für einen Ignoranten, außerdem haben Sie dieses Buch bis hierher gelesen – aber Sie haben keine Vorstellung, was ich im Laufe meines Lebens von Männern bereits gehört und was für grauenhafte

Geschichten mir meine Freundinnen erzählt haben!

Noch mal: Ich sage nicht, dass die Jungs hier die Bösen sind – Mädels benehmen sich bestimmt vielfach genauso grauenvoll – oder noch grauenvoller – das ist wohl einfach menschlich, hat allerdings offenbar in vielen Bereichen etwas mit Empathiemangel und fehlender Erfahrung oder alternativ mit Wissenslücken zu tun.

Ansonsten bleibt zu sagen, dass die Hormone verantwortlich sind für Gefühle, Lust, Stimmung und Wohlbefinden und Frauen dies bezüglich einem Zyklus unterliegen. So werden uns *Sextoys (Seite 172)* vielleicht den einen Tag begeistern und an einem anderen Tag abstoßen. Auch wenn Sie sich nicht vorstellen können, wie genauso sich das anfühlt – behalten Sie es bitte im Hinterkopf ☺.

## 2.  Wie Frauen im Bett ticken

Sie kennen es aus dem Tierreich von Hunden: Die Rüden sind biologisch immer sexuell bereit, die Hundedamen beißen den Rüden weg, bis es auch bei ihnen selbst soweit ist – und das nur zweimal im Jahr.

Wie schon erwähnt, ist es bei uns Frauen nicht einheitlich, wie, wie viel und wann wir Lust haben: Es variiert von Zyklus zu Zyklus, natürlich von Frau zu Frau, ist altersabhängig, aber hängt auch wie bei Männern von Faktoren wie Stress, Müdigkeit, dem allgemeinen Wohlbefinden, dem Partnerinteresse, der Tageszeit und vielen anderen Faktoren ab.

Doch ganz generell ist es schon so, dass auch bei uns Frauen die Tage um den Eisprung herum diejenigen sind, wo wir am meisten Lust auf Sex haben. Gleichzeitig bedeutet das logischerweise auch, dass wir in diesen Tagen schwanger werden können. Die sich hartnäckig haltende Behauptung, Frauen hätten weniger Lust auf Sex als

Männer, halte ich für falsch, doch es gibt gewisse Unterschiede. Frauen sind unbeständiger: Gerade bevor sie *ernsthaft* zum Sex bereit sind, ist es leichter, den Erregungsprozess zu stören, sie *zu unterbrechen*.

Dahinter könnte meine schon vorgestellte evolutionäre Theorie stehen, dass Männer ursprünglich hauptsächlich ihren Samen verteilen wollten – quasi *egal an wen*. Mit steigender Zahl an Geschlechtsakten stieg die Wahrscheinlichkeit, dass Nachkommen überlebten – auch ohne das Zutun des Mannes, wenn der schon weitergezogen war, etwa wie bei den sieben Kindern, die *Dschingis Khan* in einer Nacht gezeugt haben soll.

Für die Kinder hieß das dann zwar, dass sie ähnlich Schildkrötenbabys, die nach dem Schlüpfen panisch zum Wasser rennen und meist nicht dort ankommen, intensiver um ihr Überleben kämpfen mussten, doch dafür hatte der Mann sexuellen Spaß und weniger Stress mit der Familie. Frauen hingegen suchten und brauchten einen zuverlässigen Versorger, da sie in freier Wildbahn während der Schwangerschaft etwas eingeschränkt waren. Ungefähr gemäß des Grundsatzes: Bevor der Penis nicht seinen Platz in ihr gefunden hat, hat sie noch Zeit, die Angelegenheit zu überdenken und ihre Meinung zu revidieren.

Die zweite Sache, die den Sex mit Frauen schwierig machen kann, ist die *hormonell verursachte* Volatilität.

Vielleicht haben Sie mal gelesen, dass in Experimenten mit Ratten die Aggressivität zunimmt, wenn man den Nagern Testosteron verabreicht. Nun gibt es auch Frauen mit mehr oder weniger Testosteron, es gibt zwar eine „Norm", doch wir sind da nicht alle gleich. Die Frauen, die besonders viel Testosteron haben, merken den Anstieg der Östrogene in der zweiten Zyklushälfte ganz extrem. Es gibt Untersuchungen, die belegen, dass sogar die räumliche Vorstellungskraft mit Testosterongaben verbessert wird, so wie Östrogen dafür sorgt, dass Frauen besser hören und Gedächtnisinhalte wie auch Geräusche oder Sprache besser speichern können. Das kann so weit gehen, dass Frauen in der zweiten Zyklushälfte zu fast völlig anderen Personen werden. Ich hatte mal eine Freundin, die sehr rasant Auto fuhr und ein unglaubliches Raumgefühl besaß, kurz vor ihrer Periode hingegen fuhr die Gute öfter mal ein paar Autospiegel ab, weil sie die Zwischenräume falsch einschätzte.

Die Geschlechtshormone beeinflussen zudem auch viele andere Dinge wie die Empfindlichkeit der Brustwarzen, sexuelle Lust generell, sogar welche Gerüche Frauen angenehm finden und wie sie selbst riechen – *vor allem*, wie sie sich *fühlen*. Wenn Sie eine feste Partnerin haben, lohnt es sich, auf diese Veränderungen zu achten.

Sagen Sie dann aber bitte nicht zu ihr: *„Is klar, kriegst deine Tage, deshalb bist du so zickig."*

Abgesehen davon, dass solche Kommentare nicht nett sind, ist es für die meisten Menschen schwer, sich selbst einzugestehen, wie hormongesteuert wir sind.

So können einen Antibabypillen beispielsweise davon überzeugen, total depressiv zu sein und tief greifende psychologische Probleme zu haben, bis man sie absetzt und plötzlich denkt: *„Komisch, was hatte ich denn da nur – ist doch alles wie immer... hm. War sicher nur 'ne Phase..."* Es ist ganz verrückt, wirklich.

## 3.  Sex und Periode

Wie schon erwähnt, gibt es durchaus Frauen, die trotz Periode Lust auf Sex haben, was allerdings auch zu ziemlichen Blutschlachten führen kann, nicht für jeden Mann ist das angenehm. Meist ist es so, dass die ersten zwei bis drei Tage die Blutung am stärksten ist. Ein zweites

Problem beim Sex mit Periode ist, dass Frauen in dieser Zeit anfälliger für Krankheiten wie Herpes oder andere sexuell übertragbaren Krankheiten sind. Einerseits ist der Muttermund offen und Keime können somit vom Mann kommend schneller aufsteigen, andererseits sind im Blut der Frau mehr Krankheitserreger vorhanden, als im Scheidensekret oder im Speichel, was die Ansteckungsgefahr für den Mann erhöht.

Daher ist es durchaus ratsam, während der Periode ein Kondom zu verwenden, wenn Sie sich nicht sicher sind, dass Sie und die Partnerin gesund sind.

Hier noch ein *Funfact* für Sie: Ich las mal in einem Sexratgeber die Empfehlung, sich ins Badezimmer der Herzdame zu schleichen und anhand der Tampongröße ihre Vaginagröße abzulesen – in dem Sinne: *„Ha! Sie benutzt Super Plus Tampons, da hab ich mit meinem riesigen Penis ja exzellente Chancen bei ihr, wo meine Ex sich immer beklagte, er sei ihr zu groß!"*

Wenn Sie sich mal einen Tampon angesehen haben, wissen Sie, dass diese Dinger auch in der größten Größe nicht gerade riesig sind – sie sagen eher etwas über die Stärke der Regelblutung aus. So gibt es viele Frauen, die für die schwachen letzten Tage der Periode kleine Größen verwenden und anfangs große.

Also Pustekuchen mit dem Tampon als Indikator für die Scheidengrößen – aber machen Sie sich darum keine Sorgen. Ich habe es ja schon im Abschnitt *Penisgröße (Seite 78)* geschrieben: Alles kein Problem, Hauptsache, Sie sind nett und berücksichtigen die Informationen aus dem Kapitel *weiblicher Orgasmus (Seite 134)*. Und je größer Ihr Penis ist, desto wichtiger ist die Verwendung von *Gleitmittel (Seite 142)*

Noch zum Abschluss ein Tipp zum Thema Periode: Ein ungezwungener Umgang mit weiblichen Themen seitens eines Mannes kann Frauen durchaus beeindrucken. Der sportliche Griff zwischen die Beine und das Entfernen eines Tampons kann von manch einer Frau vielleicht als wagemutig wahrgenommen werden – ich würde Ihnen allerdings eher davon abraten. Ansonsten gehören benutzte Tampons genau wie benutzte Kondome weder im Eifer des Gefechtes unter den Schrank geworfen, noch in die Toilette, weil sie zu argen Verstopfungen führen können.

Sie meinen, das sind *zu viele Informationen?* Ich erwähnte ja bereits, dass ich nicht an die Theorie der Überinformation glaube, aber halten Sie die Ohren streif, die wichtigsten Themen wie Orgasmus und Geschlechtskrankheiten haben wir ja schon fast alle besprochen.

Und zu dem Thema, wie Übernachtungsgäste Tampons entsorgen, hätte ich auch noch eine Geschichte zu erzählen – aber lassen wir das lieber: Es sind Dinge, die ein Gentleman wie Sie nie tun würde.

(Auf *Seite* 77 gelangen Sie zurück zum Abschnitt *körperliche Voraussetzungen*.)

## 4.  Stellungen – was Frau mag

Ich erwähnte, dass ich Sie nicht zu einem Superliebhaber machen möchte, sondern zu einem Gentleman im Bett.

Sozusagen eine Basis für Sie: das sexuelle Verhaltensgrundstudium im Bett als *Bachelor* bekommen Sie bei mir, den *Master* machen Sie dann woanders…

Was die Stellungen beim Sex betrifft, ist es sehr individuell, was Frauen bevorzugen. Oft wird postuliert, dass die sogenannte *Reiterstellung*, bei der die Frau auf dem liegenden oder sitzenden Mann sitzt, oder auch die *Hündchenstellung*, auch *Doggy Style* genannt, bei der der Mann hinter der Frau auf allen vieren kniet, die Stellungen sind, bei denen die Frau am besten ausweichen und damit die Penetrationstiefe selbst bestimmen kann. Da sich bei der *Doggy Style* Stellung der Mann hinter der Frau anatomisch gesehen eher nach oben bewegt, werden sehr intensiv die inneren Lustzentren wie die weibliche Prostata oder der mythenumwobene G-Punkt stimuliert, was auch ein eher unangenehmes Drücken verursachen kann.

Mehrere Online Magazine – speziell solche für Männer – warnen ihre männlichen Leser vor der *Doggy Style* Stellung, da Frauen sie angeblich hassen würden.

Die Gründe: Mangelnde Nähe zum Partner, der fehlende Blickkontakt, die passive, quasi ausgelieferte Rolle der Frau, die Unmöglichkeit für die Frau, ihre Hände zu benutzen, ein erhöhtes Schmerzniveau bei dieser Stellung, die Frauen prinzipiell als degradierend empfänden.

Google lieferte im August 2020 für die Suche „Frauen lieben *Doggy Sytle*" 2.820.000 Treffer versus 1.070.000 Ergebnisse bei der Suche „Frauen hassen *Doggy Style*".

Es ist vielleicht eine Stellung, die devotere Frauen spannender finden als dominante, jedoch war diese Stellung immer schon eine meiner liebsten: Dass alle Frauen sie hassen, kann also nicht stimmen – das sagt selbst Google. Ich versichere Ihnen: Dazu gibt es keine Regel – fragen sie zur Not in einem ruhigen Moment mal nach.

Als Hinweis kann gelten, dass für viele Frauen ausgesprochen krampfige Positionen wie Sex im Stehen oder Oralsex in der 69 nicht immer sehr erfüllend sind. Ich würde außerdem sagen, dass das Mindset der Frau eine Rolle spielt. Erregt es eine Frau, von Ihnen in Besitz genommen und festgehalten zu werden, wird sie vielleicht nicht so viel Spaß daran haben, Sie „zu reiten" – hier wäre es für Ihr eigenes Vergnügen dann wichtig, eine Frau zu finden, die komplementär zu Ihren Vorlieben passt.

Das tiefe Eindringen des Penis in die Scheide, indem

zum Beispiel der Mann oben liegt wie bei der klassischen *Missionarsstellung* oder er die Beine der Frau hochhält, kann als sehr lustvoll erlebt werden, aber auch ziemlich weh tun – je nach Penisgröße, Erregtheit und Erfahrung.

Auch die umgedrehte Reiterin kann als sehr stimulierend empfunden werden, weil der Penis dabei an die Stelle drückt, wo gemeinhin die erogensten Punkte der Vagina verortet werden. Es ist allerdings auch eine heikle Stellung für den Mann, weil es beim zu wilden „Reiten" oder unsachgemäßen Absteigen zum Penisbruch kommen kann. Auch viele Frauen finden diese Stellung unangenehm, weil sie drücken kann und weil sie den Partner nicht anschauen, küssen oder richtig anfassen können, genau wie beim „Sex von hinten."

Als ausgesprochene Kuschelsexstellung gilt hingegen die *Löffelchenstellung*, bei der der Mann seitlich hinter der ebenfalls liegenden Frau liegt.

Achten Sie am besten auf Reaktionen und Initiativen der Partnerin und bedenken Sie, dass nicht jede Frau die gleichen Vorlieben hat. Zu sagen: *„Diese Stellung hassen Frauen"* ist also absoluter Unsinn.

## 5.  Erstes Mal – Entjungferung

Das erste Mal ist für eine Frau natürlich etwas Besonderes, daher sollten Sie sich dafür auch besonders viel Zeit nehmen und Verhütungsfragen vorab besprechen. Die Atmosphäre sollte angenehm und entspannend sein, da der erste Sex unter Umständen die ganze Sexualität einer Frau prägen kann.

Wenn man sich nun vor Augen hält, dass die amerikanische Journalistin *Peggy Orenstein* unlängst herausfand, dass für junge Frauen Schmerz beim Sex fast normal zu sein scheint, so macht das sprachlos – mich zumindest (und wie Sie merken, will das was heißen). In ihrer Studie kam sie zu dem Ergebnis, dass 30 % der 70 von ihr befragten Mädchen und Frauen zwischen 15 und 20 Jahren angaben, beim Sex *immer* Schmerzen zu haben und dass für die befragten Frauen Sex dann gut war, wenn der Partner befriedigt war und sie selbst keine Schmerzen dabei hatten.[36] Was sagen diese Zahlen aus?

Ich würde sagen, dass junge Frauen heute über Sex wenig wissen, dass sie schlecht kommunizieren und dass das gleiche für Männer gilt. Ich möchte mal nicht unterstellen, dass Männer Frauen mit Absicht oder aus Gleichgültigkeit beim Sex wehtun oder dies billigend in Kauf nehmen. Ich könnte mir vorstellen, dass vielen gerade jungen Männern der Schaden, den sie da anrichten, gar nicht so klar ist. Wahrscheinlich wissen diese Männer auch nicht, wie viel erfüllender der Sex *für sie selbst* wäre, wenn die Frau es genießen würde.

Zum besseren Sex mit unerfahrenen Frauen möchte ich Ihnen daher die *4Z-Formel* an die Hand geben, die da heißt: *Zeit, Zärtlichkeit, Zuhören, Zweisamkeit.*

Falls Sie in einem global vernetzten Umfeld unterwegs sind, und Sie – um Ihren Mitstreitern Ihren Standpunkt als erotischer Gentleman dazulegen, diesen Rat auf Englisch benötigen – nennen wir es alternativ *The 4T-Tenet: Time, Tenderness, Thoughtfulness, Togetherness.*

Es ist von fundamentaler Wichtigkeit, dass Sie sich Zeit nehmen, den Körper Ihrer Partnerin vorzubereiten, sie im Idealfall schon vorher durch orale oder manuelle Techniken zum Orgasmus oder bis kurz davor bringen, auch Gleitmittel ist hier nicht verkehrt. Für das erste Mal bei einer Frau bietet sich die „klassische"

---

[36] *Oneworld Publications: Girls and Sex – Navigating the Complicated New Landscape. Peggy Orenstein, 2016*

Missionarsstellung an. Die Vorteile sind die entspannte Position für die Frau, die Tatsache, dass sich in dieser Position der Scheideneingang leicht öffnet, dass sie sich gegenseitig streicheln und dass Sie als Mann Ihre Partnerin sehen können, sodass sie eher merken, wenn sie sich nicht wohlfühlt.

Wenn Sie ein Kondom verwenden, dann legen Sie es nicht an und legen dann sofort los, sondern streicheln Sie die Dame danach noch kurz, damit es nicht wie eine Attacke auf ihren Körper wirkt. Sie sollten auch fragen, ob sie sich *tatsächlich in diesem Moment* bereit fühlt – selbst wenn vorher schon alles abgesprochen war. Damit signalisieren Sie Ihrer Partnerin, dass *sie* das Kommando hat. Wenn die Frau beim Akt schmerzhaft das Gesicht verzieht oder so stöhnt, dass es nach Schmerz klingt, brechen Sie ab, küssen Sie sie wieder eine Weile und warten Sie, dass die Frau Sie auffordert, weiterzumachen. Wenn sie *vor Lust* gestöhnt hat, werden Sie das sehr schnell gesagt bekommen. Oft entsteht Schmerz auch im Kopf durch Angst oder das Gefühl, ausgeliefert zu sein – geben Sie Ihrer Partnerin das Gefühl, dass *sie* an erster Stelle steht, nicht *Ihr eigenes* Vergnügen. Sie sollten ihr den Eindruck vermitteln, dass sie selbst zu jeder Zeit die Kontrolle hat und dass Sie keinen Spaß haben, wenn Ihre Freundin keinen hat. Signalisieren Sie ihr unbedingt: *So wichtig ist mir das nicht – wenn es für dich nicht schön ist, verzichte ich lieber.* Nehmen Sie sie in den Arm und sagen Sie ihr, dass ihr Wohlergehen Ihnen das Wichtigste ist – sie werden erstaunt sein, wie dankbar und gelöst eine junge Frau durch eine solche Haltung Ihrerseits wird.

Sex ist eine Sache der Zweisamkeit, seien Sie bitte kein sexueller Barbar, der das magische Buffet leer frisst und dann noch den Tisch umtritt, bevor er rülpsend aus dem Palast der Prinzessin stampft.

Meine Bilder mögen überzogen sein, aber ich denke wir verstehen uns.

Ein Verweis für Querleser*innen: Auf *Seite 244* lesen Sie wieder weiter beim Abschnitt *Methoden gegen sexuelle Funktionsstörungen der Frau.*

## Anekdote

Wie ich in meinem Erfahrungsbericht „*Mein freier Fall*" beschreibe, war meine Entjungferung ausgesprochen grauenvoll. Am Schlimmsten war für mich die Frage meines damaligen Freundes „*Wie ich es denn gerne hätte*".

Ich kam mir absolut dumm vor.

Damals war ich 15 und wusste ehrlich nicht, dass es für Sex verschiedene Stellungen gibt.

Der Sex mit meinem ersten Freund, der vier Jahre älter war als ich, war für mich schmerzhaft und unangenehm, so lange ich mit ihm schlief.

Es ist absolut kein schöne Erinnerung für mich.

# 16. Kapitel: Spielarten

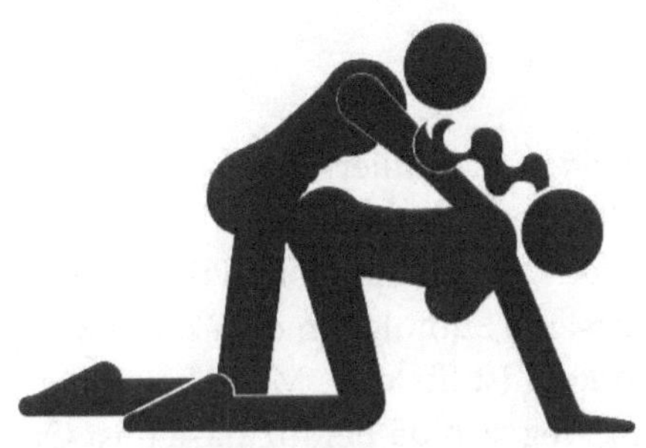

## 1.  Masturbation

Während man früher ja die Menschen zu überzeugen versuchte, Masturbation mache dumm oder blind, gilt es heute als wissenschaftlich fundierte Tatsache, dass sexuelle Selbstbefriedigung gesund sowie normal ist und das Sexualleben verbessern kann.[37]

Masturbation hilft, sexuelle Vorlieben zu entdecken sowie den eigenen Orgasmus besser zu verstehen und zu kontrollieren – dafür muss sich niemand schämen.

Auch hat jeder Mensch ein Recht auf seine eigene Sexualität, daher sollte auch niemand seinem Partner verbieten zu masturbieren – es ist ja nicht so, dass irgendwann die Orgasmen verbraucht sind.

Beim Petting ist nicht nur das gegenseitige Masturbieren eine aufregende Technik, sondern auch das

---

[37] *Journal of Psychology & Human Sexuality (14)2-3: Masturbation as a Means of Achieving Sexual Health. Eli Coleman PhD, Seiten 5-16, Januar 2002*

Zusehen, während sich der Partner masturbiert. Dazu gehört schon etwas Mut und Vertrauen, es kann aber gerade einem zuschauenden Gentleman helfen, die Bedürfnisse seiner Partnerin besser zu verstehen.

## 2.  Oralverkehr

Beim *Cunnilingus* stimuliert der Geschlechtspartner mit Zunge und Lippen die äußeren Geschlechtsorgane der Frau an Klitoris, Schamlippen und Scheideneingang.

*Fellatio* ist die Stimulation des Penis mit dem Mund.

Oralverkehr ist für viele Menschen mit großem Ekel besetzt. Ein Weg sich da heranzutasten ist Oralsex unter der Dusche.

Falls Sie Interesse an dieser Praktik als passiver Part haben, würde ich persönlich Ihnen empfehlen, den „Ekelfaktor" möglichst zu senken. Entschuldigung, wenn ich es so nenne, doch gerade für junge Frauen ist es unter Umständen eine wenig erregende Gegend – wir Frauen sind, was Gerüche und Geschmäcker betrifft, da einfach im Schnitt etwas weniger hart gesotten, vor allem wenn wir jung sind.

Es ist nicht böse gemeint, dass ich das mit dazusage – mir ist einfach aufgefallen, dass für die meisten Männer *selbst,* in umgekehrter Konstellation, solche Dinge kaum eine Rolle spielen und daher können Männer vielleicht die Wichtigkeit dieser Faktoren für uns Frauen schwer ermessen.

Wenn Sie Ihre Partnerin also nicht vorab durch intensive Gerüche abschrecken wollen, empfehle ich vorher eine gründliche Reinigung, und die Intimbehaarung etwas zu stutzen oder zu entfernen.

Während die meisten Menschen es unaussprechlich ekelhaft finden, Urin zu trinken und das *niemals* von einem Partner erwarten würden, finden es viele Männer normal, dass Frauen ihr Ejakulat schlucken sollen, obwohl das Frauen oft genauso ekelhaft finden – es schmeckt auch nicht wirklich gut.

Also sollten Sie als Gentleman, wenn Ihre Angebetete vor Ihnen kniet und Sie oral befriedigt einiges beachten.

### 3. ♥ Ihre Blowjob Checkliste ♥

#### 1. *Vorankündigung* ♥

Geben Sie ihr die Information, dass Sie kurz vor dem Orgasmus sind. Dann kann die Dame aufhören – höflicherweise legen Sie selbst Hand an und ziehen sich aus ihrem Mund zurück.

#### 2. *Nicht einlochen* ♥

Sie sollten Ihren Erguss nicht im Mund Ihrer Partnerin vollziehen, wenn sie Ihnen das nicht erlaubt hat, idealerweise nur, wenn sie es sich von sich aus *gewünscht* hat.

#### 3. *Landeerlaubnis* ♥

Bitte ejakulieren Sie auch nicht ungefragt auf dem Gesicht oder Haar Ihrer Partnerin. Sperma brennt grässlich in den Augen und nicht immer hat man Zeit, sich die Haare zu waschen – oder einen Föhn. Manch eine Frau findet es schlicht ekelhaft, überhaupt Sperma abzubekommen, was sicher nicht nett von ihr ist, aber trotzdem möglich.

Sicher finden Sie einen besseren Platz: Ihre eigene Hand, Ihren Bauch, ein Taschentuch oder die Hand, den Bauch oder Busen Ihrer Partnerin. Fragen Sie lange oder ganz kurz vorher – im Eifer des Gefechts wird sie vor

Erregung vielleicht eher *Ja* zu Dingen sagen, die sie nüchtern betrachtet nicht unbedingt mag.

4.   *Liebesschluck* ♥

Bitte erwarten oder verlangen Sie nicht von Ihrer Partnerin, dass sie Ihr Ejakulat schluckt. Viele Frauen mögen das, aber vielleicht nicht zu jeder Zeit – es sollte etwas Freiwilliges sein und nicht unter Druck erfolgen.

Falls Ihre Partnerin Sie in ihren Mund kommen lässt, bieten Sie ihr ein Taschentuch an, damit sie sich nicht unter Druck gesetzt fühlt. Das Schlucken von Sperma ist eine wahre Liebesbekundung und sollte immer von Herzen kommen.

5.   *Verkostung* ♥

*Was* genau Männer an dem Umstand, dass Frauen ihr Sperma schlucken, so erregend finden, wissen Sie sicher besser als ich. In jedem Fall kann Sperma grauenvoll schmecken: bitter, geradezu ekelhaft – das variiert bei den verschiedenen Produzenten. Der Genuss von Alkohol, Kaffee, Knoblauch, Zwiebeln und fettem Fleisch macht es besonders bitter und übelschmeckend, während Südfrüchte wie Ananas, Mango, Melone oder Papaya, sowie die heimischen Trauben und Äpfel den Geschmack versüßen sollen. Schaffen Sie also am besten die entsprechenden Anreize, wenn Sie Ihre Partnerin dafür begeistern möchten, vielleicht kann sie es dann mehr genießen.

6.   *Schutz* ♥

Generell sollten Sie bei häufigem Partnerwechsel ohnehin auch beim Oralverkehr ein Kondom benutzen. Das löst das Spermaplatzierungsproblem und schützt vor sexuell übertragbaren Krankheiten: Win-win.

### 7.   Kein Kopfdrücken ♥

Drücken Sie bitte niemals den Kopf Ihrer Partnerin mit der Hand zu Ihrem Glied oder lenken Sie ihren Kopf mit der Hand. Vielen Frauen gibt es das Gefühl, als degradierten Sie sie zu einer Sexpuppe, etwa als sei ihr Mund ein Gegenstand, den Sie zur Masturbation benutzten, wo es doch ein Geschenk ist, was sie Ihnen zuteilwerden lässt. Kopfdrücken hat – nach Absprache – höchstens etwas in SM-Beziehungen zu suchen.

Ein loses Auflegen der Hand ohne Druck oder ein zärtliches Streicheln des Haars oder Gesichts Ihrer Partnerin während des Oralsexes ist hingegen legitim.

Bedenken Sie, dass sie sich ja schon kleinmacht, in gewisser Weise erniedrigt, ihren Kopf vor Ihnen senkt (es sei denn sie liegen beide), daher sollten Sie diese Machtstellung nicht ungefragt ausnutzen.

### 8.   Keine Allergien ♥

Sollten Sie mit Ihrer Partnerin übereingekommen sein, dass sie gerne Ihr Sperma schluckt, bedenken Sie bitte, dass Sperma Allergien auslösen kann.

Sollte Ihre Partnerin auf Erdnüsse oder Antibiotika allergisch sein, können Rückstände davon in Ihrem Ejakulat bei Ihrer Partnerin einen anaphylaktischen Schock auslösen, man nennt das „sexuell übertragene allergische Reaktion".[38]

---

[38] *J Investig Allergol Clin Immunol 17(3): Dangerous liaison: sexually transmitted allergic reaction to Brazil nuts. Bansal AS, Chee R, Nagendran V, Warner A, Hayman G., 2007, Seite 189-191*

Wenn Sie das wissen, ersparen Sie ihr unter Umständen einen Krankenhausaufenthalt – Sie wissen, dass gerade bei Nussallergien Kleinstmengen ausreichen, um zu sterben. Klar wollen wir nicht vom Schlimmsten ausgehen, aber ich schicke Sie lieber bis an die Zähne mit Wissen bewaffnet an die sexuelle Front und *damit* können Sie sogar angeben, denn *so bekannt* ist das nicht.

### 9.   *Keine Krankheiten* ♥

Ganz allgemein lassen sich Viren noch lange nach Erkrankungen im Ejakulat nachweisen, so auch bei SARS-CoV-2, Ebola oder Zika, und können sich im männlichen Sperma teilweise sogar vermehren.[39] Es geht dabei also nicht nur um die Übertragung sogenannter Geschlechtskrankheiten, sondern generisch um Virusinfektionen.

Obwohl speziell bei Covid-19 die nicht sexuellen Übertragungswege weitaus ansteckender sind, ist die Ansteckung über Sperma bei vielen Virusarten gegeben.

Sperma sollte daher nur zur Verköstigung gereicht werden, wenn der Produzent gesichert gesund ist.

**Anekdote**

Auf einem beruflichen Flug von Berlin nach Schanghai unterhielt ich mich einmal nach einem Glas Champagner mit meiner Arbeitskollegin über Sex. Nachdem sie mich regelrecht *ausfragte* und ich generell über sexuelle Themen schon immer recht offen sprach, wurde meine Kollegin ziemlich neugierig; sie hatte großen Informationsbedarf, da sie damals recht unerfahren war.

---

[39] *JAMA Netw Open:* Clinical Characteristics and Results of Semen Tests Among Men With Coronavirus Disease. Li D, Jin M, Bao P, Zhao W, Zhang S., 7. Mai 2019

Bald bat sie mich, etwas von meinen Beziehungen zu verraten, also erzählte ich ihr davon, dass ich in China einige Zeit zuvor einen extrem unhöflichen irischen Freund gehabt hatte, der mir einfach so in den Mund gekommen war, *ohne meine Erlaubnis!*

Ich sagte, dass sei eine *absolute Unverschämtheit.*

Unter dem Aspekt, dass das vielen Männern womöglich gar nicht so klar sei und sie eventuell nicht wüssten, wie man sich da „höflich" verhielte, riet sie mir, einen *Sex Knigge* zu schreiben mit einer Checkliste, wie man sich bei einem Blowjob als *höflicher Mann* zu verhalten habe – sie nannte es den „von mir zertifizierten Prozess".

Sie haben gerade das Ergebnis gelesen ☺.

Danken Sie *Anima White* dafür ❤.

# 17. Kapitel: Dominanz

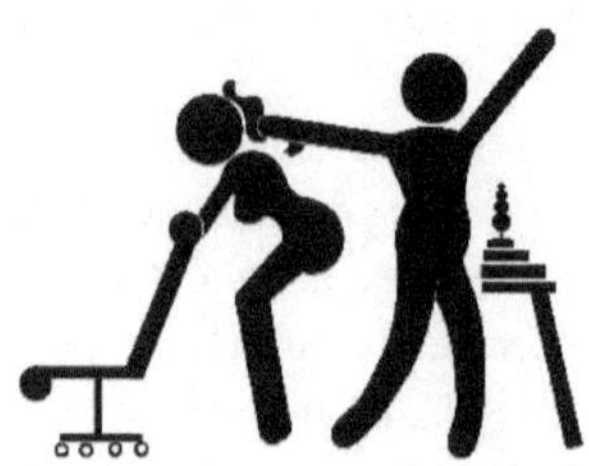

## 1.　Grundlegendes zum Thema Dominanz

Das Thema sexuelle Dominanz ist so omnipräsent wie heikel.

Als Gegenstück dazu gilt die sexuelle *Submission, Devotion* oder auch *geschlechtliche Hörigkeit*.

Falls Sie bei diesen Wörtern schon ein Kribbeln in der Leistengegend verspüren, könnte diese Spielart für Sie interessant sein und an Frauen, die mitspielen würden, scheint es ja nicht zu mangeln.

Sicherlich hat die Autorin von *Fifty Shades of Grey* es geschafft, eine Nischensexpraktik dem Mainstream zu erschließen und damit latent vorhandene Bedürfnisse zu bedienen oder sogar heraufzubeschwören. Ich las, dass in den USA nach dem Erfolgsroman zwar nicht die Quantität des Sex sank, jedoch die *empfundene Qualität* – plötzlich nahm man alt Bewährtes als prüde und langweilig wahr. Vielen Menschen schien es erstrebenswert, Sextechniken aus dem BDSM-Bereich in ihr Liebesspiel aufzunehmen (BDSM steht für Bondage & Discipline, Dominance & Submission, Sadism & Masochism).

Anders als in dem Erotikroman von *E. L. James (Erika*

*Mitchell)*, der diesen Trend in den Fokus rückte, sind jene sexuellen Sadomasopraktiken im wahren Leben im besten Fall *gut abgesprochen, vollkommen einvernehmlich* und *jederzeit beendbar* durchzuführen. Sie haben also im Idealfall und von der Idee her nichts mit Gewalt zu tun, wohl aber mit Schmerz, zumindest in der SM-Kategorie – über allem steht immer das Einverständnis.

Aus meiner persönlichen Erfahrung mit diesem Themenkomplex kann ich Ihnen sagen, dass es sehr schwer sein kann, seine eigenen Grenzen rechtzeitig einzuschätzen oder überhaupt zu erkennen, wenn man seinem Partner gefallen will. Aber auch, wenn der Partner einen zu nichts drängt, weiß man manchmal eben erst hinterher, was einem schlecht tat. Ich denke, dass das nicht nur auf den devoten Teil zutreffen muss. Daher würde ich Ihnen diese heiklen Spieltechniken nicht empfehlen.

Es mag schon sein, dass manche Menschen es schaffen, solche Spiele einvernehmlich und dauerhaft in ihre Beziehungen einzubauen, jedoch halte ich das für sehr schwierig.

Es erfordert besonders in der dominanten „Täterrolle" ein hohes Maß an Sensibilität, Geduld, Hingabe, Vor- und Nachbereitung.

Für erfolgreichen BDSM-Sex mit einem Gentleman in der dominanten Rolle, sollte die *4Z-Formel (Seite 149)* von ihm vorher *hundertprozentig* verinnerlicht werden.

Abgesehen von extremen Formen der Dominanzausübung gibt es natürlich sehr viel softere Varianten.

Oft haben sogar besonders dominante Frauen den Wunsch, sich sexuell auch mal zu entspannen und sich unterzuordnen – das gilt umgekehrt für dominante Männer genauso. Wer möchte schon immer am Steuer sitzen?

(Auf *Seite 213* gelangen Sie zurück oder auch vor zum Abschnitt *BDSM* im Zusammenhang mit der

Beurteilung verruchter Praktiken.)

## 2.   Dominante Techniken

Neben extremen BDSM-Praktiken können auch zurückhaltendere Techniken genutzt werden. Der klassische Klaps auf den Po beim Sex ist dafür ein gutes Beispiel.

Problematisch dabei ist, dass es passieren kann, dass eine Frau davon erregt wird, es sich aber selbst nicht eingestehen kann oder trotzdem über Sie empört ist. Daher würde ich an Ihrer Stelle nicht ungefragt mit Schlägen beginnen: Der Partner muss dafür auch seelisch und psychologisch bereit sein. Es ist ja nicht wie beim Zahnarzt im Grunde etwas Nützliches und Notwendiges, sondern Sie *tun es ihr an* – selbst falls sie den Schmerz genießt, will sie vielleicht keinen Sadisten als Freund.

Beim einvernehmlichen Sex ihre Hände festzuhalten, ist da schon unproblematischer und kann von der Frau als erregend empfunden werden, auch fühlen sich mache Frauen von klaren Ansagen – mit Blickkontakt – darüber, was sie wie tun sollen, erregt – auf Sexuelles bezogen, meine ich natürlich.

Nicht gerade: „Baby! Mach jetzt die Wäsche!"

Na gut, das hatten Sie ohnehin schon verstanden.

*Dirty Talk*, wie im nächsten Abschnitt beschrieben, gehört auch zu diesen softeren dominanten Praktiken.

Ich halte es nicht für unhöflich oder unehrenhaft, maßvoll mit diesen Dingen zu experimentieren, doch wie gesagt gehört viel Aufmerksamkeit dazu und Sie müssen sofort aufhören, wenn Ihre Partnerin nicht mitzieht. Außerdem sollten Sie sie danach fragen, ob es ihr *tatsächlich* gefallen hat und versuchen herauszufinden, ob sie lügt.

Ein „Test" um zu sehen, ob eine Frau submissive Neigungen hat, ist ihr zum Beispiel den Kopf beim

Küssen festzuhalten, leicht nach hinten zu biegen oder eine Hand über ihre Kehle zu legen. Oder Sie halten ihre Handgelenke hinter ihrem Rücken zusammen, während Sie sie einvernehmlich küssen – es ist recht leicht zu merken, ob bei gewissen dominanten Gesten die Atmung ihrer Partnerin schneller geht oder sie sich in einem Anflug von Empörung befreit.

Wenn sie eine Vorliebe für solche Techniken hat und Sie diese teilen, steht einvernehmlichem dominanten Sex mit Softpraktiken nichts im Wege. Sie können ihr dabei die Augen verbinden oder mal die Hände mit einem Schal zusammenbinden – es muss ja nicht immer Fesseln und Auspeitschen sein.

Sie können in einer entsprechenden Atmosphäre auch ruhig mal danach fragen – möglichst nicht herumdrucksend oder kichernd, sondern indem Sie ihr fest in die Augen sehen. Das kann man auch in Sätze verpacken wie: *„Heute Nacht habe ich geträumt, dass ich dich ans Bett gefesselt habe und dich–"* Na und so weiter, je nachdem was sie vorhaben.

Schauen Sie sie dabei an – ich garantiere Ihnen, Sie werden sehen, wie sie dazu steht.

Sollten Sie mit Kerzenwachs experimentieren, so gibt es dafür Spezialkerzen – normales Wachs kann zu üblen Verbrennungen führen, also Vorsicht.

Ein Safeword, bei dem Sie versprechen, sofort aufzuhören und das bitte auch unbedingt tun, ist bei solchen Experimenten sehr sinnvoll.

Sollten Sie hier weitergehen, ist es unerlässlich, sich vorab über Tabus und Grenzen zu verständigen.

Falls Würge- oder Fesselspiele auf der Wunschliste Ihrer Auserwählten stehen, sollten Sie sich gut einlesen, damit keine Unfälle geschehen. Jemanden zu würgen kann selbstredend sehr gefährlich sein und auch beim

Fesseln können Verletzungen entstehen.

Eine dominante Technik, die recht heikel ist und wahrscheinlich keine Vorgehensweise, die ein Gentleman anstreben würde, die aber eine devote Frau sehr erregen kann, ist es, Ihre Angebetete Ihren Speichel schlucken zu lassen – der sogenannte *Dominuskuss*. Bevor Sie sie damit überraschen, würde ich den Weg der Ankündigung vorschlagen, die Sie mit dem Satz: *„Ich will, dass du…"* einleiten können und ihr sagen, sie solle den Mund öffnen.

Dann hat sie die Möglichkeit, es Ihnen zu verbieten oder sich zu verweigern, indem sie nicht gehorcht.

Dann aber bitte nicht sauer sein – es sind sehr spezielle Vorlieben, die nicht jedem gefallen.

Auf *Seite 30* geht zurück zu dem Thema *Regeln für erste Kontaktaufnahme via SMS* mit dem Unterpunkt *Dominanz* auf *Seite 32*.

## 3.  Dirty Talk

Was das Thema *Dirty Talk* angeht, also das Benutzen von unanständigen Wörtern beim Sex, ist es nicht so einfach, Ihnen einen guten Rat zu erteilen, weil hier ein Interessenkonflikt besteht. Einerseits wollen Sie höflich sein, andererseits wollen Sie Ihre Auserwählte glücklich machen.

Was also, wenn die Dame Ihres Herzens diese Spielart ersehnt? Und wie finden Sie es heraus?

Mein Rat dazu ist, ihr nicht im Eifer des Gefechts *„du kleine geile Sau"* ins Ohr zu flüstern, sondern – wenn überhaupt – ganz behutsam mit kleinen Sätzen wie *„Du wirst so nass für mich!"* zu beginnen oder *„na, macht dich das scharf?"*, wenn Sie schon einen Finger in ihr haben und sie womöglich bereits stöhnt. Sie werden ziemlich schnell merken, ob es ihr gefällt, vor allem, wenn Sie sie auffordern, zu antworten. Eine Spielart ist es – wenn sie merken, dass es die Dame erregt – sie aufzufordern, sie solle im ganzen Satz antworten, indem sie wiederholt, was Sie gesagt haben, statt nur mit „Ja" zu antworten.

Es sind kleine Dominanzspiele, die recht unverfänglich sind und Ihnen schnell zeigen, ob Sie auf dem richtigen Weg sind, ohne gleich als Banause dazustehen, falls ihre Partnerin *Dirty Talk* doch nicht sonderlich mag.

Bevor Sie Wörter wie *ficken* und *geil* benutzen, können Sie so im Vorfeld schon mal abchecken, ob die Gute entsetzt von Ihnen ist und wenn ja, *wie sehr*.

Ich weiß aus sicherer Quelle, dass manche Frauen schon Beziehungen wegen Anschlägen von *Dirty Talk* auf sie beendet haben, also Vorsicht: *Dreckig aber höflich* ist die Devise. Dabei gelten immer die beiden Regeln *Timing* und *Steigerung*.

Sie müssen immer wieder klein beginnen und je erregter Ihre Partnerin ist, desto mehr dürfen Sie wagen.

Bedenken Sie, dass, je weniger ausführlich Sie in Ihren Beschreibungen und Szenarien sind – falls Sie erotische Fantasien austauschen – Sie auch weniger falsch machen können. Natürlich können Sie sie auch auffordern, *Ihnen* zu erzählen, was *sie* sich vorstellt, während Sie sie gerade fingern. Ist Ihnen dieses Austesten zu unsicher, können Sie das Thema nüchtern mal beim Essen ansprechen, vielleicht sogar nach zwei Gläsern Wein – *in vino veritas* – wenn Sie danach ihren Zustand nicht ausnutzen natürlich nur.

Es gibt Frauen, für die ist *Dirty Talk* ein derart hochkarätiges No-Go, dass es Ihnen passieren könnte, achtkantig rausgeworfen zu werden oder 200 € in rote Rosen investieren zu müssen, bevor sie überhaupt wieder mit Ihnen redet. Also betreiben Sie Risikomanagement: Lassen Sie Ihre Liebste kommen, lassen Sie *sie* reden. Wenn Sie Ihre Partnerin danach fragen und diese sagt, sie fände so etwas unmöglich, überhaupt ekelhaft und erniedrigend, dann können Sie immer noch verständnisvoll nicken und sagen, *sie spräche Ihnen aus dem Herzen* – wenn es denn so ist – *natürlich hätten Sie zur Not für sie in den sauren Apfel gebissen, höchst ungern, aber was tut man nicht alles für die Liebe, Sie seien froh, dass das Thema jetzt vom Tisch sei.* Ansonsten wechseln Sie eben das Thema.

Falls es Ihre Lieblingsspielart ist, haben Sie womöglich nicht die passende Frau gewählt.

Anders herum müssen Sie sich aber auch nicht überwinden, wenn Ihnen diese Spielart nicht liegt. Es gibt Menschen, denen kommen bestimmte Sätze nicht über die Lippen und das ist auch gut so! Im Grunde ist das ja auch eine Form der Perversion: Warum sollte man jemanden beschimpfen, den man liebt?

Und wie wirkt sich so etwas langfristig auf eine Beziehung aus? Nennen Sie Ihre Frau im Bett *Schlampe*, rutscht es Ihnen vielleicht auch tagsüber eher heraus.

Das ist eine generelle Gefahr bei Grenzüberschreitungen, die selbstverständlich nicht jedem Menschen liegen und nicht von jedem erwünscht sind.

Und Sie sind eben *Sie* – verbiegen Sie sich nicht und schrauben Sie auch nicht Ihr Niveau herab.

Sie sind fantastisch, wie Sie sind, wer sagt, dass man jeden Modetrend mitmachen muss? Und mal ernsthaft: Wie ist denn das mit diesem Sexsadisten *Christian Grey* (aus erwähntem Erotikroman), wenn der erst mal sein drittes Kind hat? Der wird dann wohl sein ganzes Leben lang den Satz hören: „Du, Papi, was ist in dem abgeschlossenen Zimmer?"

Ihre Liebste kann bestimmt auch lernen, auf *Dirty Talk* zu verzichten – sie wird es sicher überleben.

Ich persönlich finde, wie gesagt, an einem vorsichtigen Austesten nichts Schlimmes – gewusst wie – aber *ich* bin im Grunde meines Herzens eben auch eine devot veranlagte Masochistin. Was hilft es, das zu leugnen?

Mit der persönlichen Erregbarkeit durch Schimpfwörter ist das allerdings so eine Sache: Vielleicht mag Ihre Partnerin es, wenn Sie sie *Nutte* nennen, aber sie ist totbeleidigt, wenn Sie die falschen Adjektive voranstellen. Heikel können hier Wörter wie *verdorben*, *dreckig*, vor allem *dumm* oder *hässlich* sein – und glauben Sie mir, viele Männer finden es völlig normal beim *Dirty Talk* nicht nur sexuell, sondern generell beleidigend zu sein – davon würde ich jedoch abraten. Auch brauche ich Ihnen hoffentlich nicht zu erklären, dass, was im Schlafzimmer beginnt, dort zu bleiben hat. Ein Klaps auf den Po beim Sex – ich würde wie gesagt auch nicht dazu raten, das einfach mal auszuprobieren – ist etwas ganz anderes, als ein Klaps nach dem Satz: „Geh mir mal einen Kaffee holen", vor Freunden oder gar in der Öffentlichkeit. Das Stichwort lautet hier wieder einmal *Timing*, welches die Angemessenheit von erotischem Verhalten mit regeln kann.

Auch sollten Sie natürlich *am Morgen danach* ihr nicht zuwinkend sagen, *sie esse wie eine Drecksau*, nur weil sie gekleckert hat. Wenn Sie jetzt denken, dass meine Erklärungen für Sie überflüssig sind, weil Sie den Sinn von erotischem *Dirty Talk* schon vorher verstanden hatten und somit auch seine Alltagsuntauglichkeit, dann bin ich froh.

Doch Sie ahnen es bereits: Es gibt einen Grund für die absurde Detailliertheit meiner Erklärungen: *Erfahrung!*

Aber bei Ihnen wäre das sicherlich nicht nötig, es ist nur eine Vorsichtsmaßnahme, denn ich wusste es gleich: *Sie* sind einer von den Guten!

Auf *Seite 64* gelangen Sie zurück zum Abschnitt *Komplimente beim Sex* und auf *Seite 30* geht es wieder zurück zu dem Thema: *Regeln für erste Kontaktaufnahme via SMS* mit dem Unterpunkt *Dominanz* auf *Seite 32*.

## 4.  Sextoys

Sextoys gehören sicher zu einem Trend, an dem man nicht vorbeikommt, wenn man sein Liebesleben etwas aufpeppen will.

Grundsätzlich halte ich es nicht für eine Gefahr, dass Ihre Freundin irgendwann den Vibrator lieber mag als Ihren Penis.

Es ist aber schon so, dass bestimmte Vibratoren, zum Beispiel die sogenannten *Wands* sehr intensiv stimulieren, was – wenn sich eine Frau nachhaltig daran gewöhnt – mit anderen Techniken nicht reproduzierbar ist. Andererseits ist es für Frauen, die eine sehr starke Stimulation benötigen, manchmal die einzige Möglichkeit, überhaupt einen Orgasmus bekommen. Dabei sind die *Magic Wands* nicht zur Penetration bestimmt, sondern Auflegevibratoren zur Klitorisstimulation, die aussehen wie Mikrofone – fast schon gewalttätig, also für *jede* sind diese Dinger nichts. Vereinzelt kann der übermäßige Gebrauch von Penetrationsvibratoren innere Krampfzustände mit Schmerzen auslösen, wie ich von einer Freundin weiß. Es hilft dann eine Pause zu machen – der Arzt hielt es nicht für gefährlich.

Insofern würde ich bei Sextoys vorsichtig auf die Gefahr der Suchtwirkung und auf den potenziellen Wunsch nach einer Dosissteigerung hinweisen.

Ansonsten gibt es für Sie als Gentlemen einiges zu beachten. Die erste Regel lautet, dass Sie bitte Sextoys nur mit *einer* Frau benutzen. Wenn Sie auf solche Gadget stehen, überraschen Sie Ihre Angebetete mit einer hygienisch originalverpackten Ausführung und nicht mit einem ausgepackten Toy, das schon weiß Gott wo unterwegs war. Nein, verdrehen Sie jetzt nicht die Augen! Ich schwöre Ihnen, es gibt solche Männer! Und gar nicht so selten.

Prinzipiell müssen Toys vor allem vor der vaginalen Nutzung hygienisch sauber sein. Durch Sextoys lassen sich Geschlechtskrankheiten übertragen, daher sollten Toys nicht ohne Reinigung zwischen Personen gewechselt werden. Aus Hygienegründen ist es sinnvoll, sie vor der Nutzung mit Kondomen zu überziehen. Oft reicht auch das Reinigen mit Seife nicht, um zu verhindern, dass Bakterien vorhanden bleiben. Daher würde ich vaginal und anal grundsätzlich nie die Toys mischen.

Auch zum Schutz der empfindlichen Vaginalflora Ihrer Freundin vor Bakterien und Pilzen sind Kondome auf Spielzeugen wie Vibratoren zur Penetration keine schlechte Idee, achten Sie aber bitte auf die schon besprochene Kompatibilität von *Gleitmittel (Seite_142)* und *Kondomen (Seite 112)*: Gleitmittel auf Basis von Wasser und Silikon können mit allen Kondomen verwendet werden. Allerdings sind Sexspielzeuge aus Silikon nicht mit Gleitmitteln auf Silikonbasis kombinierbar, da diese die Toys schädigen können. Auch das Auswaschen der Bettwäsche gestaltet sich ähnlich schwierig wie bei fettbasierten Mitteln, welche wiederum Latexkondome auflösen.

Eine explizite Warnung spreche ich Ihnen vor Penisringen oder *Cockrings* aus. Wenn sich durch diese zu viel Blut im Glied staut, kann man sie nicht mehr abnehmen und sie müssen aufgeschnitten werden, was regelmäßig passiert – natürlich hängt das niemand an die große Glocke – vertrauen Sie mir diesbezüglich bitte einfach.

Schon bei Silikonpenisringen gelingt das Aufschneiden zu Hause kaum mehr – bitte probieren Sie es keinesfalls! – und bei Metall ist der Weg ins Krankenhaus unvermeidlich. Eine Aktion, mit der Sie kaum als erotischer Tausendsassa in Erinnerung bleiben werden, also lassen Sie die Dinger einfach weg.

Von Analtoys rate ich Ihnen allgemein ab. Benutzen Sie jedoch bitte auf keinen Fall irgendwelche Analtoys, die länger als 10 cm sind, bitte keine *Anal Beads*, weil diese zu tief in den Darm führen und unter Umständen *sonst was* mit herauskommen kann. Und ganz ehrlich: Die Dame, bei der Ihnen das passiert, lädt Sie bestimmt nicht noch einmal ein – egal wessen Po und wessen Bett es nun war. Und sagen Sie jetzt nicht, ich hätte Sie nicht gewarnt: Überlassen Sie das lieber den sexuellen Barbaren und feilen Sie an Ihrer Oralsextechnik.

Alle Analtoys, die einen Durchmesser von mehr als zwei Zentimetern haben, würde ich an Ihrer Stelle besonders meiden. Außerdem müssen Buttplugs immer einen breiten Sockel oder eine Rückholschnur haben. Generell gehören Polöcher aus medizinischer Sicht – bei allem möglichen Lustgewinn – nicht penetriert.

Eine der Gefahren stellt das Hineinrutschen von Gegenständen ins Rektum dar. Es gibt darüber grauenvolle Krankenhausberichte. Oft wird die einseitig gerichtete Darmmuskulatur unterschätzt, die Gegenstände unwiederbringlich hochwandern lässt und teils Operationen erforderlich macht. Bedenken Sie auch, dass das Rektum stark durchblutet ist und leicht verletzt werden kann.

Verwenden Sie daher nie scharfkantige Gegenstände und benutzen Sie immer Gleitgel, wenn Sie es schon nicht lassen können.

Warum genau ich nicht so für die anale Penetration bin, erkläre ich Ihnen im nächsten Abschnitt.

Auf *Seite 145* geht es zurück zum Abschnitt: *Besonderheiten beim Sex mit Frauen* und auf *Seit*e 244 lesen Sie wieder weiter bei *Methoden gegen sexuelle Funktionsstörungen der Frau.*

# 18. Kapitel:   Analsex

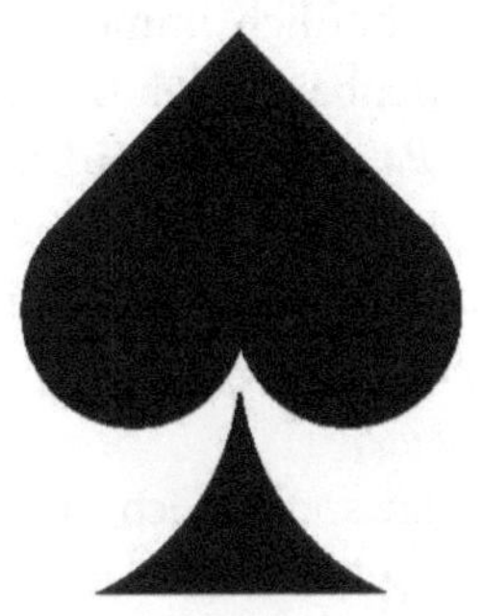

## 1.   Bedeutung von Analsex heute

Ich glaube, das Widmen eines ganzen und vor allem derart langen Kapitels eines sexuellen Ratgebers dem Thema Analsex, sagt schon einiges aus, vor allem, dass es eben eine Menge darüber zu sagen gibt. Wie Sie sehen, finden sich in diesem Kapitel besonders viele Quellenverweise: Im Netz gibt es ein schier unerschöpfliches Sammelsurium von Meinungen, Ahnungen und Vermutungen zum Thema Analsex. Speziell in deutschsprachigen Artikeln gilt er als unschädlich und fantastisch. Doch ich habe Ihnen versprochen, Ihnen fundiertes Wissen zu geben, daher nehme ich in diesem kontrovers diskutierten Kapitel ausführlich alle Fragen und Ängste zu diesem Thema auf, und zwar wissenschaftlich fundiert.

Während Analsex alle Spielarten der Penetration eines Rektums – also des Darmausgangs – mit Fingern, Sexspielzeugen oder einem Penis einschließt, meint Analverkehr den Geschlechtsakt, der durch das Eindringen eines

Penis in ein Rektum vollzogen wird – man spricht dabei von aktivem und passivem Analverkehr.

Es ist eine sexuelle Spielart, gehört vielleicht noch heute zu den verruchten Praktiken, ist aber in den letzten Jahrzehnten gesellschaftlich immer akzeptierter geworden – zumindest offenbar in den USA. Hier sagte Schauspielerin *Gwyneth Paltrow* 2017 auf ihrer Lifestyle-Seite *Goop*: "*Zuerst war Anal-Sex schockierend, dann wurde es immer mehr gesellschaftlich anerkannt. Jetzt ist es praktisch Standard im Schlafzimmer. [...] wenn du auf Anal-Sex stehst, bist du definitiv nicht alleine.*" [40]

Na ja – das Zitat spukt noch durchs Netz, die Seite hat Mrs. Paltrow inzwischen gelöscht.

In Amerika mit *Sex and the City* über die heimischen Fernseher salonfähig gemacht, ist die Welle der analen Lust längst auch nach Europa geschwappt, wo sie sich spätestens seit *Fifty Shades of Grey* schon fast zum Tsunami entwickelt hat. Allerdings gibt es bezüglich dieser Sexpraktik zwischen den Dimensionen Hollywood, Pornovideo und Schlafzimmer ein schier unendliches Potenzial an Fallstricken und Missverständnissen, das besonders bei jüngeren Menschen für falsche Vorstellungen, Gefahren und Konfliktpotenzial sorgt. Entschärfende Propaganda im Internet, die vor allem im deutschsprachigen Raum hartnäckig behauptet, Analverkehr sei – zumindest mit Kondom praktiziert – völlig unbedenklich, ist da leider keine Hilfe.

Denn obwohl Analverkehr also immer mehr aus der Schmuddelecke der Perversion heraustritt, bleibt es der Sex in einen Darmausgang, der für diese Praktik nicht vorgesehen ist, und daher werden wir das Thema zum

---

[40] *Promiflash.de: news: Wegen ihrer Kids: Analsex-Talk von Gwyneth Paltrow zu viel? 6. April 2017*

Wohle der Frauen unserer Welt und letztlich auch zu Ihrem Wohle, *Gentlemen*, mal etwas genauer unter die Lupe nehmen müssen.

Falls Sie an dieser Stelle denken: *„Och, nö – widerlich und abartig – und dafür habe ich nun mein Geld ausgeben, für wertlose Ratschläge, über Dinge, die ich niemals tun würde?"* – dann sind Sie damit ziemlich alleine auf weiter Flur, wie es mir scheinen will. *Auf Seite 208* kommen Sie zum nächsten Abschnitt, falls Sie dieser Praktik so gar nichts abgewinnen können – Sie sind eben ein *wahrer Gentleman.*

*Obwohl:* Wenn ich genauer darüber nachdenke, könnte es Ihnen passieren, dass Sie eine Frau treffen, die diese Praktik liebt, und dann sollten Sie in ihrer beider Interesse sehr wohl wissen, auf was Sie sich da einlassen!

Also lesen Sie unbedingt weiter – eventuell können Sie auch Ihrem Kumpel einen Rat geben oder einem Verwandten.

Ja, ein wahrer Gentleman würde so etwas vielleicht wirklich niemals tun. Oder wie ein englischsprachiges Medizinforum die Fragen eines jungen Mannes über Analsex mit dem Eingangssatz beantwortete: *„We don't recommend it"* – auf Deutsch: *Wir empfehlen es nicht.*

Also möchte ich Ihnen vorab ganz klar sagen: ***Ich empfehle Ihnen analen Sex auch nicht!***

Da es aber durchaus einen Tradeoff gibt zwischen Gesundheit und Spaß, zwischen dem Anliegen, Ihre Partnerin zu schützen und ihr einen perfekten Orgasmus zu bereiten und ich genau weiß, dass es viele von Ihnen eben doch probieren oder weiterhin tun werden, möchte ich Ihnen die nötigen Informationen zu diesem brisanten Thema – möglichst wertungsfrei – geben. Danach traue ich es Ihnen zu, weise zu entscheiden, ob, wie, wie oft und mit wem Sie Analsex praktizieren werden. Zum Trost für die Liebhaber dieser Praktik: Zwischen zärtlichem

Analsex und Barbarei (um auf unsere eingangs erfolgte Definition von Höflichkeit zurückzukommen) liegen sicherlich noch einmal Welten.

Meinem Empfinden nach ist der Umgang mit dem Thema Analverkehr – mit sexuellen Themen überhaupt – in Deutschland im Besonderen und in Europa im Allgemeinen nicht sehr offen und locker. In jedem Fall ist es ein Riesenthema vor allem für die Männerwelt. Es scheint, dass für Männer der Analverkehr ein Mythos ist.

Dabei gibt es mehrere Varianten der Analfetischisten. Die einen – besonders in konservativen und vorwiegend katholischen Ländern, haben eingetrichtert bekommen, dass Analverkehr sündhaft ist – Stichwort: *Sodom und Gomorrha*. Sodomie bezeichnet im modernen deutschen Sprachgebrauch zwar vorwiegend den Sex mit Tieren, steht aber ursprünglich für ein sündhaftes Sexualleben, das nicht der Fortpflanzung dient. In diesem Mindset, das ja durch unsere Großeltern und Eltern noch teilweise an uns weitergegeben wird oder wurde, ist Analverkehr also ein Tabuthema und wird dadurch erst so richtig interessant – fast schon kriminell.

Es ist tatsächlich so, dass viele der so sozialisierten Männer ihrer Partnerin oder Ehefrau diese sexuell vermeintlich perverse Praktik niemals zumuten oder gar abverlangen würden, sich aber ihren sexuellen Appetit darauf teilweise außerpartnerschaftlich stillen.

Ich las in einem Forum, dass ein junger Mann sich beklagte, dass Analverkehr seine Lieblingssexualpraktik sei, er aber vor allem bei losen Kontakten keine Chance hätte, ihn zu bekommen, und deshalb immer zu Prostituierten gehen müsse.

Analverkehr kann als verboten, beschämend und herabwürdigend empfunden werden und als Dominanzhandlung gegenüber dem passiven, also empfangenden,

Partner. Dies liegt unter anderem daran, dass er meist anfangs Schmerzen verursacht. Diese Interpretationsmöglichkeit sollten Sie, liebe Herren, in jedem Fall im Auge behalten: Falls Sie sich Analverkehr wünschen, wird Ihre Partnerin – wenn sie nicht gerade selbst wie *Gwyneth Paltrow* ein Fan davon ist – sich vielleicht fragen: *„Warum? Will er mich vielleicht quälen oder erniedrigen?"*

Sie verstehen sicher meinen Punkt.

Bei der zweiten Variante bzw. Motivation für den starken Wunsch nach aktivem Analverkehr seitens der Männer, scheint es eher darum zu gehen, dass es ein großer Vertrauensbeweis ist. Es ist die partnerschaftliche Sexpraktik 2.0 – mit *jedem* hat eine Frau eben keinen Analsex. So gibt es das Thema „anale Entjungferung" und eben das erregende Erobern bisher unerforschter Gebiete, denn anale Stimulation ist auch nicht etwas, das jeder automatisch in sein Masturbationsverhalten integriert. Partnerschaftlich zusammen Neuland zu entdecken, kann natürlich auch sehr spannend und erfüllend sein.

Neben dem Thema des Einverständnisses ist hier aber auch die Frage: Weiß Ihre Partnerin, auf was sie sich da einlässt? Nun *Sie* als Gentleman sollten es in jedem Fall genaustens wissen.

Also lesen Sie bitte unbedingt weiter.

## 2.  Grundlegende Thematiken Analsex

### 1.  Grenzüberschreitung

In erster Linie kann man sich als Mann ruhig selbst mal fragen: *Warum will ich aktiven Analverkehr?* Geht es darum, Ihre Partnerin zu unterwerfen? Nun, es gibt durchaus Frauen, die das lieben, aber es schadet nichts, zu verstehen, was *Ihre* innersten Motivationen sind, also stellen Sie sich die Frage ruhig einmal in einer stillen Stunde.

Falls es einfach etwas ist, das Sie aus Ihnen selbst unerfindlichen Gründen total erregt, eben weil es „verboten" ist oder unkonventionell, ist das vollkommen okay – letztendlich können wir uns ohnehin nicht aussuchen, was uns erregt. Ich spreche das nur deshalb an, weil solche Praktiken auch etwas mit Grenzüberschreitungen zu tun haben können, vor allem wenn Schmerz im Spiel ist.

Manchmal ist einem Mann nicht klar, dass Frauen ihre eigenen Grenzen falsch einschätzen oder sich nur aus Liebe mit etwas einverstanden erklären, was für sie eigentlich unangenehm ist. Falls es also um Ihre feste Partnerin oder Ehefrau geht, sollten Sie diesen psychologischen Aspekt im Auge behalten, weil solche Dinge leicht eine Beziehung vergiften oder sogar zerstören können. Darüber sollten Sie sich klar sein und abwägen, ob es Ihnen das wert ist. Nur wenige Frauen stehen auf Männer, die ernsthaft Spaß daran haben, ihnen wehzutun oder denen es schlicht egal ist, ob sie leiden.

Auf *Seite 216* lesen Sie wieder weiter bei *Deep Throat*. Bei dieser Praktik sollten ähnliche Abwägungen erfolgen.

2. *Schmerz*

Schmerz ist immer wieder ein großes Thema beim Analverkehr.

Ich habe oft Einträge in Foren gelesen, die ziemlich genau *so* oder ganz ähnlich lauteten: „*Ich hätte so gerne mit meiner Freundin Analverkehr (und sie will es auch total gerne!), aber leider tut es ihr jedes Mal sehr weh, wenn ich beginne, und sie fängt an, zu schreien, was kann ich tun, damit es endlich klappt?*"

Wenn Sie jetzt das Gleiche denken wie ich, können Sie gleich auf *Seite 181* zum *nächsten Abschnitt* vorblättern.

Ich hoffe es.

Also in aller Klarheit: Jemand, der vor Schmerzen schreit, möchte etwas nicht *total gerne*, sondern lässt es nur aus Liebe über sich ergehen. Die Freundin des Ratsuchenden hat kein Interesse an dieser Praktik. Daher würde ich dann auch empfehlen, die Sache ruhen zu lassen. Es gibt Menschen, die Schmerz beim Sex erregend finden, aber das kann man sich eben nicht aussuchen. *Sigmund Freud* berichtete ja schon von der großen Bedeutung der *analen Phase* bei Kindern. Es scheint eben Menschen zu geben, die Berührungen dieser Zone erregender finden als andere. Ich würde absolut nicht dazu raten, bei Ihrer Partnerin dieses Thema über Gebühren zu strapazieren, wenn das Interesse nicht *von ihr* kommt, denn jemanden zu solchen Praktiken zu drängen, zu überreden oder gar – und sei es mit emotionaler Erpressung – zu nötigen, ist nicht nur unhöflich, sondern eine absolute Unverschämtheit. Das bitte im Hinterkopf behaltend, kann Analverkehr eben auch als sehr erfüllend empfunden werden und zum besseren Gelingen werde ich mich auch später noch genauer dazu äußern.

Sadistischer Schmerz hingegen kann wie beim *Deep Throat* Blow Job *(Seite 216)* für den passiven Part, der diese Schmerzen nur erduldet, auch sehr ernüchternd sein.

### 3. *Toleranzbildung*

Ein weiteres Problem beim Thema Analsex scheint die Toleranzbildung zu sein. Ähnlich wie bei Rauschmitteln, wo nach Kurzem die gleiche Dosis nicht mehr den erwünschten Effekt hervorruft und die Dosis gesteigert werden muss, scheint das auch beim Analsex vorzukommen. Der Körper gewöhnt sich an das unnatürliche Gefühl der analen Penetration, der Schließmuskel entspannt sich besser und der Schmerz lässt nach. Wenn nun aber gerade dieser Schmerz wichtig für den Lustgewinn war, wird hier letztlich teils zu Sexspielzeugen, Buttplugs und Dildos gegriffen, die größer sind als ein Penis. So gibt es beispielsweise Buttplugs mit der Aufschrift *Profi*, die meist einen Durchmesser von 4,5 cm haben und wenn man Kundenbewertungen solcher Sextoys liest, mutet es wie eine olympische Disziplin an, sein Poloch für die Aufnahme möglichst großer Objekte zu trainieren. Die Regel zu diesem Thema lautet: Je härter das Material und je größer der Durchmesser, desto höher die Verletzungsgefahr. Auch die Länge spielt beim Verletzungsrisiko eine Rolle, denn der Mastdarm ist nur circa 15 cm lang.

### 4.  *Anatomie des Darms*

Der letzte Darmabschnitt, der umgangssprachlich als Rektum bezeichnet wird, aber medizinisch Mastdarm oder auch „gerader Darm" heißt, und der Zwischenspeicherung von Kot dient, ist das einzige Stück Darm, was penetriert werden sollte. Es besteht aus sehr dehnbarem und gut durchblutetem Gewebe.

Dieser Abschnitt ist beim Menschen etwa 15 – 18 cm lang und mündet in den After, vor dem sich ein ringförmiger Schließmuskel befindet. Dieser ist in die bindegewebigen und muskulären Strukturen des Beckenbodens eingelassen und wird in den inneren (*Musculus sphincter ani internus*) und den äußeren (*Musculus sphincter ani externus*) Afterschließmuskel unterteilt, die beide unterschiedlich aufgebaut sind.

Der innere Schließmuskel kann nicht willentlich gesteuert werden und besteht aus glatter Muskulatur. Der äußere Schließmuskel ist aus quergestreifter Muskulatur und kann bewusst entspannt oder angespannt werden.

Da der Darm nach dem Mastdarm einen Knick macht und in den Dickdarm übergeht (*Colon sigmoideum*), liegt hier auch die natürliche Grenze für eine unproblematische Penetrationslänge, sei es von einem Penis oder einem Gegenstand.

5. *Stimulationsintensität*

Analverkehr ist intensiver als Vaginalverkehr. Es kann durchaus sein, dass Menschen, die viel Gefallen am Analverkehr finden, mit dem „normalen" Verkehr nicht mehr so viel Spaß haben. Im Hinblick auf die zwar kalkulierbaren aber vorhandenen gesundheitlichen Risiken und die geringere Praktikabilität dieser Art des Geschlechtsverkehrs, sollte man sich vorher auch unter diesem Aspekt Gedanken machen, ob man auf diesen Zug aufspringen will. Für risikoreduzierten Analsex sollten immer Kondome und Gleitmittel verwendet werden, was ihn letztlich etwas unpraktischer macht als vaginalen Sex. Und vielleicht kommen Sie ja auch an den Punkt, wo Ihre Partnerin vaginalen Sex nicht mehr schätzt und Sie das schade finden. Da letztlich Zusammenhänge von fäkaler Inkontinenz und Analsex in neuen Studien doch immer häufiger als gegeben erscheinen, sollte auch dies in das Kalkül für Ihre Planung mit einfließen.

## 3. Stand der Forschung

Zum Analsex gehören, wie gesagt, neben der Penetration eines Anus mit einem Penis auch das Eindringen in diesen mit Fingern oder Gegenständen wie Vibratoren oder Dildos mit dem Ziel des sexuellen Genusses. Der Begriff ist also etwas weiter gefasst als der des Analverkehrs.

Ich bin zu der Überzeugung gekommen, dass es eine

Anallobby gibt. Einerseits hängen an dem Werben für Analsex natürlich viele Verdienstzweige: Sextoys, Gleitgel und Darmduschen zum Beispiel. Andererseits scheint es viele Verfechter zu geben, die glücklich über die intensiven Orgasmen sind, was sowohl den aktiven als auch den passiven Part betreffen kann, außerdem reizt viele das Themenfeld der bereits erläuterten Sachverhalte Dominanz, BDSM-Sex, Schmerz und Unterwerfung oder schlicht der Tabubruch.

Als Problematisch sehe ich die Fehlinformationen im Internet an. Ich erwähnte es bereits: In Pornofilmen wird ständig der Wechsel von Oral- zu Vaginalsex gezeigt – für Frauen ist das höchst gesundheitsschädlich.

Auch Artikel wie im Online Format der *Men's Health*, wie: *„Das sollte jeder Mann über Analverkehr wissen"* von *Mila Wittheck*[41] sind ein Riesenproblem, weil sie gezielt falsche Informationen verbreiten und damit gesundheitliche Risiken provozieren. Der erwähnte Artikel ist schon seit dem 14.11.2017 im Netz – leider befand es die Redaktion der *Men's Health* nicht für nötig, sich auf eine detaillierte Mail, in der um Stellungnahme zu den verbreiteten Falschinformationen gebeten wurde, zu reagieren. In diesem Artikel – er sei hier als eines von vielen Beispielen angeführt – steht (Stand: 17.01.2022) – ich zitiere:

*[Überschrift] „Spätfolgen von Analsex [Punkt 3]: Risiko beim Analsex: ausgeleierter Schließmuskel*
*Dieser Mythos ist nicht bewiesen: Beim analen Verkehr kann den [A] Schließmuskel nicht ausleiern."*

---

[41] *Men's Health Online: Das sollte jeder Mann über Analverkehr wissen. Mila Wittheck, 14. November 2017*
[A,B] *Die Rechtschreibfehler wurden vom Artikel übernommen (17.01.21)*

*[Überschrift] „Die Hygiene: Ist Analverkehr schmutzig?*
*Nein. Doch mangelnde Hygiene wird der Sexpraktik zu*
*Unrecht immer wieder vorgeworfen. Es heißt, im Anus befände*
*[B] ein gefährlicher Bakterienherd. Das ist falsch. Bei einem ge-*
*sunden Menschen sitzen im Anus keine bedrohlichen Bakte-*
*rien.“*

Diese beiden Kernaussagen – exemplarisch heraus-
gegriffen – **sind falsch**. Bitte glauben Sie nicht alles, was
Sie im Internet lesen!

In der *normalen* Darmbesiedlung befinden sich Bakterien wie *E. coli* und *Gardnerella*. Gelangen diese *im Darm*
*(!)* normalen Bakterien in großem Maße in die Scheide,
wird die Vaginalflora gestört, was extrem schmerzhafte
Vaginal- und Harnwegsentzündungen – letztere auch
beim Mann! – auslösen kann, die chronisch werden oder
sogar ganze Orange wie die Nieren schädigen können.
Das sind medizinische Tatsachen, die jeder Gynäkologe
oder Urologe bestätigen wird und die man Frauen im
Rahmen der normalen Körperhygiene erklärt, daher
finde ich solche Aussagen wie oben besonders rätselhaft.

**Richtig ist:**
Die Darmbakterien sind *im Darm* ungefährlich – auf
andere Schleimhäute gebracht, ist das nicht der Fall!

Auch Pilze aus dem Darm sind in der Scheide ein
Problem und führen häufig zu sogenannten *vaginalen My-*
*kosen,* die stark jucken und extrem unangenehm sind.

Sie können das in vielen Publikationen nachlesen.
Exemplarisch sei hier ein Artikel aus der *Wissenschaft Ak-*
*tuell* von *Joachim Czichos* vom 31.02.2017 genannt, der
heißt: „Vaginalkeim verursacht wiederkehrende Harnwegsinfektionen“, wobei Gardnerella-Bakterien eben
auch im Darm vorkommen. Das Hauptproblem sind aus
dem Darm in übermäßiger Zahl eingeschleppte Pilze und

Bakterien, welche eine Störung der empfindlichen Balance der Vaginalflora verursachen können. In geringer Zahl wird die saure Scheidenflora damit fertig, doch beim Wechsel von Anus zu Scheide mit Fingern oder Glied gefährden Sie Ihre Partnerin und letztlich durch den sogenannten Ping-Pong-Effekt auch sich selbst. Auch aufsteigende „normale" Bakterien aus dem Darm in den Harnleiter des Mannes, können zu schweren Erkrankungen wie Prostata-, Harnwegs- oder Blasenentzünden führen.

Einen realistischeren und gut recherchierten Artikel außerhalb der Fachpresse zum Thema Analsex, der einige Risiken anspricht, kann man bei *Fokus Online* finden. Er heißt: „Was beim Analsex beachtet werden sollte" von *Monika Preuk* aktualisiert am 09.09.2019.

Besonders die jungen und damit *sexuell aktivsten* sowie *experimentierfreudigsten* Menschen wissen leider über diese Gefahren oft nichts. Auch dass der Schließmuskel nicht ausleiern oder reißen kann, ist Unsinn,[55] wobei es sich wie gesagt hier um eine Muskelgruppe handelt.

Natürlich können Muskeln überdehnen und Muskelfasern können reißen. Hier hilft auch der gesunde Menschenverstand: Man kann sich Ohrlöcher dehnen, bis die Ohrläppchen hängende Fleischlappen sind, schwangere Frauen können nach der Geburt zerrissene Haut haben, die hängt und sich nie mehr zurückbildet. Eine mögliche Konsequenz analer Überstrapazierung ist die klinische Symptomatik des analen Prolaps, bei dem das Innengewebe des Rektums stark überdehnt wird und durch den erschlafften Schließmuskel rutschen kann. Natürlich ist es prinzipiell so, dass die Muskelspannung mit dem Alter eher nachlässt und dass mit Training dagegen gearbeitet werden kann.

Wenn Sie wirklich hart gesotten sind, können Sie ja spaßeshalber mal nach Bildern für *anal gape* suchen und sich selbst ein Bild machen, ob das alles Fotomontagen sind, aber Vorsicht, es könnte Sie verstören.

Abschließend noch zum oft ins Feld geführten Argument, eine Vagina würde „ja auch nicht ausleiern".

Die Gewebestrukturen und Muskulatur von Rektum und Vagina sind nicht vergleichbar. Eine Scheide ist für Geschlechtsverkehr ausgelegt, ein Rektum nicht.

Im nächsten Abschnitt präsentiere ich Ihnen kurz die Ergebnisse meiner Recherchen bezüglich der häufigsten Risiken und Problematiken von Analverkehr.

## 4. Potentielle Risiken

### 1. Mykosen

Im Darm halten sich normalerweise Pilze auf, die auf anderen Schleimhäuten Mykosen verursachen können. Betroffen können neben der Scheide auch der Mund, Rachen, Blase und Magen sein, was zu Jucken, Bauchschmerzen, Blähungen und anderen Beschwerden, bis hin zur Schädigung von Organen führen kann.

Durch den Ping-Pong-Effekt stecken sich die Partner überall gegenseitig an. Viele Menschen kennen diese Thematik nicht. Es gibt (genau wie bei Fußpilz) Menschen, die empfänglicher sind als andere oder kaum Symptome haben, die Mykose aber dennoch übertragen. Doch ein generell schwaches Immunsystem muss nicht vorliegen, um sich anzustecken.

### 2. Bakterielle Erkrankungen

Bakterien, die im Darm völlig harmlos, normal sowie unschädlich sind, wie *Escherichia coli*, auch schlicht *Kolibakterien* genannt, oder *Enterokokken*, führen zu

Harnwegsinfektionen bei Männern und Frauen, chronischen Blasenentzündungen, Scheidenentzündungen und können unbehandelt Blasenkrebs, Nierenbeckenvereiterungen, bis hin zu Blutvergiftungen und bei Männern Prostatitis verursachen.[42]

### 3.  Geschlechtskrankheiten und Analsex

Im folgenden Abschnitt erkläre ich kurz den Zusammenhang zwischen *sexuell übertragbaren Infektionen* und Analsex. Zu dem Thema *Geschlechtskrankheiten (Seite 120)* allgemein hatte ich ja schon einiges geschrieben. Leider sind viele „alte" Krankheiten, die praktisch als ausgestorben galten, wieder auf dem Vormarsch, was wohl die heute übliche unbedarfte Einstellung zur Thematik der sexuell übertragbaren Krankheiten verschludert haben dürfte.

Nachdem AIDS nicht mehr als sicheres Todesurteil galt, hielt man wohl Kondome für überbewertet. Doch gerade beim Analverkehr ist die Chance von Ansteckungen, wie man heute gut aus der HIV-Forschung weiß, besonders hoch. Eine der schwerwiegendsten Folgeerkrankungen von Infektionen, die sich unter anderem durch Geschlechtsverkehr verbreiten, ist heute Darmkrebs, für dessen Entstehung nach aktueller Datenlage eine Infektion mit HPV als höchster Risikofaktor gilt.[43]

Das Gewebe des Anus ist empfindlicher als das der Vagina und besitzt keine natürliche Gleitsubstanz wie die Scheide oder der Mund mit seinem Speichel. Dadurch entstehen schneller Mikrorisse im Gewebe und daher

---

[42] *IPF: Infozentrum für Prävention und Früherkennung: Im Fokus: Harnwegsinfektionen und Blasenkrebs – Was Bakterien im Urin anrichten. Susanne Gerhards, Zugriff: 25. August 2020*

[43] *ASCRS (American Society of Colon & Rectal Surgeons): Anal Cancer: Risk Faktors. Zugriff: 26. August 2020*

lassen sich grundsätzlich Krankheiten leichter durch Analsex übertragen.[44] Typische Krankheiten hierfür sind – neben Pilzerkrankungen – *Chlamydien*, *Tripper (Gonorrhoe)*, *Syphilis*, *Hepatitis*, *Genitalherpes (HSV)*, *Human Papillomavirus bzw. Feigwarzen (HPV)* und *AIDS (HIV)*, bei Letzterem ist das Risiko einer Infektion für den passiven Part des Analverkehrs 13 Mal höher als für den aktiven.[45]

Außerdem verursachen einige Arten des *Human Papillomavirus* (HPV) diverse Krebsarten unter anderem Gebärmutterhalskrebs, Analkrebs und bei Empfangenden von Oralsex auch Hals- und Mundtumoren.

Auch das 1981 erstmals isolierte Bakterium *Mycoplasma Genitalum (Genetales Mycoplasma)* befällt Schleimhautzellen des Harn- und Geschlechtsapparat (also die Harn- und Geschlechtsorgane).[46] Es ist sexuell übertragbar und verursacht Entzündungen der Harnröhre, des Gebärmutterhalses sowie des Unterleibs und steht im Verdacht reaktive Arthritis zu verursachen.

### 4.   *Hämorrhoiden*

Das arteriovenöse Gefäßpolster, das ringförmig unter der Schleimhaut des Enddarms liegt, dient dem *Feinverschluss des Afters*. Wenn Sie also lesen, *„Analsex verursache keine Hämorrhoiden"*, so ist diese Aussage natürlich korrekt, da

---

[44] *CDC (Centers for Disease Control and Prevention): HIV Risks and Prevention: Risks of Other Infections. Division of HIV/AIDS Prevention, National Center for HIV/AIDS, Viral Hepatitis, STD, and TB Prevention, Centers for Disease Control and Prevention, November 2019*

[45] *CDC (Centers for Disease Control and Prevention): HIV Risks and Prevention: Receptive Versus Insertive Sex. Division of HIV/AIDS Prevention, National Center for HIV/AIDS, Viral Hepatitis, STD, and TB Prevention, Centers for Disease Control and Prevention, November 2019*

[46] *The Lancet Vol 317(8233): A Newly Discovered Mycoplasma in the Human Urogenital Tract. Tully, Joseph G. et al., Seite 1288-1291, 13. June 1981*

jeder erwachsene Mensch Hämorrhoiden besitzt. Es muss daher die Frage gestellt werden, ob die Hämorrhoiden durch Analsex Schaden nehmen können und damit auch die Stuhlkontinenz beeinträchtigt werden kann.

Als gesichert gilt, dass die Gefäße, die Hämorrhoiden heißen, sich durch die Bildung von Thrombosen vergrößern, bluten und jucken können und dass dies zu Schmierstuhl führt. Man spricht dann von *symptomatischen Hämorrhoiden*. Obwohl vielfach zu lesen ist, dass Analverkehr nur *bereits bestehende symptomatische* Hämorrhoiden *verschlimmert*, diese aber *nicht* verursacht, geben Fachärzte an, dass symptomatischen Hämorrhoiden durch mechanische Verletzungen entstehen, die sich mit Bakterien der eigenen Darmflora infizieren. Dass Analverkehr Verletzungen verursachen kann, ist gewiss, also ziehen Sie Ihre Schlussfolgerungen bitte selbst.

### 5.  *Schließmuskelschäden*

Schäden am Schließmuskel, sogenannte *Fissuren*, können durch Verletzungen entstehen und vernarben. Die Penetration eines menschliches Rektums mit einem Penis oder Gegenstand kann leicht Verletzungen verursachen, vor allem, wenn kein Gleitmittel verwendet, zu grob oder zu schnell vorgegangen wird oder große, harte oder spitzkantige Objekte verwendet werden.[47]

### 6.  *Darmperforationen*

Bei zärtlichem Analsex mit Gleitmittel entstehen Darmperforationen sicherlich eher als Ausnahme, doch es sind Fälle dokumentiert, in denen einvernehmlicher Analsex

---

[47] *healthdirect.gov.au: anal-injury (Free Australian Health advice), May 2021*

zu Darmperforationen geführt hat[48] oder die sehr viel extremeren sogenannten *Fistingpraktiken*[49] oder das rektale Einführen von Objekten[50] führten, durch einen septischen Schock, sogar zum Tode.[51]

Es gibt viele chirurgische Berichte zu diesen Themen. Solche Unfallszenarien werden von Medizinern als „selten" beschrieben, davon haben Sie aber nichts, wenn Sie der Unglückliche sind, dem es mit der Frau, die Sie lieben, passiert – seien Sie sich bitte daher der Gefahr bewusst.

### 7.  *Erhöhtes Risiko für Stuhlinkontinenz*

In vielen Foren wird von Inkontinenz nach Analverkehr berichtet, die teils vorüberging, es gibt auch einige wenige medizinische Berichte, die bestätigen, dass anale Penetration zu vorübergehender oder dauerhafter Stuhlinkontinenz beim passiven Partner führt,[52] oder dass es zumindest eine Verbindung der beiden Phänomene gibt, sprich, dass Menschen, die rezessiven Analverkehr haben, häufiger an Stuhlinkontinenz leiden.[53]

---

[48] *Sci forschen: Journal of Surgery: Open Access 3(4): Rectal Perforation after Anal Intercourse. Kornaropoulos M, Makris MC, Yettimis E, Varsamidakis N, 24. Juni 2017*

[49] *Academic Emergency Medicine: Rectal Perforation Following Manual-Anal Intercourse. Vol 2/ No 9, Seiten 852-853, Kelvin L. Spears MD et al., September 1995*

[50] *Med Archives: Colonic Perforation in a Young Tetraplegic Male Caused by Zucchini. 70(5), Seiten 395-397, Pigac B, Masic S, 25. Oktober 2016*

[51] *The New Zealand medical journal 120(1260): Vibrator-induced fatal rectal perforation. Naseem Waraich, James S Hudson, Syed Yusuf Iftikhar, 1. Februar 2007*

[52] *Deutsche Hebammen Zeitschrift: Analsex als Risiko für Stuhlinkontinenz. Rubrik: Medizin und Wissenschaft, 29. März 2017*

[53] *Am J Gastroenterol: Anal Intercourse and Fecal Incontinence: Evidence from the 2009-2010 National Health and Nutrition Examination Survey. Markland AD, Dunivan GC, Vaughan CP, Rogers RG, Seite 269-274, 2016*

Es ist in der Tat ein Thema, das immer noch einem starken Tabu unterliegt und über das es wenige wissenschaftliche Untersuchungen gibt. Im Netz äußern sich zu den Risiken von passivem Analsex Ärzte sehr deutlich, die auf eine homosexuelle Klientel spezialisiert sind. Nach meinen Recherchen entsteht fäkale Inkontinenz, wenn der Schließmuskel nicht richtig arbeitet, wenn die Hämorrhoiden beschädigt sind oder beides der Fall ist.

Bei Schließmuskelirritationen kann Stuhlinkontinenz vorübergehend auftreten. Weiterhin können ausgeprägte (vergrößerte) Hämorrhoiden Stuhlinkontinenz verursachen. Zur Erinnerung: Dass Analverkehr symptomatische Hämorrhoiden verschlimmern kann, gilt wissenschaftlich als gesichert. Auch als erwiesen gilt, dass durch mechanische Verletzungen leicht Risse im Gewebe entstehen, die sich über die Darmbakterien infizieren und so zu Darmabszessen oder den gefährlicheren Analfisteln führen können, welche medizinische Notfälle darstellen können. Ebenso erwiesen ist, dass durch mechanische Verletzungen Hämorrhoiden symptomatisch werden.[54]

Das bedeutet, was auch für Fissuren, Abszesse und Fisteln gilt, der direkte Zusammenhang: *„Analverkehr verursacht symptomatische Hämorrhoiden"* ist wissenschaftlich nur mit wenigen Quellen belegbar, der Zusammenhang: *„Analverkehr kann Verletzungen verursachen, die zu symptomatischen Hämorrhoiden führen,"* gilt als gesichert und sollte somit auch in Ihr Kalkül bezüglich einer Risikoabwägung für die Ausübung von Analsex einbezogen werden.

(Auf *Seite 219* geht es zurück zum Abschnitt *Pegging*.)

---

[54] *MedicalNewsToday: What are the risks of anal sex? Rachel Nall, medically reviewed by Janet Brito, Ph. D. LCSW, CST, 6. März 2019*

*8.  Schwangerschaft*

Im Zuge von Analverkehr kann männlicher Samen aus dem Anus wieder hinausfließen und in die Scheide gelangen. Eine Konstellation, bei der ein Mann ausschließlich in das Rektum der Frau ejakuliert und so durch das wieder Austreten und nach vorne Fließen des Ejakulats eine Schwangerschaft entsteht, ist sehr selten, kann jedoch vorkommen. Daher sollten Sie diese Möglichkeit beziehungsweise Gefahr als Mann berücksichtigen.

*9.  Fremdkörper im Rektum*

Neben Artikeln in der Boulevardpresse gibt es viele medizinische Berichte über Fremdkörper, die ungewollt in ein Rektum rutschten.[55,45] Besonders dazu geeignet sind Gegenstände mit konischer oder ovaler Form, die unten nicht gut greifbar sind. Anders als bei der Vagina können im Rektum Gegenstände hochrutschen, sodass sie nicht mehr erreichbar sind. Chirurgen haben bereits spezielle Techniken entwickelt, um diese Fremdkörper möglichst ohne Operationen zu bergen.

Ein solches Ereignis wird Sie ohne Zweifel für immer in sehr schlechter Erinnerung bleiben lassen.

Wichtig, aufgrund einer drohenden Entzündung oder Blutvergiftung durch Bakterien mit möglicher Todesfolge, ist der sofortige Gang ins Krankenhaus. Damit ist nicht zu spaßen und solche Objekte finden in der Regel eher den Weg nach oben als wieder hinaus, da der Schließmuskel und die einseitig gerichtete Darmmuskulatur eine Extraktion zusätzlich erschweren. Versuchen

---

[55] *Stern: Gesundheit: Rathgeber Sexualität: Sexspielzeug bleibt stecken: Junger Britin drohte künstlicher Darmausgang. 29. Juni 2017*

Sie bitte, aufgrund der hohen Verletzungsgefahr, keinesfalls selbst Hand anzulegen. Seien Sie dem Arzt gegenüber unbedingt ehrlich, damit dieser die Lage richtig einschätzen kann – Sie resultieren als coolerer Typ, wenn Sie sagen, Sie hätten Ihrer Freundin eine Gurke in den Po gesteckt, als wenn Sie behaupten, sie sei beim Salatmachen nackt auf die Gurke gefallen. Ehrlich mal: Man spricht nicht darüber, aber so selten oder gar skandalös ist Masturbation oder Sex mit Objekten nun auch wieder nicht.[56]

Auf *Seite 219* lesen Sie wieder weiter bei den Abschnitten *Fisting* und *Pegging*.

### Anekdote

Ich bin sehr gut mit einem französischen Traumachirurgen bekannt, der einst in einer fröhlichen Runde mit seinen Kollegen folgende Geschichte erzählte: Nachts kam ein Mann in die Notaufnahme, der den Holzknauf einer Schublade in seinem Rektum hatte. Als seine Kollegin, die Nachtschwester aus der Notaufnahme – eine ehemalige Nonne, sollte ich vielleicht dazu sagen – ihm die Bilder aus der Röntgenabteilung brachte, fragte sie ihn voller Unverständnis: „Wie hat er das verschlucken können, ohne es zu bemerken?"

### 5.  Risikobewertung

Nachdem wir über die potenziellen Risiken von Analsex gesprochen haben, wenden wir uns der Bewertung derselbigen zu.

Gesichert ist: Mit Kondomen und Gleitmittel können die Risiken von Analsex stark gemindert werden. Auch

---

[56] *Innovative Surgical Sciences 2 (2): Surgical management of rectal foreign bodies: a 10-year single-center experience. Kokemohr, P., Haeder, L., Frömling, F., Landwehr, P., & Jähne, J., Seite 89-95, 20. März 2017*

dürften Häufigkeit, Dauer und Größe der Penetrationsobjekte eine entscheidende Rolle für das Risikoausmaß spielen, sowie die persönlichen körperlichen Voraussetzungen des passiven Parts.

Wenn Sie nun aber in reißerischen Artikeln oder in Foren, wo sich ohnehin meist nur Ahnungslose leichtfertig mit Sätzen äußern, die mit *„Ich denke mir"* beginnen, dass Analverkehr *total unproblematisch sei*, und dass *ein Schließmuskel ja ein Muskel sei und daher nicht ausleiern könne*, dann fragen Sie doch mal, ob diese Leute Ihrer Freundin die OP bezahlen, falls sie eine Schließmuskelschwäche oder andere Gesundheitsprobleme bekommt.

Dass Verfasser obiger Behauptungen keinerlei Wissen oder Ahnung besitzen, erkennt man schon daran, dass der Schließmuskel kein klassischer Muskel ist, sondern eine komplex strukturierte Gewebeformation, wobei der innere Schließmuskel nicht willentlich gesteuert werden kann. Speziell in gewissen Pornovideos ist der furchteinflößende *rektale Prolaps* beziehungsweise *Mastdarmvorfall* oder auch der *Analvorfall* häufig zu sehen – wahrscheinlich, weil er so schön pervers aussieht.

Ich las dazu, dass durch die Amateurgratispornos die professionellen Pornos immer perverser werden müssten, damit die Leute dafür noch Geld aufgäben.

Als Ursachen für diese beiden seltenen Erkrankungen werden Hämorrhoiden, Analfissuren und Geburten angegeben. Dass Verletzungen am Anus Analfissuren und Hämorrhoiden verursachen können, ist in der Literatur gut belegt. Fäkale Inkontinenz, verursacht durch eine Schließmuskelschwäche, wird in der einschlägigen Fachliteratur wiederum mit dem Geburtstrauma in Verbindung gebracht. Einerseits mit der Schwächung des Beckenbodens und andererseits mit der Überdehnung oder Verletzung der Schließmuskeln am Rektum etwa durch



 

Einreißen oder durch den oft praktizierten Dammschnitt während der Geburt. Mit diesem Hintergrundwissen sollte wohl außer Frage stehen, dass anale Schließmuskeln sehr wohl beschädigt und überdehnt werden können. Die gute Nachricht ist, dass das bei „normalem" Analsex in der Regel nicht geschieht. Aber eine reversible Reizung der analen Schließmuskeln mit vorübergehenden Symptomen der Stuhlinkontinenz ist auch bei aller Vorsicht immer im Bereich des Möglichen.

Aufgrund fehlender Evidenz bleibt es schwierig, die Langzeitrisiken zu beurteilen. Ich selbst sehe sie nach meinen Recherchen als gegeben an.

(Auf *Seite 219* gelangen die Leseausflügler zurück zum Abschnitt *Pegging*, falls Sie von dort kamen.)

## 6.  Pro und Kontra von Analverkehr

Zur Entscheidungsunterstützung möchte ich Ihnen eine kurze Checkliste geben, um zu überprüfen, ob es sich für Sie persönlich lohnt, Ihre Partnerin damit überhaupt zu konfrontieren, falls der Wunsch nicht von ihr kommt, oder den Gedanken unter sexuelle Fantasie abzuhaken.

| Aktiver Analverkehr Pro | Aktiver Analverkehr Kontra |
| --- | --- |
| Die Wahrscheinlichkeit, dass meine Partnerin davon schwanger wird, ist gering | Eine geringe Wahrscheinlichkeit, dass meine Partnerin davon schwanger wird, ist vorhanden |
| Durch Kondome und Gleitgel kann ich Verletzungs- und Ansteckungsrisiken verringern | Ich kann leicht mich oder meine Partnerin mit sexuell übertragbaren Krankheiten, Pilzen oder Bakterien infizieren |

| | |
|---|---|
| Unsere Partnerschaft kommt auf Sex-Level 2.0 | Es gibt nicht abschätzbare, schlecht untersuchte Langzeitrisiken |
| Meine Partnerin hat intensivere Orgasmen | Meine Partnerin hat unter Umständen Schmerzen |
| Ich habe intensivere Orgasmen | Meine Partnerin kann sich verletzen (Fissuren, Darmperforation) |
| Sexabenteuer bei gleichzeitiger Nutzung von Sextoys, Stichwort: Doppelpenetration | Meine Partnerin kann vorübergehend oder dauerhaft an Stuhlinkontinenz leiden |
| Ich mache meine Partnerin sexuell von mir abhängig | Der Schließmuskel meiner Partnerin kann Schaden nehmen |
| Ich unterwerfe meine Frau | Stuhl kann im Bett landen |
| … kann gerne noch ergänzt werden… | Ich kann meine Partnerin traumatisieren |
| … kann gerne noch ergänzt werden… | „Normaler" Sex ist danach langweilig(er) |
| … kann gerne noch ergänzt werden… | Erhöhte Kosten für Kondome und Gleitmittel |
| … kann gerne noch ergänzt werden… | Keine Stimulation der Eichel durch Anstoßen an die Zervix |

Wie gesagt stellt sich die Frage, ob Analsex für Sie und Ihre Partnerin so gewinnbringend ist, dass sich der ganze Stress und das Eingehen der vielen Risiken lohnen.

Ich habe in einem Forum einen interessanten Beitrag gelesen, in dem eine Frau fragte, was Männer an aktivem Analsex eigentlich so toll finden.

Kaum einer rückte hier raus mit der Sprache, aber ein Mann schrieb sinngemäß Folgendes: *Die Stimulation durch die Enge des Schließmuskels sei vor allem am Anfang erregend* (ich werfe hier mal ein: Leider ist das auch der Teil, der den meisten Frauen wehtut, denn wenn der

Schließmuskel entspannt und geweitet ist, ist er logischerweise nicht mehr eng) *später*, berichtete er weiter, *sei Analsex für ihn nicht so erfüllend wie vaginaler Sex, weil ihm das Scheidendach als Gegendruck zur Stimulation für seine Eichel fehle.*

Der Darm ist ja im Prinzip ein Schlauch, der erst mal kein Ende hat, also gibt es auch keinen Gegendruck. Es geht natürlich tief rein, doch es fehlt die vaginale Muskulatur, die sehr stimulierend sein kann. Alles in allem ist – auf gefühlstechnischer Ebene – der Analverkehr für den aktiven Part vielleicht doch nicht so gut wie sein Ruf?

Ich meine, wir reden hier von heterosexuellem Verkehr – es *gibt* also eine Vagina, die für Sex gemacht ist – warum dann ein Organ dazu benutzen, was dafür nicht gedacht ist?

Diese Frage kann man auch aus der Sicht des passiven Partners beantworten: Das Gewebe um den After ist hochsensibel, mit vielen Nerven durchzogen und stellt eine hoch erogene Zone dar. Beim Mann wird durch passiven Analverkehr die Prostata stimuliert und auch bei der empfangenden Frau erfolgt eine sehr macht- und lustvolle Stimulation, die entsprechend intensive Orgasmen nach sich ziehen kann – schon das ist natürlich ein Grund, sich mit dem Thema zu beschäftigen, schließlich wollen Sie ja, dass Ihre Partnerin sexuell befriedigt ist.

Sie haben bemerkt, dass ich die Fahne für Analsex aufgrund der Risiken nicht ganz so hochhalte. Ich verdamme diese Praktik nicht, was mir aber Sorge bereitet, sind die vielen damit verbunden gesundheitlichen Themen, die meiner Meinung nach heruntergespielt werden und schlecht untersucht sind. Außerdem kann ich Ihnen als Ihre Beraterin nichts empfehlen, was Ihnen oder Ihrer Partnerin potenziellen Schaden verursacht.

Die einzelnen Punkte der Pro- und Kontra-Liste habe

ich bereits in den vorausgegangenen Abschnitten erläutert. Bei den aufgeführten Argumenten, die gegen Analverkehr sprechen, sehen Sie schon, dass es viele sind, dass ich aber meistens eine „kann"-Formulierung verwende.

Das heißt für Sie als aktiver Part und „Showrunner": Um Schaden zu vermeiden, ist es besonders wichtig, sich auszukennen und nichts falsch zu machen. Dann können Sie vielleicht auch die Vorteile bald genießen und dass Analverkehr auch Vorteile hat, ist unumstritten.

Bedenken Sie bitte trotzdem bei Ihren Abwägungen, dass die Spätfolgen kaum erforscht sind, was nicht bedeutet, dass es sie nicht gibt.

### 7.   FAQ zum Thema Analverkehr

*1.   Ich möchte Analverkehr – wie gehe ich vor?*

Wie schon gesagt, gebe ich Ihnen aufgrund der gesundheitlichen Risiken die Empfehlung, darauf zu verzichten.

Möchten Sie dieser Empfehlung nicht folgen, sollten Sie die Thematik in aller Ruhe ansprechen. Vorab können Sie beim Streicheln austesten, ob der Anus Ihrer Partnerin für diese überhaupt eine erogene Zone darstellt, also ob sie sich dort gerne berühren oder liebkosen lässt.

Das muss Ihnen klar sein: Es kann beim Analsex auch Kot aus dem After herauskommen – vergessen Sie nicht, dass es ein Po ist. Wenn Sie das total abstoßend oder peinlich finden, sollten Sie ganz traditionell die Vagina benutzen.

Auf *Seite 85* gelangen Sie zurück zum Abschnitt *Reden über Sexthemen* und der *3. Regel: Seien Sie nicht vulgär.*

2. *Ich möchte Analverkehr – aber meine Freundin will nicht*

Lassen Sie es gut sein.

3. *Wir möchten Analverkehr – aber es tut meiner Partnerin weh!*

Lassen Sie es gut sein.

4. *Ich praktiziere Analverkehr – gibt es etwas zu beachten?*

Achten Sie auf Entspannung, gehen Sie sehr langsam vor, stimulieren Sie immer gleichzeitig die Klitoris, benutzen Sie Gleitmittel und immer Kondome und seien Sie wie auch Ihre Partnerin nüchtern sowie ohne Drogen im Blut.

Am besten Sie tun es nach dem gemeinsamen Duschen. Danach waschen Sie sich gründlich und vorher fragen Sie bitte nach dem Einverständnis. Achten Sie darauf, dass nichts aus dem Darm in die Scheide, an Ihren Penis oder auf Ihrer beider Mundschleimhäute gelangt. Eine Darmspülung ist normalerweise nicht nötig, da der Enddarm in der Regel leer ist, falls kein Drang besteht, auf die Toilette zu gehen.

Das wäre so meine Checkliste für eine korrekte Verhaltensweise bei dieser Praktik – wenn ich sie empfehlen würde, was ich wie gesagt nicht tue.

## 8.  Klartext über Analsex

1. *Wie minimiere ich die Risiken von Analsex?*

In diesem Abschnitt möchte ich unter der Überschrift

„Klartext" noch einmal zusammenfassen, was die Erkenntnisse meiner Recherchen sind.

Da ich nicht davon ausgehe, dass alle von Ihnen diesen Guide minutiös durchlesen werden, sehe ich mich gezwungen, mich in Bezug auf Themen, die ich gesundheitlich oder rechtlich für besonders wichtig erachte, und die im jeweiligen Abschnitt erwähnt werden sollten, gelegentlich zu wiederholen – ich danke den stetigen Lesern von Ihnen an dieser Stelle für Ihre Geduld sowie für Ihr Verständnis.

Wenn ich über Analverkehr lese, stelle ich immer wieder fest, dass gefragt wird, ob es stimme, dass Analsex schädlich sei und dass seine Befürworter antworten: *„Das sind alles Märchen, die sich unsere Omas ausgedacht haben."*
Nach meinen Recherchen ist das nicht der Fall.
**Daher rate ich Ihnen, aufgrund der Risiken von Analsex – also Verkehr und anderweitiger Stimulation des Anus durch Penetration mit Fingern oder Objekten – grundsätzlich ab.**

Beim normalem Analverkehr, der gut vorbereitet, langsam und behutsam durchgeführt wird, sind schwere Verletzungen selten – entscheidend ist immer, dass Sie aufhören müssen, wenn die Partnerin Schmerzen hat.

Das heißt auch, dass Sie solche Experimente bitte nicht machen, wenn Sie oder Ihre Partnerin – oder beide – betrunken sind oder unter dem Einfluss von Rauschdrogen stehen. Ich stehe hier keinesfalls mit moralisch erhobenem Zeigefinger, sondern nur als Ihr Coach, der möchte, dass es für Sie bestens läuft und dass Sie weder in der Notaufnahme landen, noch Ihre Partnerin Sie danach beschimpft und Ihnen den Laufpass gibt.

Sie sollten daher beide für das nötige Üben unbedingt zurechnungsfähig ein. Fissuren, d. h. kleine Risse der Darmschleimhaut oder Darmwand, sind bei

Analverkehr recht häufig. Diese können sehr schmerzhaft sein, bluten, sich infizieren und vernarben und müssen teilweise sogar operiert werden. Um Fissuren zu vermeiden, ist es wichtig, sehr viel Gleitmittel zu verwenden und anfangs sehr langsam und vorsichtig vorzugehen, damit der innere Schließmuskel sich dehnen kann. Oft wird daher ein Vordehnen mit dem Finger oder mit spezifischen Sextoys wie Analplugs empfohlen.

Um die Hygiene zu erhöhen, werden oft Darmduschen verwendet. Doch die Darmflora ist sehr komplex und jede Störung kann zu Entzündungen oder einer Schwächung des Immunsystems führen, weshalb ich von Darmspülungen ohne gesundheitliche Indikation und ohne ärztliche Anweisung abrate. Bedenken Sie dabei, dass Stoffe über die Darmschleimhaut schnell ins Blut gelangen – nicht umsonst gibt man Medizin in Zäpfchenform in den Po.

Sicher ist deshalb, dass auch Darmduschen hygienisch rein sein müssen und dass durch eingeschleppte Bakterien Darm– und Buchfellentzündungen sowie bei Verletzungen Blutvergiftungen entstehen können.

Hierzu sei noch angemerkt, dass auch der Darmausgang eine Körperöffnung ist und dass Bakterien sowie Pilze von außen hier sehr große Probleme verursachen können.[57] Wenn Sie also Ihrer Partnerin Objekte in den Po einführen, achten Sie bitte darauf, dass diese sauber bzw. steril sind, oder ziehen Sie einfach ein Präservativ darüber. Außerdem achten Sie bitte darauf, dass Objekte nie zu groß, spitz, scharfkantig oder zu lang sein dürfen. Zur Erinnerung: Der Enddarm, das letzte Ende des Dickdarms, das im After endet, ist ungefähr 15 cm lang, wie

---

[57] *Cara Care: Darmentzündungen: Was verursacht eine Darmentzündung? Dr. med. André Sommer, 2020*

ich bereits erwähnte. Also sehen Sie bitte davon ab, Objekte in den Po Ihrer Partnerin einzuführen, die diese Länge überschreiten, da Sie sonst ernste Verletzungen mit Lebensgefahr riskieren.

Es ist außerdem darauf zu achten, dass keine Gleitmittel und Kondome kombiniert werden, die nicht kompatibel sind, da die Kondome sonst leicht reißen.

Bei abruptem Eindringen kann es zu einer Irritation oder Zerrung des Schließmuskels kommen. Dies kann dazu führen, dass Ihre Partnerin in den folgenden Tagen oder langfristig Probleme hat, den Stuhl zu halten, vor allem, wenn sie zu weichem Stuhl neigt.

Es kann dem passiven Part helfen, täglich einen Teelöffel Flohsamenschalen oder noch besser deren Pulver zu essen, um die Stuhlkonsistenz zu verbessern. Bitte geben Sie diesen Tipp Ihrer Herzdame nur, wenn sie mindestens so begeistert vom Analsex ist wie *Gwyneth Paltrow*, sich also voraussichtlich ehrlich über Ihren Ratschlag freut – alle anderen Damen wird es befremden.

Eine leichte Irritation des Schließmuskels klingt normalerweise von allein wieder ab. Allerdings gibt es keine aussagekräftigen Studien darüber, ob solche Irritationen länger anhaltende Folgen haben. Es ist bekannt, dass der Schließmuskel von der Beckenbodenmuskulatur unterstützt wird, daher würde man Schädigungen unter Umständen erst im Alter feststellen, wenn diese Muskulatur erschlafft. Wie so oft kann Sport hier helfen.

2.  *Schadet Analsex meiner Partnerin oder mir?*

Ich las unter anderem von einem Mann in Amerika, dessen Freund keine Krankenversicherung hatte, und der sich Hilfe suchend an eine Community wandte, weil sein Partner nach einvernehmlichen Analverkehr über Tage starke Schmerzen hatte und stark blutete. Der Darm ist sehr stark durchblutet und es kann daher bei Verletzungen zu Massenblutungen mit Lebensgefahr kommen, aber bei Darmperforationen auch zu einem septischen Schock, an dem Menschen sterben. Das Schlimmste, was passieren kann, ist also, dass man daran stirbt. Einer der dokumentierten Fälle ist der Tod nach Analfisting einer Frau durch ihren Ehemann – sie starb drei Tage später nach Bauchschmerzen an einem septischen Schock.[58]

Ob ältere Menschen, die Kotinkontinenz haben, als junge Leute Analverkehr hatten, und ob das dafür der Grund ist, lässt sich kaum feststellen, da das Thema gesellschaftlich gerade erst enttabuisiert wird.

Um darüber Aufschluss zu gewinnen, müsste sich unsere Generation erst mal trauen, unsere Eltern und Großeltern darüber zu befragen, und diese müssten dann auch noch ehrlich antworten. Beides eher abwegig. Aber auch hier könnte der gesunde Menschenverstand helfen: Wenn ein einmaliges Geburtstrauma ausreicht, um im Alter zu fäkaler Inkontinenz zu führen, da Beckenbodenmuskulatur und Schließmuskel zu sehr strapaziert wurden, kann man sich schon denken, dass zu extreme anale Praktiken große Schäden verursachen können.

Wo hier die Grenze liegt, was Durchmesser oder Häufigkeit betrifft, ist schwer zu sagen und wird letztlich auch von den körperlichen Voraussetzungen der einzelnen Person abhängen, beispielsweise davon, wie gut sich das Gewebe dehnen lässt und wie gut es bei Überdehnung heilt beziehungsweise sich zurückbildet.

Männer, die aktiven Analsex praktizieren, können das Risiko von schwerwiegenden Infektionen, z. B. durch

---

[58] *The American Journal of Forensic Medicine and Pathology: Volume 8 – Issue 8: Delayed death from "fisting". Torre Carlo, Seite 91, März 1987*

in den Harnleiter aufsteigende Pilze und Bakterien aus dem Darm, durch Verwendung von Kondomen minimieren. Die Ansteckungsgefahr mit Sexualkrankheiten ist auch beim aktiven Partner durch Analverkehr erhöht – Präservative sollten daher stets verwendet werden.

**Das Fazit und die Antwort auf die eingangs gestellte Frage lautet also: Analsex kann Ihrer Partnerin und Ihnen selbst sehr schaden.** Ob dies immer der Fall ist und ob eine einmalige anale Penetration hierfür ausreicht, kann weder ausgeschlossen noch bestätigt werden. Doch sicher ist, dass dabei Übertreibungen, Drogen und ungeschützter Analverkehr generell selten guttun.

3. *Wie überrede ich meine Freundin zum Analsex?*

Es gibt sie tatsächlich, diese Frauen, die Analverkehr über alles lieben. Sie als Gentlemen müssen sich jedoch über Ihre Verantwortung und über die damit verbundenen Risiken im Klaren sein. Denn auch wenn der Zusammenhang statistisch noch nicht als gesichert gilt – wenn er auch schon mehrfach in Studien bestätigt wurde – wäre es wirklich blöd, wenn die Mutter Ihrer Kinder auf allen Familienausflügen wegen dieser Sache Windeln tragen müsste. Ich meine das weder ironisch noch zynisch und glaube tatsächlich an die Ernsthaftigkeit dieser Thematik.

Aber falls Sie sich trotz aller Risiken entschlossen haben, Ihre Frau unbedingt damit beglücken zu wollen, obwohl sie kein Interesse zeigt und Ihnen ganz klar *Nein* gesagt hat, will ich Ihnen, lieber Leser, mal ein Beispiel geben – und bitte nicht beleidigt sein, es geht schließlich um die weibliche Perspektive, die Sie ja interessiert…

Wenn Sie also ein Typ sind, der sein Auto nicht an jeden x-beliebigen verleiht, um es dann verbeult oder mit Pommes auf dem Boden zurückzubekommen, sondern eher jemand, dem jeder Kratzer in den Alufelgen auffällt, und dessen Nackenhaare sich aufrichten, wenn Ihre Freundin gewalttätig den Kofferraum zuzerrt, anstatt den Knopf für die Schließautomatik zu betätigen, dann stellen Sie sich folgenden Sachverhalt vor. Ihre Frau sieht ihr glänzendes, unversehrtes Auto – Ihr Heiligtum – und sagt: *„Schatz, darf ich dein Auto fahren?"* Und Sie *lieben* Ihre Partnerin, doch schon Ihre Ex hat eine Beule in Ihr letztes Auto gefahren oder Sie trauen den Fahrkünsten dieser Dame nicht oder schlicht: Sie wollen es einfach nicht! *Es ist Ihr Auto.* Was hat das mit Liebe zu tun? Das erklären Sie ihr auch so.

Am nächsten Tag fragt Ihre Liebste mit einem scheuen Augenaufschlag, ob sie *„nicht vielleicht doch ihr Auto fahren könne? Bitte, bitte? Nur eine kurze Runde?"*

Liebevoll aber bestimmt sagen Sie ihr wieder: *„Nein Schatz."* Das geht so die nächsten Fünf Jahre.

Nach meiner Erfahrung ist der Unterschied zwischen Männern und Frauen folgender. Die Frauen sagen irgendwann (in umgekehrten Rollen): *„Ach, was soll's, hier ist der Schlüssel. Pass halt gut auf."*

Die Männer sagen irgendwann: *„Sag mal kapierst du nicht, dass du dieses Auto niemals fahren wirst?"*

Gut – lassen wir diese Autobeispiele.

Jedenfalls ist mir unverständlich, dass manche Ihrer Geschlechtsgenossen dieses Thema partout nicht ruhen lassen möchten.

Mein Tipp: Machen Sie das nicht so.

Seien Sie ein Gentleman und suchen Sie sich eine Frau, die Analsex von Herzen mag, wenn er Ihnen so wichtig ist.

## Anekdote

Eine Freundin meiner Schwägerin in Schanghai (ich hoffe, Sie wird das hier niemals lesen) hat mir erzählt, dass ihr Ehemann sie ganze zehn Jahre mit dem Thema Analverkehr „genervt" hat, bis sie sich „dafür öffnen konnte" – seither hat sie eine chronische Blasenentzündung.

Ich selbst war fünf Jahre mit einem Mann zusammen, der kaum einen Tag ausließ, danach zu fragen, regelrecht darum zu betteln. Ich finde das kaum vorstellbar – vielleicht würde ich es nicht glauben, wenn ich es nicht selbst erlebt hätte. Es ist ein unvorstellbarer Vertrauensbruch, nach einem deutlichen *Nein* seine Partnerin mit dem Thema nicht zu verschonen und im Prinzip eine Art der Nötigung.

Keine schöne Sache.

Bitte machen Sie das besser. Danke :) ♥.

# 19. Kapitel:
# Verruchte Praktiken

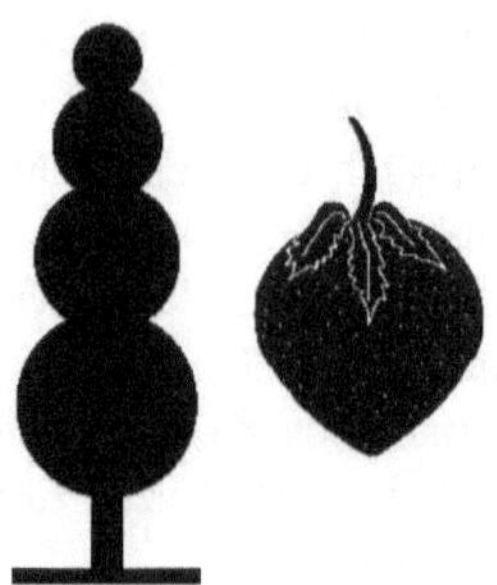

## 1.   Grundlegendes zu verruchten Praktiken

Kommen wir also zu einem Thema, das ich als *verrucht* bezeichnet habe. Man könnte es auch *pervers* nennen.

Sexuelle Perversion bezeichnet ein abnormes, verdrehtes, nicht gesellschaftlich akzeptiertes Sexualverhalten.

Nun ist die Gesellschaft im Wandel und es gibt auch nicht „die Gesellschaft", wie man schon an den unterschiedlichen Gesetzgebungen in Europa alleine merkt.

Sehr interessant sind zum Beispiel die divergierenden Gesetze der europäischen Länder, was das Thema Inzest betrifft. Dabei sprechen wir wohlgemerkt nicht von Missbrauch, sondern von einvernehmlichem Beischlaf erwachsener Verwandter, der seit Napoleons Zeiten beispielsweise in Frankreich legal ist, solange die beiden nicht heiraten.

Bei Geschwistern, die zusammen aufgewachsen sind, möchte man die Möglichkeit eines freien Entschlusses hier kaum für realistisch halten. Aber es gibt eben auch Fälle, wo zwei Erwachsene sich verlieben und im Nachhinein merken, dass sie verwandt sind, was in Deutschland – kommt es zum sexuellen Vollzug – nach § 173 StGB eine Straftat darstellt.

Die rechtliche Situation ist dabei die Abwägung möglicher Aspekte von *Missbrauch, sexueller Selbstbestimmung* sowie *dem Eingriff in das Persönlichkeitsrecht* und die Frage, inwieweit Gesetze im Besonderen das Strafrecht als moralische Regulatoren fungieren dürfen, also eine Frage nach der Verhältnismäßigkeit, speziell in einem Fall, wo es keine Geschädigten gibt. Dabei sind – zurück zum Beispiel Frankreich – Straffreiheit und Billigung, also das Fehlen einer gesellschaftlichen Ächtung, nicht gleichbedeutend.

Sie werden sich jetzt wahrscheinlich schütteln: Inzest ist Inbegriff von Amoralität, er verletzt in unserer Wahrnehmung Anstand und Sittlichkeit. Es sind Werte, die wir tief verinnerlicht haben.

Und doch war Cleopatra mit ihren Brüdern verheiratet. Was will ich damit sagen?

Ich will sagen, dass sich die gesellschaftliche Wahrnehmung dieses Themas verändert hat. Grund für das Verbot war ursprünglich die sogenannte Blutschande, also das Zeugen von Kindern innerhalb der Familie, einfach aus dem Grund, dass die Wahrscheinlichkeit für Behinderungen dadurch steigt, weil die genetische Vielfalt zu beschränkt ist und Defizite rezessiver Erbanlagen nicht ausgeglichen werden können.

Ein Problem, das es bei verhütenden oder gleichgeschlechtlichen Geschwisterpärchen nicht gibt. Es wird also teils argumentiert, dass ein Gesetz wie § 173 StGB nicht mehr zeitgemäß sei.

Ein anderes Beispiel für den Wandel von Moralität ist die heutige Möglichkeit, gleichgeschlechtliche Ehen zu schließen. Letzteres war vor noch nicht allzu langer Zeit undenkbar, weil Homosexualität generell bis zur Strafrechtsreform vom 23. November 1973 in Deutschland unter Strafe stand und erst 1991 aus dem Katalog der ICD-10 gestrichen wurde, also aus der *„International Statistical Classification of Diseases and Related Health Problems 10th Revision"* – eine Liste, die die *World Health Organization (WHO)* zur Klassifizierung von *Krankheiten* führt.

Der gesamte Paragraf 175 wurde erst am 11. Juni 1994 gestrichen, bis dahin gab es in Deutschland noch Verurteilungen wegen Homosexualität.

Das bedeutet, fast 20 Jahre (!!) nach der ursprünglichen Entkriminalisierung *galt Homosexualität* – traurigerweise – *offiziell noch als Krankheit oder Sexualstörung.* Rein prinzipiell ist also Perversion ein volatiler Begriff.

Dieser Exkurs diente dazu, Sie für das Thema *Perversion* zu sensibilisieren. Grundsätzlich würde ich keine Menschen verurteilen, weil sie andere sexuelle Präferenzen haben und ausleben als ich selbst – es ist ihr gutes Recht, solange die Grundpfeiler Schutzalter, Einvernehmen und genereller Rechtsrahmen gewahrt werden. Für das Ausleben von Perversionen sprechen die von den Menschenrechten abgeleiteten *sexuellen Rechte* wie die *Rechte auf sexuelle Selbstbestimmung* und *sexuelle Freiheit,* die jedoch vom Recht der *sexuellen Gesundheit* begrenzt werden, welche vor *sexueller Diskriminierung, Gewalt* und *Unterdrückung* schützen soll. Das heißt, die eigenen Rechte lassen sich nur ausleben, wenn dabei die Rechte der anderen gewahrt bleiben.

Auch wenn manche Rechte umstritten oder regional unterschiedlich sein können – oder *gerade deshalb* – ist es wichtig, als Gentleman genau die Gesetze Ihres Aktionsradius zu kennen: In manchen Ländern steht auf Inzest zum Beispiel noch heute die Todesstrafe.

Ansonsten ist die zweite große Hürde bei der fröhlichen, einvernehmlichen Ausübung „perverser" sexueller Handlungen einfach der Aspekt etwaiger Gesundheitsrisiken aller Beteiligten.

Das Gebiet des psychologischen Schadens, den solche Praktiken anrichten können, vermag ich nicht abzuschätzen.

Doch sicherlich gehört eine stabile mentale Gesundheit dazu, die eigenen Grenzen richtig einzuschätzen, was wiederum die berechtigte Frage aufwerfen könnte, warum ein Mensch überhaupt Freude an Perversionen haben sollte, wenn er doch so „normal" und geistig stabil ist.

Doch was ist schon Normalität?

Eine andere Frage lautet, *ob* – und, wenn ja, *ab wann* – ein Mensch das Urteilsvermögen besitzt, die psychischen Folgen seiner Handlungen in diesem Bereich abzusehen.

So machte unlängst die Abrechnung von *Lou Nesbit* mit der deutschen Pornoindustrie Furore. Mit 18 begann sie in Experimentierlaune als Webcamgirl und rutschte dann durch Produzent *John Thompson* in die Pornoindustrie, wo sie hardcore Gangbang Drehs absolvierte – wie sie sagt, anfangs ohne zu wissen, was auf sie zukam. Pornofilmproduzent Thompson wurde schon 2010 vom Amtsgericht München wegen Produktion und Verbreitung von Gewaltpornografie zu einer Geldstrafe von 75.000 € verurteilt.[59]

In einer Reportage wird von Urophilie und anderen aus *Nesbits* Sicht missbräuchlichen Praktiken gesprochen, die sie aus Angst *Nein* zu sagen, aus Überforderung und langfristig dann aus Selbsthass über sich habe ergehen

---

[59] *Zitty: Berlin: Das Leiden in der Pornoindustrie. 9. März 2011*

lassen. Heute sagt sie, sie habe sich damit ihre gesamte Sexualität zerstört und leide noch heute unter Flashbacks von ihrem ersten Dreh, in dem man sie überrumpelte.[60]

Spieltrieb und neugieriges Ausprobierverhalten sind bei jungen Menschen noch ausgeprägter – leider aber das Urteilsvermögen, was Dinge langfristig psychisch für Konsequenzen haben, wohl oftmals nicht. Im Strafrecht steht hierfür der Begriff der *„fehlenden Möglichkeit der sexuellen Selbstbestimmung des Opfers"*. Im § 182 StGB gilt das zwar nur bis zur Volljährigkeit, doch Darstellerin *Lou Nesbit* fordert heute, dass niemand unter 21 Jahren überhaupt in der Pornoindustrie arbeiten dürfen sollte,[61] so wie es auch in den USA vorgeschrieben ist, wo *Thompson* nicht mehr drehen wollte.

In Beziehungen kommt die Komponente, dass viele Frauen ihre eigenen Bedürfnisse für Männer, die sie lieben, komplett zurückstellen, noch erschwerend hinzu.

Auch dieser Exkurs diente Ihrer Sensibilisierung bezüglich dieser Problematik: *Achten Sie auf Ihr Mädchen*, vielleicht kann sie es noch nicht selbst.

Anbei nehme ich einige – bei Weitem nicht alle – verruchten Praktiken auf, die man aus den momentan üblichen Pornofilmen kennt – nicht weil ich so ein großer Porno-Fan bin, sondern weil Menschen mit diesen Dingen konfrontiert sind und ich sie daher in meine Recherche zwangsläufig aufgenommen habe – *Reality is a bitch*.

---

[60] #funk: STRG_F: Porno-Ausstieg: So brutal ist das Business. Ein Film von Aimen Abdulaziz-Said und Timo Robben, 23. Juni 2020

[61] *Wmn: Love: Selbstliebe: Darstellerin Lou Nesbit: Lou Nesbit rechnet mit der Pornoindustrie ab: Niemand sollte unter 21 Jahren in der Porno-Industrie arbeiten! Franziska Wolf, 2. Juli 2020*

## 2. Beurteilung gängiger verruchter Praktiken

### 1. A2M

Das in Pornos oft gezeigte „Ass to Mouth", also der Wechsel von Anal- zu Oralverkehr ist gemäß der ausführlich geschilderten gesundheitlichen Risiken des Analverkehrs eine absolut verbotene Technik. Sie sollte niemals Anwendung finden – als Gentleman ohnehin nicht, doch auch ein Barbar würde diese gesundheitsgefährdende Praktik nicht wählen, wenn er schlau ist.

### 2. BDSM

Ich bin schon kurz im Abschnitt *Grundlegendes zum Thema Dominanz (Seite 164)* auf die heute so „modernen" Sexpraktiken von spielerischem sexuellen Sklaventum, Fesseln, Auspeitschen und Unterwerfung eingegangen.

Für Gentlemen, die solche Praktiken bevorzugen, gibt es eigens den Begriff „Gentleman Dom" oder kurz „Gentle Dom", wobei *Dom* für die Kurzform von *Dominus* steht, was im Lateinischen *Herr* oder *Gebieter, beherrschend, überdeckend* bedeutet.

Grundsätzlich schließen sich die Wörter *„gentle"* – also zart, sanftmütig, behutsam* oder *vornehm* – und *„Dom"* nicht unbedingt aus, wenn die drei Grundpfeiler gewahrt bleiben und die *4Z-Formel* beherzigt wird. Zumindest in der als *„Aftercare"* bezeichneten Nachsorge sollte das der Fall sein, denn *zärtlicher Sadismus* ist eben nur bei der Nachbereitung möglich, hier allerdings auch unerlässlich – früher nannte man das wohl schlicht *trösten*.

Ich könnte mir schon vorstellen, dass ein Mann als Gentleman der dominante oder auch devote Part einer SM-Beziehung ist. Natürlich steht das Konzept „Gentle

Dom" im Widerspruch zu der Vorstellung, dass ein Gentleman unter keinen normalen Umständen eine Frau schlagen würde, was wahrscheinlich auch heute noch Gültigkeit besitzt.

Stufen wir allerdings die sexuelle Erregung durch Schmerz als Sexualpraktik ein, die dem submissiven Part ein Gefühl von Glückseligkeit und Freiheit beschert, ihn geradezu mit Endorphinen überflutet, so kann ich den Wunsch verstehen, dass auch ein Gentleman diese Praktik ausüben möchte. Das Ziel bestünde nun darin, sich von einem sadistisch-egoistischen Barbaren oder Foltermeister abzugrenzen und aus Altruismus angetrieben nur an die Lust der Dame zu denken, wobei das kaum das Ziel *echter* BDSM-Beziehungen sein dürfte. Diese haben im Übrigen auch nicht immer eine sexuelle Komponente.

Im Grunde spricht also nichts dagegen – ich persönlich halte allerdings aufgrund meiner Erfahrungen die dauerhafte Praktizierbarkeit von BDSM-Sex innerhalb einer Liebesbeziehung grundsätzlich für schwierig oder zumindest aus psychologischer Sicht vom Höflichkeitsaspekt her betrachtet für ausgesprochen anspruchsvoll. Bei einer Affäre, die vielleicht nicht einmal monogam ist, scheint es noch schwieriger, hier als Gentleman zu agieren, weil der devote Part auf Dauer vielleicht aus nicht erfüllter Liebe leidet – also *mir* würde es sicher so gehen.

Und wenn ein „Gentle Dom" seine Herzdame zurückweist, weil er ihr nur Teilaspekte seiner selbst zugesteht, scheint mir das kein ehrenhaftes Verhalten, zumindest nicht in der Liebe und wer kann schon ernsthaft dauerhaft Sex von Liebe trennen?

Nun, man sagt ja, dass das für Männer kein Problem sei. Aber das ist vielleicht ohnehin eine zu persönliche Betrachtung. Dieser zugrunde liegt wohl die Theorie, dass der Wunsch, sich einem anderen Menschen zu übergeben, meiner Meinung nach auch etwas damit zu tun hat, dass sich jemand *um einen kümmern soll*, also Anzeichen eines gewissen emotionalen Defizites ist, und ich mir nicht vorstellen kann, dass der untergebene Teil nicht leidet, wenn er „wieder weggeschickt" wird.

Wer meine Autobiografie „*Mein freier Fall*" noch lesen wird oder es bereits getan hat, wird genau verstehen, was ich damit meine. Vielleicht sagt man deshalb, dass sich in SM-Beziehungen Borderliner mit Narzissten als Komplementärstörungen am besten verstehen, weil die Narzissten als DOMs keine langfristige Nähe zulassen müssen und die Borderliner zwar klammern, jedoch auch unbeständig in ihren Affekten sind – kombiniert mit selbstzerstörerischem Verhalten.

Sie als erotischer Gentleman, lieber Leser, könnte der Wunsch Ihrer Partnerin nach sadomasochistischen Praktiken jedenfalls in die Zwickmühle bringen, denn natürlich möchten Sie niemanden vor den Kopf stoßen oder brüsk abweisen. Andererseits ist es Ihr gutes Recht, über Ihre Zeit und Ihre Vorlieben frei zu bestimmen – schließlich ist Sex keine reine Höflichkeitssache und Liebe noch viel weniger. Doch letztlich ist das hier ja auch kein Ratgeber für Liebesangelegenheiten, sondern ein Sexratgeber, und was das betrifft, sehe ich wie gesagt im Konzept des „Gentle Doms" an sich keinen systeminhärenten Widerspruch – beim „Gentle Sub" natürlich noch weniger.

Allerdings bleibt abschließend zu sagen, dass, wenn als dominanter Part ein Sadist am Werk ist, sowohl der submissive Part als auch die Beziehung selbst durch BDSM-Sex-Experimente nachhaltig Schaden nehmen können. Außerdem möchte ich zu bedenken geben, dass manch eine leichtfertig geäußerte Sexfantasie in der Realität für den submissiven Part doch nicht so schön, sondern zu schmerzhaft oder demütigend sein könnte, was eventuell dazu führt, dass Sie am Ende als „der Böse" dastehen. Im schlimmsten Fall hat dies sogar rechtliche Konsequenzen, also behalten Sie bei BDSM-Spielen, vor allem in der dominanten Rolle, immer einen klaren Kopf.

### 3. *Chemsex*

*Chemsex*, auch *Party and play* oder *wired play* genannt, meint Sex unter Konsum von Rauschdrogen wie *Crystal Methamphetamin*, *Mephedron*, anderen *Cathinonen* oder *GHB (GBL)* und stammt ursprünglich aus der Schwulensexszene, nachzulesen etwa bei der *deutschen Aidshilfe*. Sex unter Einfluss von Rauschdrogen ist immer gefährlich, daher rate ich unbedingt davon ab.

### 4. *Deep Throat*

Die Technik den Penis eines Mannes bis über die natürliche Grenze des Mundes, also bis in den Hals und Rachenraum zu schieben, heißt *Deep Throat* und ist vor allem aus *Pornofilmen (Seite 129)* und als BDSM-Praktik bekannt, unter anderem, weil Frauen davon meist würgen, sogar erbrechen müssen und sie auch ziemlich wehtun kann.

Der Hals wird dabei so überstreckt, dass sich die Kehle öffnet, nach dem Prinzip des Schwertschluckens. Auch wenn viele Männer das nicht wissen, verursacht diese Technik am nachfolgenden Tag beim passiven Part meist Heiserkeit und Symptome einer Seitenstrangangina. Wenn Ihre Partnerin es liebt, Ihnen diesen Genuss (falls es Ihnen einer ist) zu bereiten, ist dagegen nichts zu sagen. Wenn es nur *Ihr eigener* Wunsch ist, gelten die gleichen Problematiken wie im Zusammenhang mit Analsex bezüglich der Themen *Grenzüberschreitung* und *Schmerz (ab Seite 179)*. Ein weiteres gemeinsames Problem ist die

Gefahr einer Infizierung mit HPV und damit ein steigendes Krebsrisiko im Mund- und Rachenraum, vor allem, wenn durch grob ausgeführten Oralverkehr leichte Verletzungen im Rachen verursacht werden.

### 5.   Golden Shower

Der „Genuss" von Urin oder auch „Natursekt" auf der Haut oder auch oral verabreicht hat eine lange Tradition. Heute noch gibt es Menschen, die auf die heilende Wirkung des Urintrinkens schwören. Wissenschaftlich gesehen ist das Trinken von Urin weder nützlich noch schädlich.

Letzteres gilt jedoch nur, wenn der Urin frisch ist, da sich schnell Bakterien darin bilden. Urin von kranken Menschen kann extrem schädlich sein, daher würde ich generell von dieser Praktik hundertprozentig abraten.

Das gilt auch für das Urinieren in andere Körperöffnungen – sein Sie bitte nicht befremdet, man stößt im Netz auf so einiges – einfach aufgrund des Risikos, potenzielle Krankheitserreger zu übertragen. Beim Fetisch, auf sich urinieren zu lassen, steht Ihnen prinzipiell außer der Gefahr schlechter Gerüche im Badezimmer, wenig im Weg. Die sexuelle Vorliebe für Urin wird übrigens *Urophilie* genannt, was sich etwas vornehmer anhört.

Bei der umgekehrten Konstellation, also der aktiven Urophilie, würde ich mich allerdings schon fragen, was einen Gentleman veranlassen könnte, etwas Derartiges zu tun – aus Aspekten der tendenziellen Abwertung des passiven Parts würde ich davon eher abraten.

Sollte es der größte Wunsch Ihrer Angebeteten sein, überlasse ich Ihnen selbst die Entscheidung, inwieweit das als gutes Benehmen oder gar Liebesakt gelten kann – auch ich habe nicht auf alles eine Antwort.

### 6.  Fisting

*Fisting* gehört zu den *high risk sexual behaviours,* den sexuellen Verhaltensweisen mit hohem Risiko.

Nach meinen Recherchen sind sowohl durch Vaginal- als auch durch Analfisting – also das Einführen einer ganzen Hand oder Faust in die Geschlechtsöffnungen einer anderen Person – schon Leute gestorben. Es ist wohl nichts, was ein Gentleman ernsthaft tun würde. Sicher gibt es andere Wege und Mittel, Ihre Freundin zu erregen.

Beim Einführen und Bewegen von großen Objekten, wie der Faust oder Hand, ist der After noch mehr gefährdet als die Vagina, da die Schleimhaut des Rektums nicht so dehnungsfähig ist wie die der Vagina. Das Gewebe im Rektum ist stark durchblutet und sehr empfindlich. Es kann leicht reißen[62], sodass Kot austritt, was zur Sepsis (Blutvergiftung) mit Multiorganversagen führen kann.

Entschuldigen Sie die Wiederholung, für alle, die am Stück lesen, doch manche Dinge kann man nicht oft genug sagen, finde ich.

Sollten Sie also *Fisting* praktizieren und bemerken, dass Ihre Partnerin oder Sie selbst als passiver Part danach Schmerzen hat bzw. haben, gehen Sie bitte umgehend zur Kontrolle ins Krankenhaus. Ich würde Ihnen und Ihrer Partnerin auch nicht empfehlen, mit solchen Dehnungspraktiken überhaupt zu beginnen oder zu experimentieren, da sie zu risikoreich sind. Sexschmerz verursacht bei vielen Menschen gleich einer Sucht den Wunsch nach einer Dosissteigerung, was diese Praktiken so gefährlich macht. Zur generischen Risikoreduktion

---

[62] *BMJ Journals 80(6): Sexually Transmitted Infections: Sexual trauma associated with fisting and recreational drugs. C E Cohen, A Giles, M. Nelson, Seiten 469-470, 30. November 2004*

berücksichtigen Sie bitte auch die Abschnitte *Körperhygiene (Seite 89)*, *Risiken von Analsex (Seite 187)* sowie den Abschnitt *Fremdkörper im Rektum (Seite 193)*.

### 7.  Pegging

*Pegging* ist das Penetrieren des Anus eines Mannes durch eine Frau mittels eines *Strap-on Dildos* – das sind Penisse zum Umschnallen, oft aus Silikon. Es ist eine heterosexuelle Sexpraktik, die auch von homosexuellen Paaren genutzt werden kann.

Der klassische Satz, den heterosexuelle Männer dazu sagen, ist: *„Ich bin doch nicht schwul!"*

*Das* allerdings sollten Sie sich dann auch beim nächsten Blowjob Ihrer Freundin sagen, denn *auch das* tun homosexuelle Männer miteinander. Was ich damit meine ist, dass es keinerlei Sinn ergibt, von einer Frau Analverkehr zu verlangen und *Pegging* total ekelhaft zu finden. Aufgrund der Lage der Prostata könnte es Ihnen gefallen – ich hatte mal einen Freund, der verrückt danach war. Dazu bleibt leider zu sagen, dass ich die Praktik aufgrund der besprochenen *Risiken von Analsex (Seite 187)* nicht empfehlen kann. Außerdem könnte es passieren, dass manch eine Frau flüchtet, wenn Sie sie bitten, Ihnen ein wenig die Prostata zu massieren – so ist das nun einmal mit „Perversionen".

Aber wozu gibt es Latexhandschuhe – natürlich auf eigene Verantwortung, nur mit *einem* Finger und fettfreiem Gleitgel. Was ich darüber so las und erlebte, legt nahe, dass es Männern einen unbeschreiblichen Lustgewinn beschert und gleichsam ein schier unkontrollierbares Suchtpotenzial entfacht.

**219**

8.   *Public Sex*

Für viele Menschen gilt öffentlicher Sex als extrem erregend. Es ist eine Praktik, die nur im absoluten Einverständnis und nicht durch Drängen umgesetzt werden darf. Die Gefahr dabei ist die absichtliche oder wissentliche *Erregung des öffentlichen Ärgernisses*, was nach § 183a StGB, zumindest in Deutschland, bis zu einem Jahr Freiheitsstrafe nach sich ziehen kann. Wenn Sie also *kein Ärgernis erregen*, weil es niemand sieht, sondern nur Ihre Partnerin von Ihrem Verhalten erregt wird, ist diese Praktik – im Einverständnis – auf eigene Gefahr durchführbar, ohne dass ich sie Ihnen aufgrund des Risikos rechtlicher Konsequenzen empfehlen kann.

Auf *Seite 66* gelangen Sie wieder zurück bzw. nach vorne zum Thema *Komplimente und ihre Angemessenheit*.

9.   *Sploshing*

*Sploshing* meint den Sex, bei dem Lebensmittel integriert werden. Es können Schlagsahne oder Nutella sein, die verrieben und abgeleckt werden und auch den Oralsex versüßen können. Wenn beachtet wird, dass keine zuckerhaltigen oder anderen Lebensmittel außer Naturjoghurt in großen Mengen die Scheidenflora beeinträchtigen und es nicht durch Eis oder heiße Schokoladensoße zu Verbrennungen oder Verkühlungen kommt, ist neben dem Schmutz, den diese Praktik verursachen kann, aus gesundheitlichen Gründen nichts dagegen zu sagen.

Man sollte vorsichtshalber klein beginnen, vielleicht mit Obst, denn ist der Partner erst einmal gründlich mit Sahnetorte eingeschmiert und findet es dann plötzlich doch etwas merkwürdig, bleiben nur verschwendete Lebensmittel und ein verwüstetes Schlafzimmer auf der negativen Seite der Bilanz zurück. An kleinen Stellen können Sie das als Gentleman schon mal als Überraschung ausprobieren, vor allem als aktiver, also essender Part.

Empfehlenswert wäre, es vorher abzusprechen und sich nicht den Penis einzustreichen und Ihre Liebste dann zur Reinigung aufzufordern, da es eben keine „normale" Sexpraktik ist und sicherlich nicht jedem gefällt.

Es bleibt zu sagen, dass die Penetration mit Obst oder Gemüse vor allem im Rektum gefährlich sein kann, wie bereits im vorangegangenen Abschnitt erläutert. Dies gehört auch nicht im eigentlichen Sinne zum *Sploshing*, ist aber trotzdem eine beliebte Praktik. Auch vaginal können ungeschältes oder geschältes Obst und Gemüse durch auf der Oberfläche sitzende Pestizide, Bakterien oder Obstsäuren zu Schäden führen, daher empfiehlt sich die Verwendung von Präservativen. Der BDSM-Trend des *Figgings*, bei dem Intimöffnungen mit geschältem Ingwer penetriert werden, soll zwar sogar eine positive Wirkung auf die Darmflora besitzen, gilt aber als extrem schmerzhaft, daher empfiehlt sich auch hier, sich – wenn überhaupt – nur vorsichtig heranzutasten.

### 10. *Swinging*

Ich subsumiere mal alle Praktiken vom „flotten Dreier" über Partner-Sharing bis zum Besuch im Swinger-Klub unter diesen Sammelbegriff. Unter Berücksichtigung der drei Grundpfeiler (Schutzalter, Einvernehmen, genereller Rechtsrahmen) finde ich es im Prinzip nicht unehrenhaft, nicht monogam zu leben, da Treue letztlich eine Konvention ist. Ehrlichkeit und Loyalität sehe ich hier als die dem Gentleman eigenen Tugenden an.

Das Problem ist bei diesen Themen eben, dass sie oft Resultat von Wünschen sind, die aus einseitig empfundenen partnerschaftlichen Defiziten resultieren.

Will sagen: Einer hat Lust dazu, der andere macht nur mit, um den Partner zu halten. Gentleman ist man hier weder, wenn man emotional erpresst oder den Partner bedrängt, noch wenn man sich breitschlagen lässt, Dinge zu tun, die einen unglücklich machen oder verletzen. Die Frage ist ja auch, ob und warum man eine polyamoröse Beziehung führen will, wie das ins eigene Lebenskonzept und ins persönliche Umfeld passt oder ob es nur um eine heimliche sexuelle Neigung geht.

Für mich wäre hier wie gesagt das vorbildliche Sexualverhalten ein Ehrliches – schon aufgrund der Gefahr von Krankheitsübertragungen – und zwar mit allen Beteiligten einschließlich einem selbst. Nicht immer ist das leicht, doch es sollte das Ziel sein. Nach meinen Erfahrungen haben die wenigsten Menschen Lust, einen Partner zu teilen, den sie innig lieben und mit dem sie glücklich sind. Daher ist der Schritt heraus aus der Paarbeziehung oft der Anfang vom Ende derselben. Aber das ist nur eine persönliche Meinung – es mag sie durchaus geben, jene Menschen, die mehr als einen Partner brauchen.

## Anekdote

Ich habe mal ein Sexspiel (ich werde es Ihnen weiter hinten noch erklären) mit meinem damaligen Freund gespielt, in den ich bis über beide Ohren verliebt war: Wir haben uns unsere geheimsten Sexträume gestanden und diese waren ziemlich extrem, pervers, und bei mir auch masochistisch.

Dann hat er die nächsten Wochen damit verbracht, mit mir alles zu machen, was ich mir je vorgestellt hatte. Auch das war ziemlich extrem – eine *Obsession* geradezu. Leider habe ich daraus auch körperlichen Schaden genommen, zum Glück keinen bleibenden – obwohl ich mit allem einverstanden war.

Die Hauptprobleme für mich waren A: Dass ich ihm nicht

verzeihen konnte, dass er mich schlug und quälte, obwohl ich es mir gewünscht und es mir auch gefallen hatte. Und B: Dass es mir so verdammt gefallen hatte, obwohl ich mich abgrundtief dafür schämte.

Wenn meine Mama das gesehen hätte, oder mein Bruder, wäre ich tot umgefallen vor Scham. Bei meinem Papa hätte ich eher Angst um meinen Freund gehabt.

Mein Fazit aus dieser Erfahrung lautet: Nicht für alles, was der Körper ersehnt, ist der Geist stark genug, es zu ertragen.

# 20. Kapitel: Die Libido

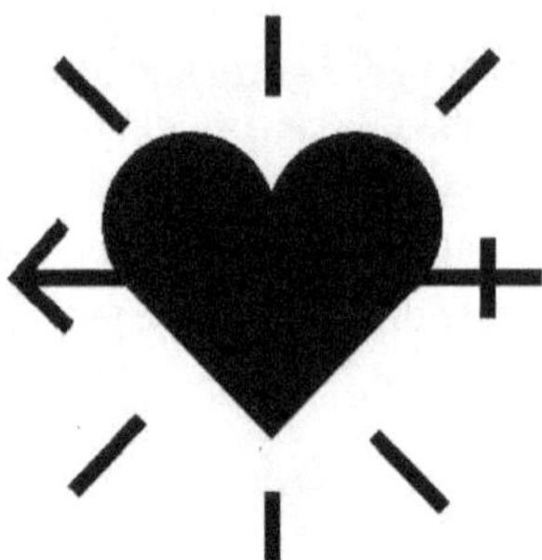

## 1. Sexuelle Lust

### 1. Wann haben Frauen Lust?

Wie schon angesprochen, ist es ein Mythos, dass Frauen generell weniger Lust auf Sex haben als Männer. Als ich jünger war und mit einem Rudel Singlefrauen ausging, gab es kontinuierlich Klagen und Gejammer darüber, dass alle Mädchen Sex wollten und nur wir, die wir in festen Händen waren, wenigstens gelegentlich zum Zuge kamen.

Der Hauptunterschied ist, dass Männer – zumindest latent – immer bereit sind, während Frauen in ihren fruchtbaren Tagen so richtig Lust auf Sex haben. Dann allerdings haben sie oftmals mehr Lust als die Männer. Und in langen Beziehungen sinkt eben einfach oft die Häufigkeit.

Natürlich ist sexuelle Lust auch individuell sehr unterschiedlich und ändert sich in verschiedenen Lebensphasen, wobei es tendenziell bis zur Menopause (manchmal auch darüber hinaus) bei Frauen bergauf geht und bei Männern eher bergab – Ausnahmen bestätigen die Regel. Ich kann nur wiederholen, dass zumindest die Frauen, die ich kenne, durchaus sehr viel Lust auf Sex haben und nicht ständig mit Migräne den Sex verweigern.

Allerdings gibt es auch zeitliche Verschiebungen. Manchmal ist es schwer, das richtige Zeitfenster zu finden. Bei Männern ist ja bekanntlich die sogenannte Morgenlatte Indikator für die Sexlust nach dem Aufwachen, während Frauen oft erst am Nachmittag auf Touren kommen. Aber wo ein Wille ist, da ist auch ein Weg und bekanntlich gibt es ja auch ein Wochenende.

Bedacht werden sollte, dass Frauen sehr viel stimmungsaffiner sind – wenn Sie also ein romantisches Wochenende auf einem überfüllten Campingplatz organisieren und sich dann wundern, dass Ihre Liebste keinen Sex im hellhörigen Nylonzelt will, auch wenn das Ihr größter Wunsch ist, dann… haben Sie eben den Abschnitt *Methoden gegen sexuelle Funktionsstörungen der Frau* ab *Seite 244* noch nicht gelesen…

Generell sollte der Gentleman seinen Sex natürlich nicht brachial einfordern. Ich würde da aber auf Praktiken wie die *Erotikmassage*, beschrieben auf *Seite 94* verweisen und den Vermerk anbringen, dass auch der Appetit beim Essen kommt.

Die meisten Männer hätten wunschgemäßeren Sex, wenn Sie etwas mehr Zeit in die Aufwärmphase stecken würden, was zwar unbequem ist, aber sicher belohnt werden wird und ich einem erotischen Gentleman unbedingt raten würde.

Ein langfristiger, sanfter Anreger für die Frau und Beruhiger für den Mann, kann *Vitex Agnes Castus* sein, der sogenannter Mönchspfeffer, auch Keuschlammfrucht genannt. Diese gut untersuchte Naturmedikation reguliert bei Frauen den Zyklus, wirkt gegen das prämenstruelle

Syndrom und allgemeine Menstruationsbeschwerden, kann aber auch die weibliche Libido sehr anregen.

Auch beim Mann kann Mönchspfeffer – in homöopathischen Dosen – hormonregulierend wirken und sogar Erektionsproblemen Abhilfe schaffen, während er in höherer Dosis bei Männern den Trieb reduziert – nicht umsonst nahmen es früher die Mönche in den Klöstern.

Auf *Seite 244* geht es zurück zum Abschnitt: *Methoden gegen sexuelle Funktionsstörungen der Frau.*

2. *Wie oft sollte man Sex haben?*

Ich persönlich kenne keine Paare, die täglich Sex haben, obwohl ich Menschen kenne, die sich täglich selbst befriedigen. Um mal Zahlen zu nennen, würde ich sagen, dass einmal die Woche Sex in einer langen Beziehung schon ein ganz passabler Schnitt ist. Drei Mal die Woche Sex würde ich als eine sexuell sehr gut funktionierende Beziehung einstufen. Alles, was weniger als ein Mal pro Monat ist, finde ich problematisch, aber das Wichtigste ist immer, dass die Betroffenen damit zufrieden sind.

Es bleibt auch anzumerken, dass Quantität nicht Qualität ist – sicher würden viele Frauen einen Quickie drei Mal die Woche gegen einen Sexmarathon pro Monat eintauschen, womit auch nicht gemeint ist, dass die Länge des Akts seine Qualität bestimmt. Es gibt sogar Frauen, die es sehr störend finden, wenn „Mann" stundenlang nicht zum Ende kommt.

Der Schlüssel liegt wohl eher im drum herum, Streicheln, Vor- und Nachspiel, Kuscheln, Schmusen, Küssen… interessanterweise geben auch Männer an, dass ihnen diese Dinge wichtig sind und der bloße Akt alleine sie nicht glücklich macht.

Also – wer wird nicht gerne gestreichelt?

Einige Studien vom *Kinsey Institute of Sex, Reproduction and Gender* legen nahe, dass die sexuelle Aktivität erstens vom Alter und zweitens vom Status abhängt, wobei verheirate Pärchen deutlich mehr Sex hatten als Singles – offenbar spielt hier die Gelegenheit eine Rolle.[65]

Demnach haben Millennials – also Menschen von 18 bis 29 – den meisten Sex, und zwar 112 Mal pro Jahr, was ungefähr zweimal pro Woche entspricht. Menschen mit einer dies entsprechenden Aktivität haben nach einer Studie der *Wilkes University in Pennsylvania* mehr Antikörper, sind also gesünder als Menschen mit weniger Sex. Außerdem hilft Sex gegen zu hohen Blutdruck, Stress und Unruhe und verbessert die Schlafqualität.[66]

Die 30 bis 39-jährigen haben laut Umfragen durchschnittlich 86 Mal pro Jahr Sex, was 1,6 Mal pro Woche entspricht, während die 40 bis 49-jährigen durchschnittlich 69 Mal Sex pro Jahr haben.

Außerdem hatten in erstgenannter Studie 45 % der verheirateten Pärchen mehrmals pro Monat Geschlechtsverkehr, 34 % hatten Sex zwei bis dreimal die Woche und 13 % nur einige Mal pro Jahr. Dies sind Durchschnittswerte, was bedeutet, dass einige deutlich öfter und andere viel weniger oder gar keinen Sex haben.[67]

Nach verschieden Quellen liegen die monatlichen Minimum-, Durchschnitts- und Idealwerte sexueller Aktivität verheirateter Paare bei Minimum einmal pro Monat, durchschnittlich einmal pro Woche und idealer

---

[65] *International Society for Sexual Medicine: Sexual Health Q&A: What is the "normal" frequency of sex?*

[66] *New Scientist: Sex Can Boost The Immune System. Diane Urbani, 17. April 1999*

[67] *The Sun: Living: This is how often you should have Sex, according to how old you are. Hayley Richardson, 15. November 2016*



*Ratgeber*      *von Alicia Schwarz*

Weise drei bis fünf Mal die Woche.[68]

Möge dies als Orientierung dienen, um Ihnen eine Hilfe zu geben, was an sexuellem Verlangen als „normal" gelten kann, obwohl *normal* ja nicht automatisch auch gut heißen muss, sondern nur *durchschnittlich* bedeutet.

In vielen Beziehungen gibt es auch Phasen. Letztlich ist es wichtig, dass sich zwei Personen zusammentun, die einen ähnlichen sexuellen Appetit haben und mit dem Status quo zufrieden sind – alles andere wird zur Qual und hat letztlich keinen Bestand.

Falls Ihre Liebste keinen Sex möchte, Sie aber schon, müssen Sie das natürlich zunächst akzeptieren. Das heißt allerdings nicht, dass Sie es auf die Dauer einfach hinnehmen müssen. Ein wenig Verständnis in Zeiten sexhormoneller Defizite, wie nach einer Schwangerschaft, besonders beim Stillen, wäre natürlich freundlich. Doch es ist auch verständlich, dass ein Mann oder auch eine Frau nicht auf die Dauer ohne Sex leben möchte oder kann.

### 3.　*Treue ohne Sex?*

Da die Libido jedoch von Hormonen gesteuert wird, kann es dazu kommen, dass eine Frau nach der Geburt eines Kindes für eine gewisse Zeit gar keine Lust auf Sex hat. Für einen Mann ist das eine schwere Zeit. Trotzdem verlangt die Höflichkeit, die Frau nicht zu bedrängen. Umgekehrt haben auch Männer teils aus Stress oder Krankheitsgründen zeitweise kein sexuelles Interesse.

Was also tun? Die Lust auf Sex und seine Ausübung gehört zu den menschlichen Grundbedürfnissen. Bei einigen Menschen ist sie so stark, dass sie für diese schwerer kontrollierbar ist als für andere – natürlich spielt dabei

---

[68] *Health: Sex: This Is How Often Most Couples Have Sex, According to Science. Ashley Mateo, 3. März 2020*

auch die generelle Kontrollfähigkeit eines Menschen eine Rolle. Das Fehlen sexueller Aktivitäten kann jene Menschen in die Verzweiflung treiben, depressiv und krank machen. Manche nehmen aus Frust zu oder sind todunglücklich. Daher sollte es immer möglich sein, gemeinsam nach Lösungen zu suchen. Vielleicht kann Kuscheln als Ersatz dienen oder Ihre Liebste kann Ihnen manuell Erleichterung verschaffen. Danach zu fragen ist nicht unhöflich, der Versuch, es einzufordern, aber schon – auch in einer Ehe. Genauso haben Sie als Mann natürlich das Recht, Sex zu verweigern. Allerdings setzt der Partner, der dauerhaft den Sex verweigert, die Beziehung aufs Spiel. Auch wenn Krankheiten die Ursache sind, sollte niemand von seinem Partner verlangen, jahrelang ohne Sex leben zu müssen, wenn dieser darunter leidet und das kommuniziert.

Unter dem Aspekt der Familiengründung würde ich persönlich eine Zeit von drei Jahren ohne Sex in einer Beziehung als absolute Demarkationslinie sehen. Obwohl ich viele männliche Bekannte habe, die mir erzählen, dass sie gar keinen Sex mehr „bekommen" seit sie Kinder haben, doch das wird wohl nicht der Normalfall sein.

Ich würde aber postulieren, dass sich nach einem Jahr die weiblichen Hormone soweit wieder eingespielt haben sollten, dass Sex wieder Spaß macht – bei vielen gibt es ja diese Pause ohnehin nicht. Doch es ist schon so, dass stillende Mütter oft keine Lust auf Sex haben.

Allerdings ist wohl anzunehmen, dass, wenn man nach drei Jahren das Sexleben als Pärchen nicht wieder aufgenommen hat, es nicht an der Familiensituation liegt, sondern an anderen Problemen, die damit vielleicht zusammenhängen, falls vorher alles gut lief. Die Schwangerschaft, kleine Kinder, schlaflose Nächte…

Ich vertrete die Meinung, dass es nicht legitim ist,



*Ratgeber*  *von Alicia Schwarz*

von einem Menschen zu verlangen, eine lange Zeit treu zu sein, aber den Sex zu verweigern. Wenn der sexuell vernachlässigte dann fremd geht, ist das natürlich kein Wunder. Schön wäre es hier, sich zu beherrschen, aber ein sexuell enthaltsames Leben kann für manche Menschen eben qualvoll sein und das ist nicht fair – obwohl diese Meinung sicherlich kontrovers diskutiert wird und wohl vornehmlich eine Männermeinung ist.

Letztlich grenzt jedoch sexuelle Aktivität als Paar definitorisch die Liebesbeziehung von einer Freundschaft ab oder die Ehe von einer Wohngemeinschaft: Zu einer Ehe oder Liebesbeziehung gehört Sex eben dazu, es sei denn, es wird einvernehmlich darauf verzichtet. Natürlich darf niemand den Sex mit Gewalt nehmen – das bleibt eine wichtige Regel. Generell sollte mit dem Partner gemeinsam nach Lösungen gesucht werden.

Falls heimlich oder nach Absprache woanders der Hunger gestillt wird, verlangt der Respekt gegenüber dem Partner den Schutz vor Geschlechtskrankheiten.

Also ist hier nur Sex mit Kondom möglich und streng genommen muss auf den Austausch von Körperflüssigkeiten gänzlich verzichtet werden, was die Sache noch mal besonders im Spaß reduziert.

Ich persönlich halte Ehrlichkeit und Loyalität in einer Beziehung für fundamental, daher würde ich Ihnen natürlich nicht empfehlen, heimlich fremd zu gehen.

Ich bitte, meine Einstellung auch nicht als Legitimierung dafür zu verstehen. Leider ist es meist so, dass, wenn das Fremdgehen beginnt, die Beziehung endet, und falls Kinder involviert sind, muss man sich natürlich genau überlegen, ob Triebe das wert sind oder ob Sex mit sich selbst nicht auch eine gangbare Alternativstrategie ist. *Für gewisse Dilemmata habe ich eben auch keine Lösung oder Antwort – sorry dafür.*

## 2.   Sex als frische Eltern

Was das Thema Familie betriff, so kann ich Ihnen nur raten, sich bei Nachwuchs im Haus von Anfang an Zeitfenster für die Pärchenzeit zu schaffen. Wenn Ihre Partnerin hormonbedingt noch keine Lust auf Sex hat, verabreden Sie sich zum Kuscheln, Massieren, um in die Sauna zu gehen – was immer Ihnen Spaß macht. Ohne Kinder. Halten Sie diese Termine so genau ein wie Vorsorgeuntersuchungen oder Zahnarzttermine.

Sie brauchen feste Zeiten für sich als Paar, das ist fundamental für Ihre Beziehung und als erotischer Gentleman ist es Ihr Job, Ihrer Partnerin im Mama-Modus ins Gedächtnis zu rufen, dass sie immer noch eine Frau ist – natürlich, ohne sie sexuell zu bedrängen.

Während das *Bed-Sharing* mit Babys als unsicher gilt, wird das *Room-Sharing* kontrovers diskutiert.

Natürlich ist es für stillende Mütter bequemer und ihnen oft auch ein tiefes Bedürfnis, mit ihrem Baby in einem Raum oder Bett zu schlafen. Es gibt aber immer mehr Studien, die belegen, dass das Schlafen für Babys im eigenen Zimmer gesünder ist[69] – auf ein Babyfone würde ich dabei nicht verzichten. In jedem Fall ist es nicht grausam!

Denken Sie daran: Sex und Zärtlichkeit ist für Ihre Beziehung wichtig und als Eltern funktionieren Sie besser, wenn sie zufrieden als Paar sind – und ausgeschlafen(er). Davon profitiert wiederum der Nachwuchs.

Je länger Sie warten, Ihr Kind in ein eigenes Zimmer umzuquartieren, desto traumatischer und schwieriger wird es, während das kleine Babys gar nicht schlimm

---

[69] *Pediatrics: 140(1): Mother-Infant Room-Sharing and Sleep Outcomes in the INSIGHT Study. Ian M. Paul, Emily E. Hohman, Eric Loken, Jennifer S. Savage, Stephanie Anzman-Frasca, Patricia Carper, Michele E. Marini, Leann L. Birch, 1. Juli 2017*

finden – die richtige Zeit dafür kann ein Alter von drei bis sechs Monaten sein.[70]

Ist das Baby älter als ein Jahr, wird es schwieriger.

Die Kinder fangen ohnehin mit ihren Albtraumphasen an, wieder zu Ihnen ins Bett zu kommen – nutzen Sie wenigstens die Babyzeit, um getrennt und damit besser zu schlafen – im Sinne der ganzen Familie.

---

[70] *Harvard Health Publishing: Harvard Medical School: Room sharing with your baby may help prevent SIDS – but is means everyone gets less sleep. Claire McCarthy, MD, aktualisiert: 16. August 2020*

# 21. Kapitel:
# Sexuelle Störungen
# und Probleme

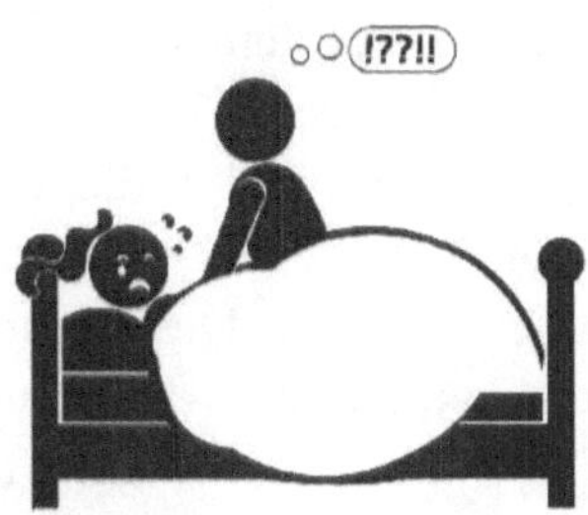


## 1.   Orgasmusstörungen bei Männern

### 1.   Vorzeitige Ejakulation

Als Erstes möchte ich Ihnen zu der Angst, dass ein Mann „zu früh" kommt, sagen, dass alles relativ ist. Menschen sind nun einmal unterschiedlich, daher kann ich an dieser Stelle versichern, dass grundsätzlich nicht das Problem darin besteht, dass ein Mann *zu schnell kommt.*

Was heißt überhaupt *zu schnell?* Zu schnell für wen?

Für Ihre Partnerin, die sich dann beklagt, oder für Sie selbst, weil Sie denken, Sie müssten da „mehr leisten"?

Warum Druck die Sache für Sie nicht gerade einfacher macht, muss ich wohl nicht erläutern.

Also entspannen Sie sich zunächst einmal.

Vielleicht langweilige ich Sie mit meinen Wiederholungen, aber noch mal: Vergleichen Sie sich nicht mit den 10, 20 oder 60 Minuten aus einem Pornofilm. Erstens wird da viel geschnitten, zweitens nehmen diese Leute oft

Medikamente.

Nach verschiedenen Quellen fand ich Angaben von 3 – 5 Minuten für die normale Durchschnittlänge eines Geschlechtsaktes. Doch es ist gar nicht so sehr die vermeintlich kurze Dauer, die ein Problem darstellt.

Zum Thema wird das vor allem bei einem egoistischen Liebhaber, also jemandem, der kein Gentleman im Bett ist oder es werden möchte.

Bei vielen Männern besteht die Option auf eine zweite Runde, womit das Problem dann beim zweiten Mal oft weniger eklatant ist. Doch grundsätzlich sind Männer nach der Ejakulation eben erschöpft. Fortpflanzungsbiologisch macht das ja auch Sinn: Der Job ist erledigt, das Sperma platziert, also kann man erst mal ein Nickerchen machen.

Bei Frauen ist das grundsätzlich nicht so extrem, weil Orgasmen bei uns ähnlich wie sich steigernde Wellen ablaufen. Es gibt zwar auch diese Megaorgasmen, nach denen wir zusammenbrechen wie ein Mann, doch meistens können wir nach dem ersten Mal einfach weitermachen.

Sind Sie also ein Mann, der schnell kommt, und wollen Sie, dass Ihre Partnerin Sie trotzdem unvergesslich im Bett findet, sorgen Sie einfach dafür, dass sie vor dem penetrativen Sex einmal oder mehrmals zum Orgasmus kommt. Möglichkeiten gibt es dazu genug: Finger, Mund und Zunge, wenn Sie sicher sind, dass sie beide gesund sind, oder auch Sextoys.

Glauben Sie mir: Wenn Sie Ihrer Freundin vor dem eigentlichen „Akt" einen tollen Orgasmus bereiten, wird sie danach kaum bei ihrer besten Freundin jammern, dass Sie so schnell gekommen sind. Das hat auch den Vorteil, dass die Sexzeit, die sie zusammen verbringen, eben nicht nur drei Minuten beträgt. Außerdem werden Sie merken, dass Sie mehr Spaß haben, weil Ihre Partnerin Sie anbeten wird, statt die Nase zu rümpfen, dass Sie zu schnell fertig waren. Es geht der Dame ja nicht darum, dass Sie zu schnell sind, sondern, dass sie selbst kaum etwas davon hatte, wahrscheinlich nicht einmal einen Höhepunkt und wenn die Gute danach mit Ihnen kuscheln will, haben Sie sich schon abgerollt und schlafen.

Das ist natürlich ein überspitztes Klischee, ich wollte Ihnen nur die weibliche Perspektive verdeutlichen.

Die zweite Möglichkeit ist, generell das Vorspiel zu verlängern, sodass sie beide wenigstens etwas Schmusespaß haben und nicht nur diese drei Minuten Sex pro Woche, oder pro Tag, wie auch immer. Das könnte Ihre Lady natürlich *schon* ziemlich frustrieren!

2. *Methoden gegen vorzeitiges Ejakulieren*

Sollten Sie nun aber so ein Mann sein, der sich damit nicht zufriedengeben kann, der eben lange mit seiner Partnerin penetrativen Sex haben möchte, ohne zu kommen, vielleicht einfach, weil er selbst mehr davon haben möchte, dann gibt es auch hierzu Mittel und Wege. Obwohl sich die meisten Männer vor dem Gang zum Urologen scheuen, ist es sinnvoll, dort einfach mal zu beginnen und nachzufragen, denn es gibt eine ganze Reihe von organischen Gründen für einen vorzeitigen Samenerguss.

Genannt seien hier kurz: Entzündungen der Eichel, Prostata oder Harnröhre, hormonelle Störungen wie eine Schilddrüsenunterfunktion, Erkrankungen des Nervensystems, *Diabetes Mellitus* oder ein verkürztes Penisbändchen. Vielleicht sprechen Sie das Thema bei der nächsten Vorsorgeuntersuchung bzw. dem STI-Check-up an, den Sie als erotischer, sexuell aktiver Gentleman, falls Sie häufiger die Partnerin wechseln, ja ohnehin wie besprochen regelmäßig durchführen.

Sollte Sie Ihr Urologe nicht erst nehmen, nicht gründlich untersuchen und nicht ausreichend beraten oder mit einem Spruch antworten wie „Ich komme auch immer in zwei Minuten – ist doch normal", dann wechseln Sie bitte den Arzt.

Ich will Sie jetzt nicht traurig machen, aber es gibt tatsächlich durchaus Männer, die beim Sex sehr ausdauernd sind, auch wenn das nicht der Regelfall ist. Doch wenn Sie sich das wünschen, muss der Arzt als erste Anlaufstelle sich dem Problem widmen. Übrigens kommt auch übermäßiger Alkoholgenuss als Ursache für einen vorzeitigen Samenerguss infrage.

*1.   Methode: Medikation*

Eine medikamentöse Behandlung des vorzeitigen Samenergusses kann in Deutschland mit dem Medikament *Dapoxetin* erfolgen, ein Antidepressivum, das die Zeit bis zum Samenerguss um das Drei- bis Vierfache verlängern können soll. Dabei handelt es sich um einen rasch wirkenden selektiven *Serotonin-Wiederaufnahme-Hemmer* (SSRI).[71]

Auch das erektionsfördernde Medikament *Sildenafil*, kann helfen, indem es die Reizschwelle teils so stark erhöht, dass sogar eine zweite, deutlich längere, Runde möglich wird. Dabei handelt es sich um einen *Phosphodiesterase-5-Inhibitor*, auch PDE-5-Hemmer genannt, aus einer Gruppe von gefäßerweiternden Substanzen, besser unter dem Namen *Viagra* bekannt. Das Medikament bewirkt eine indirekte Erweiterung der Blutgefäße, sodass Blut leichter in den Schwellkörper des Penis

---

[71] *Stiftung Warentest: Gesundheit: Potenzprobleme: Diese Mittel können helfen: Besonderheit: Priligy: Gegen vorzeitigen Samenerguss: Tabelle Potenzmittel. 27. August 2009*



Corinna Ketterling

fließen kann. Für die erektile Wirkung muss jedoch eine sexuelle Stimulation erfolgen. Die Wirkstoffe anderer PDE-Hemmer sind *Vardeafil* oder *Tadalafil*[72] – die chemischen Bezeichnungen der Wirkstoffe und die Mechanismen habe ich Ihnen genannt, damit Sie besser weiterlesen und recherchieren können. Grundsätzlich empfehle ich Ihnen, genau abzuwägen, ob Sie die Nebenwirkungen solcher Medikamente in Kauf nehmen möchten.[73]

Pflanzliche Mittel, denen hier eine Wirkung zugeschrieben wird, sind vor allem Mönchspfeffer, wobei eine starke hormonregulierende Wirkung bei dieser Pflanze belegt ist – sie funktioniert tatsächlich. Angeblich haben auch Baldrian, Dill, Lavendel und andere Pflanzen eine orgasmusverzögernde Wirkung.

2.  *Methode: Psychologie*

Beim Orgasmus findet bekannterweise vieles im Kopf statt. Ein häufig erwähntes Thema im Zusammenhang mit vorzeitiger Ejakulation sind Versagensängste.

Hier hilft, wie oben beschrieben, die Initiative, sich vorab mehr um die Partnerin zu kümmern, damit alle entspannter sind. Sollte die Dame dann trotzdem nicht zufrieden sein, haben Sie als erotischer Gentleman jedenfalls alles gegeben – grundsätzlich fände ich es genauso unfair, von einem Mann zu verlangen, Viagra zu nehmen, wie von einer Frau über ihre Haarlänge bestimmen zu dürfen – es ist schließlich Ihr Körper und Medikamente haben eben auch Nebenwirkungen.

Ein guter Freund von mir vertraute mir einmal an,

---

[72] *Stiftung Warentest: Gesundheit: Potenzprobleme: Diese Mittel können helfen: Besonderheit: Priligy: Gegen vorzeitigen Samenerguss. 27. August 2009*
[73] *Urologenportal: Patienteninformation: vorzeitiger Samenerguss (Ejaculatio praecox). Dr. Arne Tiemann, aktualisiert: 21. April 2020*

dass er gegen das Problem, sofort zu kommen, begonnen hatte, an Dinge zu denken, die ihn „abtörnten". Er sagte, das funktioniere sehr gut, das Problem daran sei nur, dass er, nachdem er sich den Orgasmus „verkniffen" hatte, Schwierigkeiten bekam, überhaupt noch fertig zu werden. Dazu könnte man das Ende vielleicht durch besonders stimulierende Praktiken außerhalb der Vagina herbeiführen. Inwieweit Sex noch Spaß macht, wenn man dabei an fürchterliche Dinge denken muss, und ob es das wert ist, bleibt sicher zu beurteilen.

3.    *Methode: Physis*

Der Orgasmus ist ein Zusammenspiel aus Botenstoffen, Hormonen, Psyche und dem Körper, vor allem der Muskeln. Letztlich kann eine Körperkontrolle der Schlüssel zum längeren Durchhalten sein.

Empfohlen werden dazu Beckenbodentraining, Yoga oder Tantra-Workshops. Generell sind von dem Problem des vorzeitigen Samenergusses eher weniger Männer betroffen, die Sport treiben: Offenbar hilft Muskeltraining, körperlich bessere Voraussetzungen für eine Orgasmuskontrolle zu schaffen.[74]

Ein weiterer „Trick" – wohl am bekanntesten aus dem, Film *„Verrückt nach Mary"* ist, vor dem Sex bzw. Date zu masturbieren, was tatsächlich gut funktionieren soll – natürlich bringt Ihnen das nur etwas, wenn Sie überhaupt für eine zweite Runde bereit werden.

Als bekannte Techniken gelten zur Linderung des Problems die *„Start-Stopp-Methode"* und die *„Sqeeze-Technik"*.

---

[74] *Aerzteblatt.de: Medizin: Sexualstörung: Wenig Sport und sozialer Druck können vorzeitigen Samenerguss fördern. Deutscher Ärzteverlag GmbH, 23. Oktober 2017*

Bei Ersterer wird der Erregungszustand kurz vor dem Orgasmus mehrmals hintereinander unterbrochen, im Prinzip ein „Training, nicht zu kommen", während bei der anderen Technik der Orgasmus durch Druck auf die Eichel kurzzeitig mechanisch verhindert und letztlich verzögert werden soll.

Ich denke, es ist wie mit allen Fähigkeiten, sei es Gymnastik, Klavierspielen oder Bogenschießen: Es gibt so etwas wie Talent – der Rest ist Training. Die grundlegende Frage ist immer: Wie wichtig ist mir das?

Wie viel Zeit bin ich bereit, zu opfern?

Klar kann man beispielsweise auch einen perfekt definierten Köper bekommen – je nach Anlagen und Alter mit unterschiedlich viel Aufwand.

Meist gibt es einen Tradeoff, denn alles kann man nun einmal nicht gut können oder stetig üben, also sollten Sie sich überlegen, wie wichtig Ihnen diese Sache ist und sich konkrete Ziele setzen.

## Anekdote

Eine ganze Zeit war ich mit einem Mann liiert, den ich sehr attraktiv fand und auch liebte, doch der sexuell sehr zurückhaltend, fast inhibiert war. Außer penetrativem Sex tat er nichts, was mir besonders gefiel und er kam recht schnell zum Orgasmus, wofür er sich danach stets entschuldigte.

Also las ich mich ein und probierte die *Squeeze-Technik* bei ihm aus. Er war wirklich, *wirklich* sauer.

Funktioniert hat es schon, doch er ist dann gleich gegangen. Na ja – *verlassen* hab *ich ihn* letztendlich: Er kam schon noch wieder danach, so ist es nicht.

Vielleicht dient diese Anekdote einfach dazu, Ihnen zu zeigen, dass wir Frauen – speziell ich – jede Menge unhöflicher grauenvoller Dinge tun.

Obwohl ich es doch nur gut meinte!

### 3. *Impotenz*

Die bekannteste oder gefürchtetste Sexualstörung beim Mann ist wohl die Impotenz. *Potentia* bedeutet auf Lateinisch *Macht, Kraft, Vermögen, Fähigkeit* und so fühlen sich viele Männer beim Verlust ihrer Potenz auch dementsprechend ohnmächtig oder unfähig, was die Angelegenheit aus psychologischer Sicht noch verkompliziert.

Dabei gibt es eine Kategorisierung nach Art des Auftretens und den Ursachen. Grundlegend gelten hier ähnliche Ursachen und Abhilfen wie bei der vorzeitigen Ejakulation besprochen: Die Thematik sollte zunächst mit einem Arzt besprochen werden, denn Impotenz kann körperliche oder psychische Ursachen haben. Medikamente, ein gesunder Lebenswandel, Sport zu treiben und die Reduzierung von Alkohol können helfen.

Wirkstoffe aus der Natur, die den Ruf haben, positiv auf die Potenz und Libido zu wirken, sind Austern, welche vor allem durch den hohen Zinkgehalt die Testosteronproduktion anregen. Auch sollen Avocado und Avocadoöl, Chili, Ingwer und Ginko helfen. Außerdem sollen Ginseng und Johanniskraut, das *„älteste natürliche Antidepressivum"*, bei Potenzproblemen Nutzen stiften.

Die Pflanze, mit der am besten belegten hormonausgleichenden Kraft ist, wie schon erwähnt, der *Mönchspfeffer* oder botanisch *Keuschlamm*, mit dem ich an Ihrer Stelle vor synthetischen Medikamenten auch beginnen würde. Für Männer muss die Dosis allerdings viel niedriger sein als die empfohlenen täglichen 4 mg für Frauen, da Mönchspfeffer sehr stark wirkt. Hier kommen bei Männern in der Homöopathie 3 Mal täglich D2-Potenzen zum Einsatz.

Lassen Sie sich hierzu von Ihrem Arzt oder in der Apotheke bitte beraten: In der richtigen Dosierung wirkt

Mönchspfeffer bei Männern luststeigernd, indem er den Testosteronspiegel hebt. In erhöhter Dosis kann Mönchspfeffer zu Erektionsproblemen durch ein starkes Anheben des Prolaktinspiegels führen – daher kommt auch der Name *Keuschlamm*, denn er kann Sie keusch wie ein Lamm werden lassen und das wollen wir schließlich nicht!

Heute wird Mönchspfeffer auch beim Mann benutzt, um den Hormonspiegel auszugleichen, und wegen seiner langfristig potenz- und luststeigernden Wirkung ohne weitere Nebenwirkungen. Bei Frauen ist er, wie gesagt, ebenfalls sehr wirksam.[75]

Weiterhin lautet meine dringende Empfehlung für Ihr Liebes- und Partnerleben, sich trotz einer erektilen Dysfunktion weiterhin auch sexuell um Ihre Partnerin zu kümmern, sollten sie nicht unter ganz generellem Libidoverlust leiden und absolut keine Lust dazu haben.

Um einer Frau einen tollen *Orgasmus (Seite 134)* zu bereiten, braucht *Mann* schließlich keinen Penis.

Es kann auch durchaus sein, dass sich das Problem von allein entschärft, wenn Sie Ihre Partnerin so richtig auf Touren bekommen, um es mal umgangssprachlich zu formulieren. *Gleitmittel* (auf *Seite 142* springen Sie zurück zu besagtem Abschnitt) kann dabei eine Hilfe sein.

Gegen Impotenz gibt es auch mechanische Hilfen wie Vakuumpumpen, mit denen ich mich zu wenig auskenne, um Ihnen da brauchbare Ratschläge zu geben.

Obwohl das Abbinden von Penis und Hoden zu härteren Erektionen führt, kann ich nur erneut vor den sogenannten *Penisringen* warnen, weil es tatsächlich sein kann, dass ihre Anwendung in einer Katastrophe endet,

---

[75] *Manngesundheit: Erektionsstörung: Mönchspfeffer für Männer: Das kann die Heilpflanze. Julian M., 18. Juli 2018*



 *von Alicia Schwarz*

weil man sie nicht mehr abbekommt. Das Abbinden von Hoden und Penis, das viele Männer als sehr erregend empfinden, und das einen Blutstau im Penis verursacht, gilt als Alternative zu einem Ring aus Metall oder Silikon. Eigens dafür angebotene Manschetten heißen Hoden*parachute* (wegen der Form). Der Vorteil ist, dass die Gefahren von Gefäßquetschungen damit nicht so groß sind wie bei Bändern oder gar Schnürsenkeln. Auf der Seite potenzieller Spätfolgen oder Schäden stehen allerdings Impotenz, Taubheit der Hoden und Verletzungen, vor allem, wenn auch noch Gewichte verwendet werden, daher kann ich diese Art der Experimente nicht empfehlen.

Ganz dringend rate ich davon ab, zum Abbinden hartes, scharfkantiges Material wie Kabelbinder zu benutzen, Bänder fest zu verknoten oder Klebeband zu verwenden: die Grundregel heißt *weich und sofort entfernbar*.

Grundlegend zum Problem der Impotenz möchte ich noch sagen, dass das erste Kriterium natürlich die Frage ist, ob Sie selbst darunter leiden, oder es Ihnen sogar egal ist. Falls Letzteres der Fall ist, wäre die nächste Frage, ob Sie eine Partnerin haben, die darunter leidet und das offen kommuniziert, Sie sich also dessen sicher sind.

Falls *ja* ist es ein Thema, das Sie angehen sollten.

Sex ist nicht für alle Menschen gleich wichtig, doch nach meiner Erfahrung, sind es eher die Männer, die sich über eine lange Zeit mit Beziehungen einrichten, in denen sie nicht glücklich sind, daher könnte es Ihnen passieren, dass Ihre Partnerin eines Tages, vielleicht nach lang anhaltender sexueller Vernachlässigung, untreu wird oder sie verlässt.

Auch umgekehrt gilt *sexuelle Unzufriedenheit* bzw. *sexuelle Frustration* oder das sich „ungeliebt fühlen" nach wie vor als Hauptgrund von Männern, die Partnerin zu betrügen, nur dass Männer mit solchen zweigleisigen

Situationen eher auf lange Sicht leben können, während Frauen dann schon eher mal die Notbremse ziehen.

Sagen Sie nicht, ich hätte Sie nicht gewarnt.

## 2.  Orgasmusstörungen bei Frauen

### 1.  *Anorgasmie*

Die Unfähigkeit, einen Orgasmus zu bekommen, ist bei Frauen nicht selten, wobei es verschiedene Arten der *Anorgasmie* gibt, wie *erworbene* oder die *primäre*. Bei Letzterer wurde noch nie ein Orgasmus erreicht. Die Störung kann auch situativ auftreten, etwa auf einen bestimmten Partner bezogen (*sekundäre Anorgasmie*) oder auch entweder nur beim Verkehr oder nur bei der Masturbation vorhanden sein. Für die verschiedenen Formen werden unterschiedliche Gründe angeführt.

Oft sind es Ängste, Traumata oder andere psychologische Ursachen wie Depressionen, fehlendes Vertrauen oder gefühlter Leistungsdruck. Anorgasmie grenzt sich von der Frigidität ab, welche ein Sammelbegriff für verschiedene Veränderungen eines normalen Sexualverhaltens ist, aber eher für die Unfähigkeit, sexuelle Lust und Erregung zu empfinden, steht.

### 2.  *Vaginismus*

Der sogenannte *Vaginismus* ist eine ernstzunehmende sexuelle Funktionsstörung der Frau, bei der sich unwillkürlich die Beckenbodenmuskulatur so stark verkrampft, dass selbst das Einführen eines Fingers unmöglich wird.

Verkehr ist nur unter großen Schmerzen möglich oder überhaupt nicht.

Sie kann auch im Laufe des Lebens auftreten, obwohl

vorher normaler Verkehr möglich war.

Als Grund können organische Ursachen wie Infektionen oder *Endometriose*, aber auch psychische Aspekte infrage kommen.

3. *Methoden gegen sexuelle Funktionsstörungen der Frau*

Für Sie, liebe Leser, ist es prinzipiell natürlich leichter, etwas gegen *Ihre* Probleme zu tun, als gegen die Ihrer Partnerin oder Ihres Partners.

Aber gerade wenn psychologische Aspekte eine Rolle spielen, wie Vertrauensmangel oder die Angst, sich fallen zu lassen, dürften Sie nach der Lektüre dieses Buches besser geeignet sein, Ihre Partnerin bei diesen Schwierigkeiten behilflich zu sein, als jeder andere.

Stichworte sind hier die *4Z-Formel* und des Weiteren besonders die Abschnitte *Entjungferung, Erotikmassagen, Küssen, weiblicher Orgasmus, slow Sex, Sextoys und Libido*.

Laut einer Studie der *Berliner Charité* mit 575 Teilnehmerinnen ist die klitorale Stimulation die Voraussetzung für einen Orgasmus, während keine der Frauen angab, je einen rein vaginalen Orgasmus erreicht zu haben.

Also spricht grundsätzlich schon einmal Vaginismus nicht gegen einen erfüllenden Orgasmus. Auch bei Anorgasmie könnte das stärkere Berücksichtigen der Klitoris unter Umständen Abhilfe schaffen.

Bei Fragen zum Ranking der Sex-Faktoren, also was den Frauen im Bett am wichtigsten sei, rangierte am ersten Platz „Geruch des Partners", gefolgt von „Stimmung", danach kamen „Hygiene des Partners", „Klitorisstimulation" und „Sicherheit vor Krankheiten". Auch

Offenheit und Vertrauen waren den Frauen sehr wichtig.[76]

Klar ist es etwas unfair, wenn ich Ihnen hier nur schlaue Ratschläge gebe, in dem Sinne: *Tun Sie dies nicht, tun Sie das nicht.* Doch ich sagte es eingangs: Ich bin die Erste, die meint, Frauen sollten sich wie echte Ladys im Bett benehmen und Ihnen Ihre Wünsche erfüllen.

Nur haben *Sie* eben diesen Ratgeber gekauft, weil Sie wissen wollten, was Sie als Mann zu beachten haben.

Daher wird Ihre Liste für den perfekten Lady-Orgasmus ebenso aus Ge- und Verboten bestehen, wie Ihre Blowjob-Checkliste – sorry dafür.

Diese Liste ist auch nicht so ganz hundertprozentig ernst gemeint in dem Sinne, das *jede Frau* sich das zu *jeder Zeit* von Ihnen so erwartet. Aber probieren Sie es doch mal aus und sagen Sie mir, wie es geklappt hat, vor allem wenn vorher im Bett Probleme welcher Art auch immer bestanden – denn diese Liste funktioniert auch bei Impotenz oder vorzeitigem Samenerguss.

Hier ist sie also, eine Orgasmus-Checkliste nach den neusten wissenschaftlichen Erkenntnissen.

Für die Querleser*innen: Auf *Seite 78* gelangen Sie zurück zum Abschnitt: *Penisgröße*, auf *Seite 104* geht es zurück zum *BDSM-Kuss* und auf *Seite 224* lesen Sie wieder weiter bei: *Wann haben Frauen Lust?*


3.  ♥ **Ihre Orgasmus Checkliste** ♥


1.  *Check-Up* ♥


Wenn Sie mit der Dame fest zusammen sind, klären Sie

---

[76] *Ulrich-Wegener.info: Charité-Studie zum weiblichen Sexualerleben. Charité – Universitätsmedizin Berlin, Kerstin Ullrich, 8. November 2004*

am besten vorher durch einen Check-up beim Arzt ab, dass sie beide keine sexuell übertragbaren Krankheiten haben, bestenfalls beide gemeinsam. Sind Sie beide gesund? Dann steht Oralsex nichts im Wege und Sie können sich gegenseitig ohne Ängste verwöhnen.

2.    *Geruch* ♥

Der Geruch eines Mannes ist für eine Frau einer der wichtigsten Faktoren im Bett, also duschen Sie – wenn Sie es bevorzugen gemeinsam mit Ihrer Partnerin – und beeindrucken Sie Ihre Partnerin dann mit ihrem vorzüglichen Naturgeruch. Ein unaufdringliches oder geruchsfreies Deo ist unbedingt zu empfehlen. Idealerweise sollten Sie sich auch die Zähne putzen (sorry, dass ich das dazu sagen, doch Sie können sich denken warum: Erstens sind wir Frauen da etwas empfindlich, zweitens sind manche Ihrer Geschlechtsgenossen recht unbedarft – ich weiß natürlich dass ich es *Ihnen* nicht hätte sagen müssen).

Sie können Ihr romantisches Vorhaben auch nach einen gemeinsamen Saunabesuch legen.

Wenn Sie die Dame schon besser kennen, können sie mal zusammen ein Eau de Toilette für sich aussuchen, das sie mag – es gibt tatsächlich Düfte zu kaufen, die auf manchen Männern unvergleichlich köstlich riechen.

Allerdings ist weniger hier meist mehr, also sprühen Sie sich bitte nicht ein wie eine Opernsängerin vor dem Auftritt, die ihren Geruch noch bis in die letzte Reihe verteilen will.

3.    *Stimmung* ♥

Zünden Sie ein paar Kerzen an, kaufen Sie ein gut riechendes Intimmassageöl – Düfte wie Vanille, Orange oder Zimt sind beliebt oder auch Lemongras – Sie können ja mal fragen, was sie mag.

Dann fragen Sie Ihre Liebste, ob sie Lust hat, ein wenig massiert zu werden. Vielleicht auf einem großen, flauschigen, frisch gewaschenen Handtuch. Eventuell ganz nackt? Wenn sie mag? Sie beginnen gerne mit dem Gesicht, dann mit den Händen und Füßen, dann die Beine und Arme, dabei können Sie kontaktarme Kusssorten einfließen lassen, und zwar sehr langsam.

*Ah, mir fällt noch ein: So alte, schlecht riechende Bettwäsche ist übrigens auch nicht gerade anregend* 😊.

4.  *Klitorisstimulation* ❤

Wenn Sie sich an die erotischen Zonen heranmassiert haben, beginnen Sie sanft mit einer Klitorismassage – eventuell mit der Zunge mit *langsamen Bewegungen* – keine Hektik – oder eben mit Ihren sauberen Fingern. Wenn Ihre Partnerin einverstanden ist, sich darauf einzulassen, können Sie auch einen Vibrator dazu benutzen (bitte nicht den aus der Kiste neben den Turnschuhen, den die schon die letzten drei Jahre mit den… wie viele waren es noch mal… na ja – anderen Frauen benutzt haben).
Wenn die Dame abbrechen und etwas für Sie tun möchte, sagen Sie ihr, es würde heute nur um *sie* und um *ihre* Zufriedenheit gehen, sie solle einfach nur genießen.

5.  *Mischtechniken* ❤

Wenn Ihre Partnerin beginnt, zu stöhnen und sich dem Orgasmus nährt, können Sie mit Mischtechniken weitermachen und es mit der Penetration mit ein bis zwei sauberen Fingern mit kurzen Fingernägeln probieren. Nur wenn es ihr gefällt, machen Sie weiter. Bei Vaginismus



*Ratgeber*                    *von Alicia Schwarz*

sehen Sie von Penetration lieber ab, bis *sie* es vorschlägt.

6. *Penetration* ❤

Erst wenn Ihre Partnerin einen Orgasmus hatte, beginnen Sie mit ihr zu schlafen, falls Sie das wünschen bzw. können und sie es möchte und kann. Auch ein Penetrationsvibrator kann dann auf Wunsch zum Einsatz kommen.

Dann lassen Sie die Sache spontan weiterlaufen.

Dabei werden Sie merken, dass die Dame – wenn der Grund für die Schwierigkeiten im Bett nicht der ist, dass die Frau Sie grundsätzlich nicht (mehr) mag oder attraktiv findet – auch Lust haben wird, *Sie* zu verwöhnen. Die meisten Frauen (und Männer) sind so gestrickt.

Wenn Sie jetzt sagen: *„Mein Gott, wie kann man nur so eine Anspruchshaltung haben, so was von empfindlich! Ob die Bettwäsche nun ein bisschen müffelt oder nicht, es geht schließlich um mich als Menschen und nicht um das Waschmittel, das ich benutze. Und überhaupt, 1000 Vorschriften, pfff, wer denkt denn hier mal an mich und an meine Bedürfnisse??"*

Dann gebe ich Ihnen recht.

Aber sehen Sie es mal so: Das ist eine Anleitung für eine Sondersituation, nämlich dafür, dass es mit ihr im Bett nicht klappt, und Sie haben dieses Buch gekauft, weil Sie wissen wollten, wie es geht – unter anderem.

Jetzt müssen Sie selbst entscheiden: Sind Sie der Typ, der jeden Tag für seinen Marathon trainiert oder sich lieber doch mit der Chipstüte aufs Sofa kuschelt und zu der Überzeugung gelangt, dass man eigentlich keinen Marathon laufen muss, um ein toller Typ zu sein.

Auch für diese Männer gibt es die passenden Frauen, da bin ich sicher – letztlich ist das meiste eine Frage von

Kompatibilität, Gewohnheit und Ansprüchen.

Hohe Ansprüche machen ja auch nicht automatisch glücklicher, vielleicht eher das Gegenteil – und viele Menschen haben *gar keinen* Sex, also was soll's?

Machen Sie es, wie Sie denken, die Liste haben Sie ja jetzt – ich als Ihr Coach habe mein Bestes gegeben.

Und auf *Seite 267* springen Sie wieder vor zum Thema: *One-Night-Stand*.

## Anekdote

Ich hatte mal einen Freund, der eigentlich recht stark roch, ein wenig nach Schweiß, auch kurz nach dem Duschen.

Die Frauen waren verrückt nach diesem Typen – er war auch notorisch untreu. Vorübergehend arbeitete er als Stripper, was einmal dazu führte, dass er – kurz nachdem die Braut bei der *Bachelorette Party* die Schlagsahne von seiner Brust geleckt hatte – mit ihr verschwand. Molly hieß sie.

Ich erfuhr es nur durch Zufall, nachdem ich ihn drei Tage nicht gesehen hatte.

Die Gute heiratete übrigens – wie Sie sich nach dieser Geschichte schon denken konnten – natürlich nicht mehr.

Übel nahm ich es ihr nicht – er roch einfach zu lecker, ich verstand schon, dass sie da nicht widerstehen konnte.

Ich verließ ihn wenig später. In jedem Fall war das so einer, der *überaus* beliebt war, obwohl er nicht eigentlich gut roch – tun Sie mit dieser Gesichte, was sie wollen... aber bitte nicht ganz aufhören mit dem Duschen!

# 22. Kapitel:  Schwangerschaft

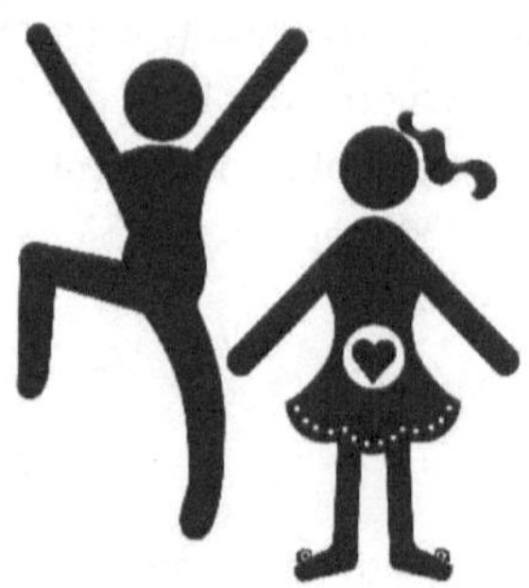

## 1.  Kostenbeteiligung

Im weitesten Sinne gehört Schwangerschaft als unmittelbare Folge von Sex auch zum Thema Sex dazu. Dabei gibt es natürlich die Thematiken Kinderwunsch und Verhütung und alles, was damit zusammenhängt.

Grundsätzlich ist eine Frau nicht in der Lage, ohne die Mithilfe eines Mannes schwanger zu werden, daher gebietet neben den gesetzlichen Ansprüchen vor allem die Höflichkeit, wie auch der gesunde Menschenverstand, dies bezüglich als Mann auch seine Verantwortung zu übernehmen.

Diese Verantwortung besteht aus moralischen, emotionalen, zeitlichen wie auch finanziellen Aspekten.

Ich habe im Zusammenhang mit dem Thema Verhütung schon über diese Kosten gesprochen. Eine Schwangerschaft verlangt viele Ressourcen emotionaler, materieller und zeitlicher Art, die Sie genauso erbringen müssen wie Ihre Partnerin um als sexueller Gentleman zu gelten.

## 2.  Abtreibung

Halten Sie mich bitte nicht für unsensibel, wenn ich vom Thema Kostenbeteiligung zum Thema Schwangerschaftsabbruch springe. Es ist sehr unromantisch, beziehungsweise pragmatisch, doch neben der Heilung von Geschlechtskrankheiten ist ein Schwangerschaftsabbruch eine der höchsten Ausgaben, die außer den Kosten, welche durch Kinder selbst entstehen, aus sexuellen Aktivitäten resultieren können. *Ich spreche hier von Ökonomie, nicht davon, wie liebenswert und wundervoll Kinder sind.*

Die erste wichtige Erkenntnis lautet, dass Sie Ihre Partnerin nicht zwingen können, das Kind nicht zu bekommen. Aus rechtlicher Sicht ist nach *§ 240 Absatz 4 Satz 1 StGB* die *Nötigung* zum Schwangerschaftsabbruch ein *besonders schwerer Fall von Nötigung* und wird mit Freiheitsstrafen von fünf Monaten bis zu sechs Jahren belegt. Zur *Verbesserung des Schutzes der sexuellen Selbstbestimmung* erfolgte hier 2016 eine Anpassung nachzulesen im *Bundesgesetzblatt* unter *BGBl. I S. 2460.*

Falls es hingegen zu der Konstellation kommen sollte, dass Ihre Freundin Sie bittet, sich am Schwangerschaftsabbruch Ihres Wunschkindes zu beteiligen, könnte ich zwar nachvollziehen, dass Sie sich weigern; es muss aber klar gesagt werden, dass die Welt an dieser Stelle leider ungerecht ist, Männer dies jedoch akzeptieren müssen, was heute den meisten Männern auch klar ist.

Die Erkenntnis, die Männer dazu haben sollten, lautet rechtlich, aber leider auch emotional: Es ist 50 % mein Baby aber 100 % ihr Körper. Es ist keinem Kind zu wünschen, von einer Frau ausgetragen zu werden, die es nicht will. Daher würde ich immer raten, Ihre Frau bei dieser Entscheidung moralisch und finanziell zu unterstützen, aber nicht zu bevormunden, zu etwas zu drängen oder zu überreden. Das heißt nicht, dass Sie nicht Ihre Position klar machen dürfen – doch die Frau muss die Entscheidung selbst treffen. Sie tragen für den Zustand Ihrer Partnerin mit die Verantwortung, aber es ist der Körper der Frau und somit auch ihre Entscheidung.

Wenn Sie jetzt aufbegehren und sagen, das träfe nicht zu, verstehe ich auch hier wieder Ihren Punkt. Allerdings ist das, was mit dem Körper einer Frau während und nach einer Schwangerschaft geschieht, so gravierend, dass sich das ein Mann, meiner Einschätzung nach, nicht vorstellen kann (auch Frauen können das nicht, bevor sie es nicht selbst erleben, wobei große Unterschiede zwischen Schwangerschaften bei der gleichen Frau liegen können). Zudem wird von vielen Menschen unterschätzt, was es bedeutet, ein Kind großzuziehen und wie wichtig gerade die Mutter für die mentale Gesundheit eines Menschen ist. Oft wird falsch auch eingeschätzt, wie viel schwieriger danach berufliche Entwicklung, gute Verdienstmöglichkeiten und Karriere für Frauen sind und das ist eine Abwägung, welche *die Frau* treffen muss. Dass andersherum eine schwangere Frau einem Mann, der kein Kind mit ihr will, einfach samt Baby im Bauch verlassen und ihn dann auch noch auf Unterhalt verklagen kann, mag ungerecht sein, ist jedoch die aktuelle Rechtslage. Deshalb ist für Männer verantwortungsvolle *Verhütung (auf Seite 107 geht es dahin zurück)* eben *so wichtig.*

Die Rechtsprechung zum Thema *Stealthing (Seite 118)* schützt übrigens auch Sie als Mann davor, dass eine Frau mit Ihnen gegen Ihren Willen ein Kind bekommt, falls sie wegen der Verhütung lügt. Das Schwierigste ist, wenn Aussage gegen Aussage steht, natürlich die Beweise für einen Betrug zu erbringen.

Wenn Ihre Partnerin also kein Kind will, dann

versuchen Sie nicht, sie dazu zu zwingen, sondern unterstützen Sie sie – es wird für alle Beteiligten besser sein. Unterstützen heißt, dass Sie sich finanziell, falls nötig, beteiligen, dass Sie sie auf Wunsch in die Klinik begleiten und ihr generell Ihre Hilfe anbieten.

Ich möchte an dieser Stelle ganz klar sagen, dass ich nicht für Abtreibungen bin. Aber ich glaube an die Selbstbestimmung über den eigenen Körper und ich denke, dass eine Frau selbst entscheiden muss, ob sie Mutter werden möchte. Da wir letztlich nicht wissen, ob es Gott gibt, ob wir Seelen besitzen oder wann das Leben genau beginnt, sollten wir uns an die Fakten halten und sie lauten: Ein unerwünschtes Kind wird leiden und wahrscheinlich auch Schaden in der Gesellschaft anrichten. Es sind große Fragen, die kontrovers diskutiert werden und über die in einigen Ländern bereits ein Umdenken auch aus rechtlicher Sicht stattfindet, was den Einfluss von potenziellen Vätern betrifft. Fest steht jedoch, dass nicht jede Frau eine Schwangerschaft und Mutterschaft will. Auch ein Kind zur Adoption freizugeben, kommt für viele Frauen aus diversen Gründen nicht infrage – das sollte letztlich die Mutter entscheiden. Ich kann verstehen, dass Sie als Mann da eine Mitsprache wünschen, auch dass argumentiert werden kann, die momentane rechtliche Situation in Deutschland sei ungerecht. Doch abgesehen von der sich verändernden Rechtslage, auf die Sie als Mann Einfluss nehmen können, kann ich nur wiederholen, dass manche Dinge eben ungerecht sind.

Manche Frau wäre auch gerne ein Mann oder manch armer Mensch wäre gerne reich – es ist eben so, wie es ist.

Man kann es angehen und versuchen, es zu ändern, doch Naturgegebenes kann man schwer beeinflussen.

Letztlich hat sich in weiten Teilen Europas und in großen Teilen der Welt gesellschaftlich und rechtlich die

Meinung durchgesetzt, dass über Schwangerschaft bzw. deren Abbruch und die Geburt niemand außer der betroffenen Frau entscheiden sollte, zumindest innerhalb der ersten 17 Schwangerschaftswochen, was der Frau ein Zeitfenster für ihre Entscheidung einräumt. Aus den genannten Gründen teile ich selbst auch diese Meinung.

## Anekdote

Ich glaube, eine der tragischeren Geschichten bezüglich Abtreibungen war die eines Paares in meinem Bekanntenkreis in Hong Kong. Die beiden waren schon länger in einer Beziehung und waren finanziell gut aufgestellt. Als die Frau schwanger wurde, sagte ihr Freund, *„er würde das Kind ja behalten wollen, wenn er sie lieben würde"*, worauf sie abtrieb.

Die beiden blieben zusammen, heirateten und bekamen danach zwei gesunde Kinder. Später behauptete er, er habe den famosen Satz, *er liebe seine Frau nicht,* nie gesagt. Manchmal muss eben einfach auch der Zeitpunkt stimmen – ich finde diese Gesichte trotzdem sehr traurig. Sie ist auch exemplarisch für die Fehlkommunikation zwischen Frauen und Männern bei so essenziellen Themen.

## 3. Fehlgeburt

Fehlgeburten sind sehr verbreitet – etwa jedes zehnte Kind stirbt noch im Mutterleib. Viele Frauen sprechen nicht darüber, dass sie vor oder zwischen ihren Geburten auch Fehlgeburten hatten oder dass Sie kinderlos sind, jedoch ein oder mehrere Babys verloren haben.

Ein Kind ist eine grundlegend lebensverändernde Verantwortung und natürlich gibt es Momente, wo eine Schwangerschaft nicht ins Lebenskonzept passt, sodass Fehlgeburten sogar Erleichterung verschaffen können.

Für die allermeisten Frauen hingegen ist eine

Fehlgeburt eine tief traumatische Erfahrung. Der Körper macht sich ganz für ein Baby bereit und auch der Kopf. Eine Frau stellt sich darauf ein und wenn sie ihr Baby verliert, gerät ihre Seele aus dem Lot.

Es ist etwas, das sie nie vergessen wird.

In manchen Krankenhäusern kann man diese sogenannten *Sternenkinder* beerdigen, doch gerade am Anfang der Schwangerschaft, finden es Ärzte oder Partner oft kaum der Rede wert, dass dieser „Zellhaufen" sich nicht weiterentwickelt hat. Vor allem bei starkem Kinderwunsch sind viele Frauen danach therapiebedürftig – schon allein, was die Körperhormone dann auslösen, gleicht einer emotionalen Achterbahn. Für manche Männer scheint das nicht nachvollziehbar zu sein: Sie vergessen es sogar. Es ist abgehakt und vorbei – vielleicht rationalisieren manche Männer diese Dinge auch anders oder die Hormone der Frauen spielen eine so große Rolle dabei, das es für Männer nicht verständlich ist, wie sehr eine Frau durch den Verlust ihres Babys getroffen wird.

Ich sage nicht, dass es so ist, als wenn ein Mensch stirbt, den man schon gekannt und geliebt hat, aber es fühlt sich eben doch fast genauso an und für viele Frauen ist das auch noch nach 10 oder 20 Jahren – eben für immer – so, auch wenn die Männer es längst vergessen haben.

Hier wäre es schön, liebe Herren, wenn eine Frau in einer solchen Situation nicht von Ihnen zu hören bekäme: „Wie? Immer noch *deswegen*?" Auch wenn viele Männer an diesem Verlust genauso teilnehmen, muss ich den anderen in aller Deutlichkeit sagen: *Es ist ein Trauerfall, benehmen Sie sich bitte angemessen* – seien Sie kein Barbar.[77]

Denken Sie daran: Ich will Sie nicht maßregeln – ich

---

[77] *Spektrum.de: Magazin: Trauma Fehlgeburt. Anette Kersting, Bereichsleiterin Psychotherapie an der Universitätsklinik für Psychiatrie und Psychotherapie Münster, 6. November 2009*

bin einfach Ihr Coach und ich glaube an Sie.

## 4. Geburt

### 1. *Ist dabei sein alles?*

Liebe Millennials, die Zeiten haben sich geändert.

Ich, die ich aus dem letzten Jahrtausend stamme, aus einem anderen Jahrhundert, einer anderen Ära geradezu, besitze noch Eltern, Freunde und Verwandte, die so ganz anders ticken, als schon viele Ihrer Eltern das wahrscheinlich tun. Ich bin zwar in Schanghai geboren – eigentlich eher durch Zufall – doch ich weiß, wie das früher in Deutschland so ablief – wahrscheinlich in allen Großstädten der Welt, mit früher meine ich bis in die späten 1980er Jahre ungefähr. Damals fuhren die Männer ihre hochschwangere Frau in die Klinik, dort wurde sie mit Medikamenten vollgepumpt, quasi betäubt, und dann wartete der zukünftige Papa allein zu Hause oder Bier trinkend in der Kneipe mit seinen Freunden auf den Anruf, in dem man ihm sagen würde, dass alles gut gelaufen sei.

Heute ist das natürlich anders: Man besucht gemeinsam Geburtsvorbereitungskurse, übt das Atmen, bucht sich im Krankenhaus ein Familienzimmer und der werdende Vater hält seiner Liebsten am Bett während der größten Schmerzen die Hand. *Das ist wunderbar!*

Eine solche Unterstützung ist unglaublich kostbar – danke, dass Sie das alles machen, liebe Herren.

Manche Frauen denken, sie bräuchten dabei keine Hilfe, doch merken während der oft tagelangen Geburt, wie wichtig es ist, den Liebsten an ihrer Seite zu haben – auch zum Besorgen von Pommes oder Kuchen!

Es gibt aber auch Frauen, die einfach die Vorstellung nicht mögen, dass Ihr Mann bei der Geburt dabei ist.

Ich habe viel in Foren gelesen, in denen Männer nach Geburten derart verstört waren, dass sie in Therapie mussten. Das ist kein Witz: Manche Männer konnten danach nicht mehr zärtlich zu ihrer Frau sein.

Man muss sich das ja auch mal vorstellen: Die Geburt ist ein derart traumatisierendes Ereignis, dass kaum eine Frau ehrlich darüber spricht, denn erstens möchte fast niemand solche Geschichten der Qual hören und zweitens hat es Mutter Natur so eingerichtet, dass man den Horror ziemlich schnell wieder vergisst.

Da steht nun also ein Mann im Kreißsaal und sieht, wie seine Frau brüllt, Maschinen piepsen, das Blut spritzt quasi irgendwann, nervöse Schwestern rennen um die Schreiende herum, der Mann fühlt sich dabei total ohnmächtig und kann ihr nicht helfen... ich meine, klar scheint es auch andere Geburten zu geben, wo Frauen lächelnd ihre Babys bei rhythmischer Trommelmusik in die Badewanne flutschen lassen. Doch was, wenn Sie mitten im ersten Szenario stecken – und ohnmächtig werden?

Früher hat man Hühner mit der Axt geköpft, Lämmer zu Ostern ausbluten lassen, man zog in den Krieg, fast jeder Mann ging zum Militär... ich will nicht sagen, wir alle seien heute verweichlicht, doch wir sind an solche Szenarien weniger gewöhnt als vor hundert Jahren.

Und ich weiß von einigen Frauen, dass sie es als extrem belastend empfunden haben, ihre Männer an ihrer Seite zu haben – entweder, weil diese leidende Nervenbündel waren oder weil die Frauen sich mehr um ihre Männer als um die Geburt gesorgt haben.

Tun Sie sich selbst den Gefallen und besprechen Sie ehrlich mit Ihrer Partnerin, ob es für die Dame wichtig und gewünscht ist, sie dabei zu haben, oder ob sie es – ehrlich gesagt – lieber ohne Sie tun würde. Versuchen Sie auch, diese Bitte zu respektieren, obwohl Ihnen auch niemand Ihren Wunsch verweigern sollte, wenn Sie unbedingt dabei sein möchten. Doch viele Männer tun das nur aus Pflichtgefühl, weil sie denken, dass es eben so zu sein hat heutzutage. Und es ist toll, Ihrer Partnerin dieses Signal zu senden. Werden aber auch Sie sich klar, ob Sie der Typ sind, der dabei eine Hilfe ist oder – sorry für den Ausdruck – eher eine Belastung. Im Familienzimmer können Sie ja trotzdem bleiben und sich vielleicht um die größeren Kinder kümmern, falls es schon welche gibt. Das empfohlene Vorgehen für den modernen Gentleman ist in diesem Fall also nachzufragen und im Zweifelsfall zu tun, was man von ihm erwartet – vergessen Sie nicht, noch gilt: 50 % Ihr Kind, 100 % der Körper Ihrer Frau.

### 2.    Abwarten und Tee trinken?

Gehen wir davon aus, dass Sie entschieden haben, bei der Geburt Ihres Kindes dabei zu sein. Was ist also Ihre Aufgabe? Auf Webseiten von Kliniken liest man, Männer hätten den Job, still Händchen zu halten, und könnten sonst nichts tun. Ich persönlich sehe das etwas anders.

Ich bin auf mehrere Artikel und Forenbeiträge gestoßen, in denen Frauen beschrieben haben, dass Sie bei Ihrer Geburt einen Kaiserschnitt wollten, etwa weil es einen Geburtsstillstand gab. Die Ärzte verweigerten diesen Kaiserschnitt und mussten das Kind letztlich als Notfall mit Saugglocke holen. Dabei mussten sie entweder vaginal so weit schneiden, dass es zu einer Durchtrennung des Schließmuskels kam, was in einem Fall dazu führte, dass die Frau danach einen künstlichen Darmausgang (Stoma) benötigte.[78] Oder die Saugglocke rutsche ab und

---

[78] *Kurier.at: Chronik: Wien: „So viel Geld können die mir gar nicht zahlen": Sportbegeisterte Wienerin hat seit missglückter Geburt einen künstlichen Darmausgang. 11. Dezember 2016*

verursachte einen Dammriss 4. Grades, bei dem der Damm sowie Schließmuskel einreißt und ohne Operation, die nicht immer erfolgte oder gelang, die Frauen danach stuhlinkontinent waren. Es mögen Ausnahmefälle sein: Wenn Sie bei der Geburt merken, dass alles schiefgeht und Sie das Gefühl haben, ein Kaiserschnitt wäre das Beste, Ihre Partnerin vielleicht sogar darum bettelt, dann nehmen Sie sich diesen Arzt vor und sagen ihm ganz deutlich, *dass Sie ihn – wenn diese Sache schiefläuft – verklagen werden, bis er unter einer Brücke schlafen muss.*

Auch wenn viele Frauen, teils vielleicht durch esoterische Hebammen, vorab ermutigt wurden, als höchstes Ziel eine natürliche Geburt anzustreben, berücksichtigen Sie auch, dass Ihre Frau während der Geburt vor Stress und Medikamenten weniger zurechnungsfähig ist und Ihre Hilfe braucht. *Sie* sind der Typ mit dem klaren Kopf und vertreten die Interessen Ihres Kindes und Ihrer Frau.

Ärzte können nicht gänzlich frei entscheiden, was sie machen, sondern sind *Dienstleister*, also hören Sie auch auf Ihren eigenen Instinkt und den Ihrer Frau. Vor allem sollten Sie die Wünsche Ihrer Frau ernstnehmen und versuchen, ihr zu helfen, diese durchzusetzen: Bei knappen Ressourcen – wie in Kliniken üblich – wird man *die Frau* operieren, deren Begleiter der Klinik am meisten Druck macht. *Wenn* Sie also *dabei* sind, tun Sie alles, was nötig ist – zur Not packen Sie den Narkosearzt am Schlafittchen und sagen Sie ihm, er soll bleiben, wenn er gerade in den Feierabend gehen will und Sie schon sehen, dass es mit der natürlichen Geburt doch nichts mehr wird. Lesen Sie sich vorher zu diesen Themen ein. Da es auch *Ihr Baby* betrifft, sollten Sie nicht höflich zusehen, sondern aktiv versuchen, zum Happy End zu kommen.

Kaiserschnitte sind auch nicht risikofrei, doch die Quote der Probleme ist niedriger als beim normalen

Geburtsvorgang. Vor allem wenn das Baby im Geburtskanal erst mal ohne Sauerstoff feststeckt, bleibt sehr wenig Zeit und es kommt zu brachialen Methoden und Unfällen.

Ihre Partnerin ist außer Gefecht vor Schmerzen und halb betäubt – sie hat in dem Moment keine Kontrolle.

Nun ist es *Ihr* Job, wenn Sie schon Ihren Mann stehen und mitgehen wollten.

3.   *Selbstbestimmung im Kreißsaal?*

Das dritte Thema, das ich für das komplizierteste halte, ist das der Selbstbestimmung Ihrer Frau unter der Geburt. Also der Fall, dass etwas mit ihr geschieht, das sie absolut nicht will und Sie dabei tatenlos zusehen.

Dazu bleibt auch zu sagen, dass unter dem Slogan „Gewalt im Kreißsaal" – es gibt dazu sehenswerte Dokumentationen im Netz – die Problematik thematisiert wird, dass in den meisten deutschen Kliniken für Geburten verhältnismäßig niedrige Entlohnungspauschalen angesetzt werden, sodass für Krankenhäuser lange Geburten unrentabel sind. Neben dem bekannten Problem der Knappheit von Beleghebammen, unter anderem provoziert durch die Versicherungssituation, haben daher Krankenhäuser und Hebammen ein wirtschaftliches Interesse, die Geburt unnötig schnell, teils auch mit von der Patientin ausdrücklich ungewollten Mitteln durchzuführen.

Frauen werden dann oft mit dem Totschlagargument *„es geht schließlich um das Kind!"* mundtot gemacht.

Männer stehen völlig überfordert daneben, lassen sich rauswerfen oder bevormunden.

Falls Sie also nicht zu zweit Alternativen wie Geburtshäuser erwägen (und auch dann), sollten Sie sich vorher gut einlesen und im Ernstfall versuchen, die

Interessen Ihrer Partnerin durchzusetzen, denn das erwartet Ihre Frau von Ihnen, wenn Sie bei der Geburt dabei sind.

Sei es, dass der zehnte Assistenzarzt sie grob vaginal untersucht, obwohl sie *Nein* gesagt hat oder, dass der Venentropf angeschaltet wird, obwohl sie das nicht will.

Ein Minimum an Fachwissen ist hier zum Argumentieren natürlich wichtig, weil Sie sonst nicht abschätzen können, ob man Ihr Kind aus ökonomischen Gründen schnell entbinden will oder ob es tatsächlich eine reelle Gefahr für das Kind gibt. Grundsätzlich darf Sie niemand aus dem Kreißsaal herauswerfen, wenn Ihre Anwesenheit vorher genehmigt war, es sei denn, es liegen ernste Gründe vor wie eine Notoperation mit Lebensgefahr vor.

Ein Tipp: Hebammen und Ärzte merken sehr schnell, ob ihnen ein Mann gegenübersteht, der ihre Klinik verklagen oder alles auf seinem Blog veröffentlichen wird oder jemand, der meint, die Ärzte würden das alles schon super meistern – egal, was die Partnerin dazu sagt. Wichtig dabei, um ernst genommen zu werden, ist ein klares, unbeirrtes, jedoch nicht aggressives Auftreten.

Auch die Kenntnis der Rechtslage und medizinischer Fakten hilft hier, sich Gehör zu verschaffen.

Es wird sehr viele Frauen geben, die keine besonderen Erwartungen an die Geburt haben und dem Geschehen im Krankenhaus ohnehin unkritisch gegenüberstehen, was Ihren Job in dem Szenario natürlich erleichtert.

Trotzdem würde ich Ihnen empfehlen, sehr darauf zu achten, wie es Ihrer Frau geht und die Interessen Ihrer Liebsten zu vertreten, weil sie Ihnen das Gegenteil unter Umständen ziemlich lange vorwerfen würde: Wenn Ihnen Ihre Beziehung wichtig ist, kämpfen Sie wie ein Löwe für die Belange Ihrer Frau.

Ich kann es Ihnen nur noch einmal sagen: *Achten Sie*



*Ratgeber*　　　　　　　*von Alicia Schwarz*

*auf Ihr Mädchen* – wenn sie Sie lässt.

# 23. Kapitel:
# Sexuelle Langeweile

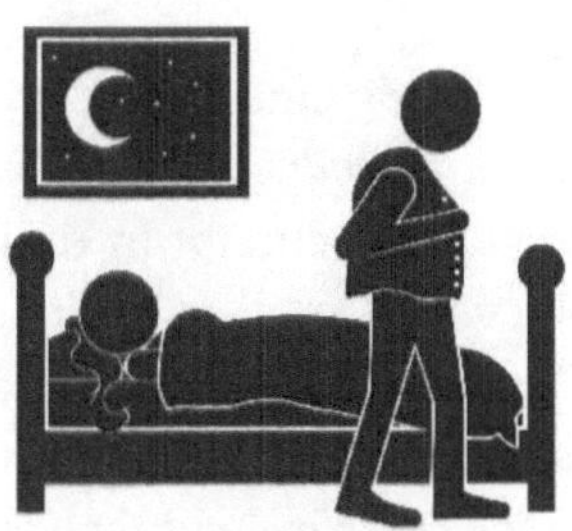

## 1.  Langeweile zu zweit

### 1.  *Spielen*

Wir kennen das alle: Langweilen kann man sich alleine oder in einer Beziehung. Alleine kann man manchmal leichter etwas dagegen tun. Der Lack ist ab, die Luft ist raus – Ihre Beziehung ist in der Krise. Was tun Sie also dagegen? Paartherapie?

Grundsätzlich ist die Klärung der Frage, wo das Problem liegt, sinnvoll – nach meiner Erfahrung ist Asexualität eher ein Symptom als ein Grund. Doch ich bin keine Beziehungsexpertin, daher kann ich Ihnen nur Tipps zum Thema Sex geben, nicht zu den Dynamiken Ihrer Beziehung.

Manchmal schläft das Sexleben auch ein, weil man krank ist, müde, zu viel Stress hat oder es andere Lustkiller gibt. Da kann es ratsam sein, gezielt Zeit zu zweit zu verbringen, wenn man sich das beruflich und familiär erlauben kann: *Quality Time*.

Neben Techniken wie *slow Sex* und Massagen gibt es ein frivoles Spiel, das ich Ihnen kurz erklären möchte. Doch ich warne Sie auch gleichzeitig: *Sie spielen auf eigene Verantwortung und Vorsicht: Ihre Wünsche könnten wahr werden.*

Dazu legen Sie beide eine Zahl fest, vielleicht 4 oder 5 – *Sie können es ja irgendwann noch mal spielen.* Jeder nimmt einen Zettel und schreibt in drei Kategorien die besprochene Zahl von sexuellen Aktionen, bezogen auf den jeweiligen Partner nach folgendem System: Kategorie *Grün* heißt, *das würden Sie gerne mal mit ihr machen. Gelb* heißt, *das würden Sie gerne mal mit ihr ausprobieren, weil es Sie irgendwie triggert, aber Sie wissen nicht, ob es Ihnen tatsächlich auch Spaß machen würde.* Bei *Rot* schreiben Sie *Dinge, die Sie absolut nicht machen würden.*

Dann gleichen Sie ihre beiden Listen ab und kommen giggelnd nach drei Gläsern Wein zu dem Schluss, dass Sie doch mal was anderes als die Missionarsstellung versuchen möchten – *so in der Art.* Etwas in die rote Spalte zu schreiben, heißt natürlich auch, dass Sie oder Ihre Partnerin dieses „Thema" schon in Kopf haben – wundern Sie sich also nicht, wenn, falls Sie dieses Spiel öfters spielen, Themen irgendwann von Rot nach Gelb oder Grün rutschen. Dieses Spiel ist auch eine unverbindliche Art, Tabus beim Partner anzusprechen oder aufzuweichen – für mehr Spaß im Bett.

Es ist nur eine Anregung, kann aber ganz lustig werden, vor allem, wenn Sie beide ehrlich sind und falls Sie Wünsche haben, die Sie bisher nicht kommuniziert haben. Es muss auch nicht immer harscherer Sex sein, sondern auch erotische Fantasien wie ein Kinobesuch ohne Slip oder nachts nackt im See baden – *keine Ahnung, was auch immer.*

Danach würde man dann auch zur Tat schreiten…

## 2. Mentaler Sex

Eine andere lustige Beschäftigung, wenn man sich sexuell langweilt, ist mentaler Sex. Man denkt sich dabei Szenarien aus, die einen besonders erregen und erzählt sie dem anderen. Es sind reine Fantasien, also ohne Verbote, natürlich muss man ein wenig auf den anderen achten und Rücksicht nehmen, mal fragen, ob sie das ganz schlimm findet und vielleicht vorab kurz klären, ob bestimmte Perversionen für den Partner unerträglich sind. Man kann auch etwas steuern und sagen, dass man bestimmte Fantasien nicht so prickelnd findet – doch je offener man zuhört, desto mehr öffnet sich auch der Partner – letztlich sind es ja nur Fantasien. Das Spiel kann heikel sein, doch auch viel Spaß machen, in jedem Fall kommt man sich näher. Man kann auch abwechselnd eine Geschichte erzählen. Es ist ein sehr mentales Spiel, kann aber auch recht anregend sein, wie ich selbst schon erlebt habe. Behalten Sie dabei aber immer im Hinterkopf, dass es nur Fantasien sind. Viele Fantasien erregen uns im Kopf, würden uns in der Realität aber keinen Spaß machen. Ein gutes Beispiel ist das *Rape-Game*, das viele Frauen erregt. Als Gentleman verweigern Sie bitte die Umsetzung von Gewaltfantasien, da das sehr ins Auge gehen kann.

Wenn Sie merken, dass Sie oder Ihre Partnerin sexuelle Fantasien haben, die gegen das Gesetz verstoßen (ein Beispiel hierfür wären pädophile Tendenzen), suchen Sie sich therapeutische Hilfe oder bieten Ihrer Partnerin an, ihr dabei zu helfen. Gewaltfantasien sind bei Männern wohl üblicher, doch sind allzu gewalttätige Fantasien kein gutes Zeichen. Vor allem sind gerade bei Konsum von Gewaltbildmaterial die Übergange zur aktiven Straftat gegeben – diese Gefahr muss beachtet werden.

## Anekdote

Ich hatte mal einen Freund – na ja damals war es noch eher eine Affäre – einen Mann, den ich sehr geliebt habe. Und als ich merkte, dass er mich nicht mehr wollte, habe ich eine Strategie entwickelt, ihn zurückzubekommen – zumindest in mein Bett.

Ich versuchte es mit Provokation: Ich hatte diese Fantasie vom *Rape-Game*, die er sich geweigert hatte, mir zu erfüllen, obwohl ich ahnte, dass sie ihn triggerte.

Meine Idee war, dass er mich nicht vergewaltigen *könne* – schließlich liebte ich ihn. Ich provozierte ihn, indem ich sagte, er würde es einfach nicht schaffen, das durchzuziehen. Er überraschte mich mit einer absolut realistischen Inszenierung, bei der ich erst merkte, dass *er* es war, nachdem ich mir vor Angst eingepullert hatte. Es war ein grauenhaftes Erlebnis – lassen Sie sich bloß nicht auf solchen Blödsinn ein, wenn Ihre Partnerin mit so etwas ankommt. Sagen Sie bitte *Nein*.

### 3.    *Erotikartikel für zwei*

Ich habe das Thema *Sextoys* bei *Dominanz* eingeordnet, vielleicht habe ich unlängst bei meinen Recherchen *tatsächlich* zu viele BDSM-Pornos gesehen.

Natürlich sind Sextoys, da sie oft beim BDSM-Sex eingesetzt werden, jetzt so in diese Ecke gerutscht, doch eigentlich können Sie ja auch für ein ganz gleichberechtigtes sexuelles Spielverhalten genutzt werden. Dazu ist es ratsam, mal gemeinsam online shoppen zu gehen oder sogar einen Erotikladen aufzusuchen. Das kann sehr anregend sein. Sie werden beim Betrachten der Gegenstände Ihre eigenen Vorlieben spüren und vielleicht die Ihrer Partnerin sehen können – auch bei Dingen, die Ihre Herzdame sich gar nicht trauen würde zuzugeben.

## 2. Langeweile allein

### 1. One-Night-Stand

Heute scheint es ja normal zu sein, sich ein Match aus dem Netz zu zaubern, wenn man sich langweilt.

Ich weiß nicht, ob die Menschen wirklich *nur Sex* suchen, viele sicherlich schon. Sie sind in einer Beziehung, auf der Durchreise oder haben keine Lust, sich festzulegen. Sie denken, sie verpassen dann was, wenn sie sich auf nur eine Person einlassen oder wollen einfach unkomplizierten Spaß haben – obwohl es ja bekanntlich nicht so leicht ist, sexuellen Spaß ad hoc zu haben, zumindest für uns Frauen – angeblich. Doch solange das für beide okay ist, ist daran ja auch nichts auszusetzen, wenn man sich *nur* zum Sex verabredet – außer das hohe Risiko für STI. Also brauchen Sie ein Gummi und Geld für ein Taxi.

Ich würde Ihnen zum Thema One-Night-Stand zwei Dinge raten: Verabreden Sie sich nicht zum Sex, wenn Sie total betrunken sind, und nehmen Sie keine total betrunkenen Frauen mit oder gehen zu ihnen. Es wäre einfach blöd, wenn die Dame hinterher sagen würde, sie habe es nicht gewollt oder sich nicht mal daran erinnert – ein Gentleman würde auch einen solchen Zustand nicht ausnutzen, da gibt es nämlich kein Einvernehmen, wenn man unzurechnungsfähig ist, also ist es auch rechtlich für Sie ein Thema. Ungünstig wäre auch, wenn Sie sich nicht erinnern, ob Sie verhütet haben.

Viele Frauen nehmen – vielleicht aus Sicherheitsgründen – den Herrn lieber mit, als zu ihm zu gehen. Falls die Dame trotzdem mit zu Ihnen geht, sollten Sie nur bedenken, dass an Sie als Gastgeber andere Anforderungen gestellt werden, als man sie an den Gast stellt.

Wie man sich Besuchern generell gegenüber verhält,

muss ich Ihnen ja nicht erklären. Jetzt wird es allerdings schon heikel: Sind Sie ein höflicher Mann und bieten ihr an, über Nacht zu bleiben, geben ihr womöglich ein Handtuch, ein T-Shirt und eine fabrikneue Zahnbürste, könnte die Dame noch vor dem Sex davonlaufen, weil sie denkt, Sie suchen eine Frau fürs Leben, einfach, weil heute die Menschen nicht mehr höflich miteinander umgehen. Dieser Diskus führt aber zu weit – bieten Sie ihr eben Getränke an und sagen, sie solle sich melden, wenn sie etwas braucht.

Die One-Night-Stand-Profis werden nach dem Sex ohnehin lächelnd flüchten und denen, die bleiben, machen Sie am nächsten Morgen eben einen Kaffee und Frühstück – Sie sind schließlich ein guter Gastgeber.

Wie Sie die Dame dann schnell und höflich loswerden? Keine Ahnung.

Sagen Sie halt, Sie hätten einen Termin – das müssen Sie selbst entscheiden.

In einigen Ratgebern für Frauen steht, man solle *ihn* nach dem Sex rauswerfen und keinesfalls bei ihm über Nacht bleiben – ich habe keine Checkliste für One-Night-Stands, weil ich mich damit zu wenig auskenne. Doch ich denke schon, dass klare Absprachen für empfundene Wertschätzung und Höflichkeit wichtig sind, zumindest wenn man sich gezielt übers Netz zum Sex verabredet, ohne sich zu kennen. Wenn man sich in einer Bar trifft oder das ganze unter dem Swinger-Label *„alles kann, nichts muss"* läuft, dann würde ich Ihnen als Mann empfehlen, zu fragen, ob die Dame möchte, dass Sie bleiben, falls Sie dazu Lust haben – unhöflich wäre es, ungefragt einzuschlafen.

Wenn sie dann Nein sagt, dann verabschieden Sie sich eben und gehen, ohne sich zu bedanken, bitte.

Wenn Sie Lust haben, können Sie vorher noch fragen,

ob Sie die Nummern austauschen – unhöflich ist es nicht, doch wenn die Holde Sie schon rauswirft, hat sie wohl eher kein Interesse, also nicht traurig sein. Vielleicht hat sie aber auch einfach nur einen doofen Ratgeber für pubertierende Frauen gelesen und ist verwirrt, weil sie das gar nicht so oft macht – kann ja auch sein.

Die Initiative, sich nach dem Sex zu bedanken, ist ja im Prinzip höflich, ich würde allerdings davon abraten. Vielleicht mag das als cool und emanzipiert gelten, wenn das eine Frau macht, doch ich finde es geschlechterunabhängig wesentlich stilvoller zu sagen, dass man es schön fand (wenn es so ist) und dann elegant abzugehen – mit einem kontaktarmen Kuss vielleicht?

Sich zu bedanken, finde ich persönlich irgendwie… degradierend, da fehlt ja dann nur noch das Trinkgeld.

*Danke für die Dienstleistung.* Geht gar nicht.

Falls Sie eigentlich gerne mal wieder eine Freundin hätten, die Dame bei Ihnen schläft, sie zusammen frühstücken und Sie die Frau dann immer noch mögen, denken Sie bitte an das, was ich Ihnen schon im Kapitel *Timing und Erwartungen (Seite 69)* gesagt habe: Vielleicht hatten Sie ja gar kein abgebrühtes *Fuckgirl* im Bett, sondern eine Prinzessin auf der Suche nach ihrem Traumprinzen, der *Sie* sein könnten – *kann doch alles sein.*

Werfen Sie die Dame bitte nicht ohne Kaffee auf die Straße, nur weil sie die Dummheit begangen hat, mit Ihnen zu schlafen – so wie in den Mädchenratgebern steht, dass man auf diese Weise mit den Jungs nach dem Sex verfahren sollte.

Ich meine, wenn man Männern vorwirft, sie seien sexistische Schweine, weil sie nur den Sex wollen – *Fuckboys* eben – dann sehe ich nicht, was das gleiche Verhalten umgekehrt besser machen soll, nur weil es eine Frau tut.

Ist doch schwach, jemanden zum Sex zu benutzen

und dann zu jammern, weil man ihm einen Kaffee am nächsten Morgen machen soll.

Sex *ja*, Kaffee *nein*, oder wie?

Das ist ja so ein Grundproblem der Emanzipation: das Thema Inkohärenz. Ich finde, weder als Frau noch als Mann darf man sich ernsthaft über Verhaltensweisen aufregen, die man bei der nächstbesten Gelegenheit selbst genauso an den Tag legt. Also seien Sie weiterhin ein Gentleman, bitte, auch wenn Sie ein *Fuckgirl* treffen, das Sie sexuell instrumentalisiert.

Und falls Sie mit Ihrem One-Night-Stand Ihre *Orgasmus-Checkliste* von *Seite 245* – soweit möglich – durchziehen, dann will ich mal sehen, ob die Sie danach noch rausschmeißt oder gleich danach gehen will.

*Ich sehe Sie mit dem Kopf schütteln.*

Ich bin einfach zu romantisch veranlagt.

2. *Reifeprüfung*

Als letzten Punkt möchte ich noch aufnehmen, dass oft junge Männer sexuell sehr aktiv sind und sich Sex wünschen, doch sich nicht trauen, Kontakt zu Frauen aufzunehmen. Wissenschaftlich betrachtet, ist es beim Mann so, dass sexuelle Lust und Leistungsfähigkeit besonders hoch sind, wenn er jung ist, um die 20, während es bei der Frau zumindest bis zu Beginn der Menopause eher umgekehrt ist. Der Treffpunkt liegt so bei Anfang bis Mitte 30, wie bei *Benjamin Button*. Daher finden Sie unter Umständen mehr sexuelle Erfüllung, wenn Sie es mal mit einer älteren Frau versuchen, falls Sie selbst noch jung sind.

Der heute dafür gebräuchliche Term ist wohl nicht mehr Reifeprüfung, wie bei *Benjamin Braddock* und *Mrs. Robinson*, sondern *MILF*, ein Begriff, den ich abwertend finde, doch vielleicht ist er auch nicht so gemeint.

Es ist eben so, dass viele Frauen „im Alter" Sex einfach mehr genießen, während junge Mädchen im Grunde alles etwas eklig finden – das gilt natürlich nicht für alle jungen oder gar für alle älteren Frauen.

Wenn Sie sich also auf *die Reifeprüfung* einlassen, sollten Sie nur aufpassen – falls Sie ein *„old Fuckgirl"* treffen – dass Ihre Hormone nicht mit Ihnen durchgehen und Sie sich Hals über Kopf verlieben, wenn die Gute in Ihnen nur einen *Toy Boy* sieht. Und seien Sie anders herum vor einem *Desperate Career-Wife* auf der Hut, von der Sie in eine Torschlussfamilienkiste gezogen werden, plötzlich mit 19 ungewollt Papa werden und dabei vielleicht noch auf die Rechte an Ihrem Kind verzichten sollen.

Ich meine nur: Rein sexuell würde es gegen die Langeweile sicherlich helfen und es soll auch Frauen geben, die Sex und Gefühle ganz trocken trennen können – natürlich gibt es beidseitig auch viele Menschen, die keinen großen Altersunterschied zum Sexualpartner tolerieren, das muss am Ende jeder selbst entscheiden – gesellschaftlich ist das heute, wie man unter anderem an Heidi Klum sieht, wohl kaum noch ein ernst zu nehmender Skandal.

## Anekdote

Die merkwürdigste Geschichte, die ich bezüglich One-Night-Stands je gehört habe, erzählte mir mal ein Bekannter. Er hatte in einer Disco, die er regelmäßig freitags besuchte, eine hübsche Frau kennengelernt, war mit zu ihr gegangen und hatte mit ihr geschlafen – ohne die Nummern auszutauschen.

Am Freitag darauf war sie wieder in der Disco.

Also ging er wieder zu ihr und schlief erneut mit ihr.

So ging es für über ein Jahr. Sie verpassten keinen einzigen Freitag. Jeden Freitag hatten sie Sex, ohne dabei groß zu reden. Nach dieser ganzen Zeit fasste er sich ein Herz und fragte, ob sie Lust habe, mal mit ihm essen zu gehen.



*Ratgeber*        *von Alicia Schwarz*

Sie sagte Nein. Danach kam sie nicht mehr in die Disco – er hat sie nie wiedergesehen.

*Sitzen Sie jetzt mit so hochgezogenen Augenbrauen da und gucken komisch?*

*Ging mir auch so!!*

# Abschied

Mit dieser letzten Anekdote, entlasse ich Sie, liebe Herren, und wünsche Ihnen den besten höflichen Sex, den Sie je hatten.

Sie werden mir fehlen, ich hatte mich schon daran gewöhnt, mit Ihnen meine Weisheiten zu teilen.

Es hat mir Spaß gemacht zu Ihnen zu plaudern und ich hoffe, wir lesen uns bald wieder. Vielleicht bei meinem *First Date Knigge*, den ich in Planung habe.

Oder vielleicht laden *Sie mich* ein, *Ihren Sex Knigge für Ladys* zu lesen, damit ich noch was lernen kann – dazu bin ich immer bereit, man lernt schließlich nie aus.

Oder Sie lesen meine *Autobiografie*, die mit dem Titel *„Mein freier Fall"* beginnt oder meine unlängst erschienenen Erotik und Porn Short Storys für Männer.

Schließlich ist es ja nicht so, dass Männer nur Bedienungsanleitungen und Ratgeber lesen – oder etwa doch??

Ich weiß, als Mann mögen Sie Hörbücher lieber – ich bin da auch schon dran – *oder ist das auch nur ein Vorurteil?*

Man hat mir immer gesagt, ich hätte eine angenehme Stimme, also… sollte es gut werden, dann können Sie mich auch im Auto genießen oder im Gym.

In diesem Sinne wünsche ich Ihnen alles erdenklich Gute!

Bis bald
Ihre **Alicia Schwarz**

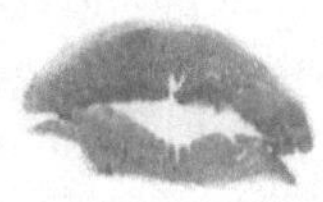

# Über diesen Ratgeber

Liebe Herren, liebe Leserinnen, liebe Diverse!
Nun haben Sie den Ausführungen und Erkältungen einer Frau gelauscht, die von sich selbst sagt, sie sei eine Masochistin, etwas pervers, die von ihren Orgasmen erzählt und schon viel erlebt zu haben scheint, was Sex betrifft.

*Alicia Schwarz* ist – leider – eine fiktive Person, auch wenn sie ein nicht unerhebliches Eigenleben entwickelt hat und immerhin von einer Nebenfigur eines Romas zur Protagonistin einer eigenen Romanreihe avanciert ist.

Alicia ist die Antagonistin aus dem Gesellschaftsroman *Obsession von Corinna Ketterling.*

Der Grundgedanke zu *Obsession* entstand, als *Fifty Shades of Grey* den BDSM-Sex ins Zentrum der Gesellschaft rückte. Es war die Idee, gedanklich durchzuspielen, wie sich eine moderne und durchaus dominante Frau in der Realität – frei von Wunschträumen und romantischen Verklärungen in einer BDSM-Beziehung als devoter Part fühlen würde.

Würde sich diese Frau nur beim Sex unterwerfen und ansonsten mit ihrem dominanten Mann in Streit geraten?

Und wie würde so eine Frau, die sich gern mal festbinden und auspeitschen lässt, leben?

Was wäre ihre Geschichte?

Aus letzterer Überlegung entstand – nach den ersten Teilen von *Obsession* – die autobiografische *Alicia-Schwarz-Reihe*, in der Alicia erzählt, wie ihr Sexleben begonnen hat und wie es bisher verlaufen ist. Von dieser Buchreihe sind bisher die ersten vier Teile veröffentlicht (Stand Januar 2022).

Die Idee für diesen *Sex Knigge* hingegen entstand während des Schreibens von *Obsession*, als die Protagonistin *Anima White*, auf einer Geschäftsreise mit *Alicia* – ihrer Arbeitskollegin – über Sex plaudert.

*Anima* ist fasziniert von der Offenheit der fast zehn Jahre älteren *Alicia* und empfiehlt ihr schließlich, einen Sex Knigge zu schreiben, worauf *Alicia* antwortet: *„So etwas gibt es sicher schon."*

Es stellte sich jedoch heraus: Viele solcher Ratgeber sind schon weit über zehn Jahre alt. Sie nehmen nicht die heutigen gesellschaftlichen Trends mit ihren Problemen auf, sind nicht explizit genug und gehen nicht auf neuste Erkenntnisse aus Wissenschaft und Medizin ein.

Vor allem vernachlässigen sie die aktuelle Rechtslage, die sich unlängst teils auch als Folge der MeToo-Bewegung verändert hat. Es braucht *mehr*, um die heute sexuell aktiven Männer für höflichen Sex sattelfest zu machen, als herkömmliche Ratgeber zu bieten haben – *es braucht eine coole Frau, ein offenes Wort: Es brauchte Alicia!*

Denn die Sexualpraktiken haben sich verändert, wie auch das Denken über Sex – allem vorangetrieben vom starken Einfluss der neuen Trends aus der Pornografie und Popkultur.

Die *Alicia-Schwarz-Reihe* wie auch *Obsession* beschäftigt sich mit diesen aktuellen Themen.

Es ist aber wichtig zu verstehen, dass – obwohl dieses Werk aus einem imaginären Kontext heraus entstanden ist – die Recherchen hierzu akribisch waren, alle Ratschläge ernst gemeint, gut belegt und wissenschaftlich fundiert sind.

**Insofern stören Sie sich bitte nicht daran, dass Alicia fiktiv ist. Hinter diesem *Sex Knigge* steht schließlich die Autorin als reale Person, die für Anregungen und Fragen, genau wie ihr Produkt – *Alicia* – dankbar ist.**

275

Die Anekdoten dieses Guides stammen meist aus der Romanreihe: *Autobiografische Erzählung von Alicia Schwarz* oder aus der Romanreihe *Obsession*.

Fall Sie neugierig auf die von *Alicia* erwähnten anderen literarischen Werke sind, finden Sie nachfolgend eine Auflistung mit Geschichten von und über *Alicia Schwarz*.

*Neuerdings schreibt Alicia übrigens als Hobby auch heiße tabulose Sexgeschichten, die Sie oder Ihre Liebste durchaus sexuell anregen könnten…* 😊

*Bitte beachten Sie abschließend auch das nachfolgende Literatur- und das Stichwortverzeichnis dieses Sex Knigges.*

# Stichwortverzeichnis

*Ratgeber*   *von Alicia Schwarz*

# Literaturliste

1. Council of Europe Treaty Series — № 210: Übereinkommen des Europarats zur Verhütung und Bekämpfung von Gewalt gegen Frauen und häuslicher Gewalt, Artikel 36 - Sexuelle Gewalt, einschließlich Vergewaltigung. 11.5.2011 Istanbul

2. Oesterreich.gv.at: Sexuelle Kontakte zwischen Jugendlichen. Bundesministerium für Justiz. Aktualisiert: 29. Januar 2020

3. Antidiskriminierungsstelle des Bundes: Allgemeines Gleichbehandlungsgesetz (AGG). 14. August 2006, Stand: zuletzt geändert durch Art. 8 G v. 3.4.2013 I 610

4. Strafgesetzbuch: Besonderer Teil (§§80-358): 13. Abschnitt – Straftaten gegen die sexuelle Selbstbestimmung /§§174-184j): §184i Sexuelle Belästigung.

5. welt.de: Gesundheit: article 5749428: Warum Beschneidung vor Aids schützen kann. 6. Januar 2010

6. mBio 2013; 4(2): Male circumcision significantly reduces prevalence and load of genital anaerobic bacteria. Liu CM, Hungate BA, Tobian AA et al., April 2013

7. Plos One: The Effects of Circumcision on the Penis Microbiome. Lance B. Price et al., 6. Januar 2010

8. Health 24: Medical: HIV-AIDS: Disease Prevention: How circumcision reduces HIV risk: The procedure reduces bacteria, affecting how body fights Aids virus, researcher says. Aktualisiert: 30. März 2016

9. Urologenportal: Sterilisation des Mannes. Dr. Arne Tiermann, aktualisiert am 21. April 2020

10. Medizintexte der TK: Wie wirkt die Antibabypille. Dr. Martina Hoffschulte, 22. Januar 2020

11. pro familia Bundesverband: Pearl Index. Leitlinien der Deutschen Gesellschaft für Gynäkologie und Geburtshilfe, Juli 2004

12. pro familia Bundesverband: Aktuelle Aspekte und Essentials einer rechtebasierten Verhütungsberatung. Dr. Claudia Caesar, 2019

13. BMJ: Use of hormone replacement therapy and risk of venous thromboembolism: nested case-control studies using the QResearch and CPRD databases. Yana Vinogradova and colleagues, 15. Januar 2019

14. Familienplanung.de: Verhütung: Verhütungspannen: Pille danach. Aktualisiert: 30. Juli 2019

15. durex: blogs: Sex entdecken: Ein reibungsloses Vergnügen. Deutschland, 2020

16. Bezirksgericht Bülach: DG180057, noch nicht rechtskräftig. 13. Februar 2019

17. Kammergericht Berlin: Pressemitteilung: PM 51/2020. 27. Juli 2020

18. Berlin.de: Gerichte in Berlin: Presse: Kammergericht in Berlin entscheidet erstmals obergerichtlich über die Strafbarkeit des sog. *Stealthings* (heimliches Abstreifen des Kondoms beim Geschlechtsverkehr), Pressemitteilung: PM 51/2020. 13. August 2020

19. Deutsche Aidshilfe: Geschlechtskrankheiten.

20. Robert Koch-Institut: Zentrum für Krebsregisterdaten: Krebsarten: Gebärmutterhalskrebs (Zervixkarzinom). 12. Juni 2020

21. Robert Koch-Institut: Zentrum für Krebsregisterdaten: Krebsarten: Analkrebs (Analkarzinom). 12. Juni 2020

22. The European MSM Internet Survey (EMIS): Community Report 2.eu. 2. November 2011

23. Deutsche AIDS-Hilfe: med.info: HIV und sexuell übertragbare Infektionen. 2. Aktualisierte Auflage 2016

24. Robert Koch Institut: Epidemiologisches Bulletin Nr. 46: Syphilis in Deutschland im Jahr 2017: Anstieg von Syphilis-Infektionen bei Männern, die Sex mit Männern haben, setzt sich weiter fort. 15. November 2018

25. Liebesleben.de: Für alle: STI Übertragungswege. Bundeszentrale für gesundheitliche Aufklärung 2020

26. BMJ Journals: Saliva use as a lubricant for anal sex is a risk factor for rectal gonorrhoea among men who have sex with men, a new public health message: a cross-sectional survey. Chow EPF et al., 19. Oktober 2019

27. aerzteblatt.de: HNO-Ärzte fürchten Anstieg krebsauslösender HPV-Infektionen. 14. Mail 2012

28. hno.org: Patienten: Deutsche Gesellschaft für Hals-Nasen-Ohren-Heilkunde, Kopf- und Hals-Chirurgie e.V., Bonn: Verändertes Sexualverhalten bei jungen Menschen könnte Kopf-Hals-Tumore verursachen. PM: 05222012 HPV Kopf-Hals-Tumore. 17. Mai 2012

29 Presseportal.de: PM 65048/4386035: Asklepios Kliniken GmbH & Co. KGaA: Hamburger haben deutschlandweit am

häufigsten Mund-Rachen-Krebs: Studie der Asklepios Klinik St. Georg: vier von fünf Betroffenen sind HPV-positiv. 26. September 2019

30. Robert Koch Institut: Infektionsschutz: Impfen: Schutzimpfung gegen Humane Papillomviren (HPV). Aktualisiert: 6. August 2020

31. The Journal of Sex Research: Vol. 53 (4-5): Annual Review of Sex Research: Media and Sexualization: State of Empirical Research, 1995-2015. L. Monique Ward, 15. März, 2016

32. Melbourne, Australian Institute of Family Studies: The effects of pornography on children and young people: An evidence scan. Armstrong, A. Quadara, A., El-Murr. A., & Latham, J., 2017

33. ABA Groups: Child Law Practice Today: How Pornography Harms Children: The Advocate's Role. Allison Baxter, 1. Mai 2014

34. Child Abuse Review: Vol. 18: The Harms of Pornography Exposure Among Children and Young People. Michael Flood, Seite 384-400, 2. November 2009

35. Wissenschaft Aktuell: Vaginalkeim verursacht wiederkehrende Harnwegsinfektionen. Joachim Czichos, 31.03.2017

36. Oneworld Publications: Girls and Sex – Navigating the Complicated New Landscape. Peggy Orenstein, 2016

37. Journal of Psychology & Human Sexuality (14)2-3: Masturbation as a Means of Achieving Sexual Health. Eli Coleman PhD, Seiten 5-16, Januar 2002

38. J Investig Allergol Clin Immunol 17(3): Dangerous liaison: sexually transmitted allergic reaction to Brazil nuts. Bansal AS, Chee R, Nagendran V, Warner A, Hayman G., 2007, Seite

189-191

39. JAMA Netw Open: Clinical Characteristics and Results of Semen Tests Among Men With Coronavirus Disease. Li D, Jin M, Bao P, Zhao W, Zhang S., 7. Mai 2019

40. Promiflash.de: news: Wegen ihrer Kids: Analsex-Talk von Gwyneth Paltrow zu viel? 6. April 2017

41. Men's Health Online: Das sollte jeder Mann über Analverkehr wissen. Mila Wittheck, 14. November 2017

42. IPF: Infozentrum für Prävention und Früherkennung: Im Fokus: Harnwegsinfektionen und Blasenkrebs – Was Bakterien im Urin anrichten. Susanne Gerhards, Zugriff: 25. August 2020

43. ASCRS (American Society of Colon & Rectal Surgeons): Anal Cancer: Risk Faktors. Zugriff: 26. August 2020

44. CDC (Centers for Disease Control and Prevention): HIV Risks and Prevention: Risks of Other Infections. Division of HIV/AIDS Prevention, National Center for HIV/AIDS, Viral Hepatitis, STD, and TB Prevention, Centers for Disease Control and Prevention, November 2019

45. CDC (Centers for Disease Control and Prevention): HIV Risks and Prevention: Receptive Versus Insertive Sex. Division of HIV/AIDS Prevention, National Center for HIV/AIDS, Viral Hepatitis, STD, and TB Prevention, Centers for Disease Control and Prevention, November 2019

46. Sci forschen: Journal of Surgery: Open Access 3(4): Rectal Perforation after Anal Intercourse. Kornaropoulos M, Makris MC, Yettimis E, Varsamidakis N, 24. Juni 2017

47. Academic Emergency Medicine: Rectal Perforation Following Manual-Anal Intercourse. Vol 2/ No 9, Seiten 852-853, Kelvin L. Spears MD et al., September 1995

48. Med Archives: Colonic Perforation in a Young Tetraplegic Male Caused by Zucchini. 70(5), Seiten 395-397, Pigac B, Masic S, 25. Oktober 2016

49. The New Zealand medical journal 120(1260): Vibrator-induced fatal rectal perforation. Naseem Waraich, James S Hudson, Syed Yusuf Iftikhar, 1. Februar 2007

50. Deutsche Hebammen Zeitschrift: Analsex als Risiko für Stuhlinkontinenz. Rubrik: Medizin und Wissenschaft, 29. März 2017

51. Am J Gastroenterol 111(2): Anal Intercourse and Fecal Incontinence: Evidence from the 2009-2010 National Health and Nutrition Examination Survey. Markland AD, Dunivan GC, Vaughan CP, Rogers RG, Seite 269-274, 2016

52. MedicalNewsToday: What are the risks of anal sex? Rachel Nall, medically reviewed by Janet Brito, Ph. D. LCSW, CST, 6. März 2019

53. Stern: Gesundheit: Rathgeber Sexualität: Sexspielzeug bleibt stecken: Junger Britin drohte künstlicher Darmausgang. 29. Juni 2017

54. Innovative Surgical Sciences 2 (2): Surgical management of rectal foreign bodies: a 10-year single-center experience. Kokemohr, P., Haeder, L., Frömling, F., Landwehr, P., & Jähne, J., Seite 89-95, 20. März 2017

55. Cara Care: Darmentzündungen: Was verursacht eine Darmentzündung? Dr. med. André Sommer, 2020

56. The American Journal of Forensic Medicine and Pathology: Volume 8 – Issue 8: Delayed death from "fisting". Torre Carlo, Seite 91, März 1987

57. Zitty: Berlin: Das Leiden in der Pornoindustrie. 9. März 2011

58. #funk: STRG_F: Porno-Ausstieg: So brutal ist das Business. Ein Film von Aimen Abdulaziz-Said und Timo Robben, 23. Juni 2020

59. Wmn: Love: Selbstliebe: Darstellerin Lou Nesbit: Lou Nesbit rechnet mit der Pornoindustrie ab: Niemand sollte unter 21 Jahren in der Porno-Industrie arbeiten! Franziska Wolf, 2. Juli 2020

60. BMJ Journals 80(6): Sexually Transmitted Infections: Sexual trauma associated with fisting and recreational drugs. C E Cohen, A Giles, M. Nelson, Seiten 469-470, 30. November 2004

61. International Society for Sexual Medicine: Sexual Health Q&A: What is the "normal" frequency of sex?

62. New Scientist: Sex Can Boost The Immune System. Diane Urbani, 17. April 1999

63. The Sun: Living: This is how often you should have Sex, according to how old you are. Hayley Richardson, 15. November 2016

64. Health: Sex: This Is How Often Most Couples Have Sex, According to Science. Ashley Mateo, 3. März 2020

65. Pediatrics: 140(1): Mother-Infant Room-Sharing and Sleep Outcomes in the INSIGHT Study. Ian M. Paul, Emily E. Hohman, Eric Loken, Jennifer S. Savage, Stephanie Anzman-Frasca, Patricia Carper, Michele E. Marini, Leann L. Birch, 1. Juli 2017

66. Harvard Health Publishing: Harvard Medical School: Room sharing with your baby may help prevent SIDS – but is means everyone gets less sleep. Claire McCarthy, MD,

aktualisiert: 16. August 2020

67. Stiftung Warentest: Gesundheit: Potenzprobleme: Diese Mittel können helfen: Besonderheit: Priligy: Gegen vorzeitigen Samenerguss: Tabelle Potenzmittel. 27. August 2009

68. Stiftung Warentest: Gesundheit: Potenzprobleme: Diese Mittel können helfen: Besonderheit: Priligy: Gegen vorzeitigen Samenerguss. 27. August 2009

69. Urologenportal: Patienteninformation: vorzeitiger Samenerguss (Ejaculatio praecox). Dr. Arne Tiemann, aktualisiert: 21. April 2020

70. Aerzteblatt.de: Medizin: Sexualstörung: Wenig Sport und sozialer Druck können vorzeitigen Samenerguss fördern. Deutscher Ärzteverlag GmbH, 23. Oktober 2017

71. Manngesundheit: Erektionsstörung: Mönchspfeffer für Männer: Das kann die Heilpflanze. Julian M., 18. Juli 2018

72. Ulrich-Wegener.info: Charité-Studie zum weiblichen Sexualerleben. Charité – Universitätsmedizin Berlin, Kerstin Ullrich, 8. November 2004

73. Spektrum.de: Magazin: Trauma Fehlgeburt. Anette Kersting, Bereichsleiterin Psychotherapie an der Universitätsklinik für Psychiatrie und Psychotherapie Münster, 6. November 2009

74. Kurier.at: Chronik: Wien: „So viel Geld können die mir gar nicht zahlen": Sportbegeisterte Wienerin hat seit missglückter Geburt einen künstlichen Darmausgang. 11. Dezember 2016

# Sex Storys von Alicia Schwarz

Wenn Ihnen diese Lektüre gefallen hat, empfehle ich Ihnen auch meine erotischen Geschichten: In der Reihe „*(Mehr als nur) Sex Storys für ihn*" erleben Sie pro Band drei spannende Geschichten aus der Sicht von drei männlichen Protagonisten, die alle drei aufregende sexuelle Abenteuer *und mehr* erleben...

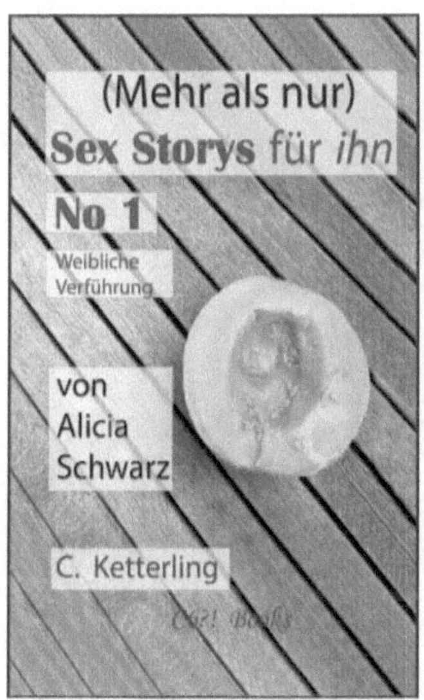


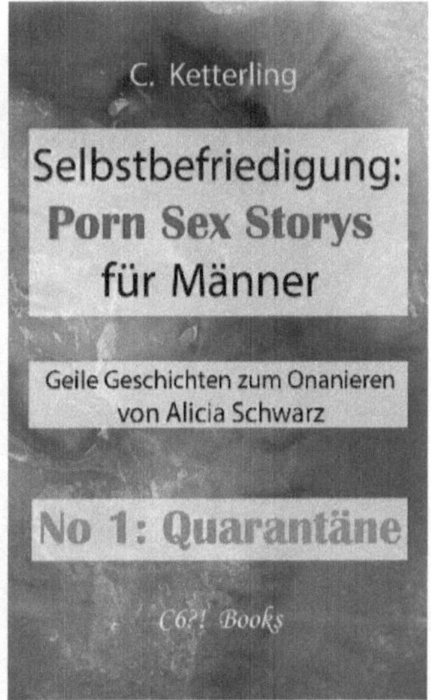


## Weniger Story mehr Porn?

Für Liebhaber noch expliziterer Geschichten, tabulos, jedoch auf einem literarisch gehobenem Niveau, empfehle ich Ihnen meine Reihe „*Selbstbefriedigung: Porn Sex Storys für Männer*" – unterhaltsam und aufregend anders.

# Lust auf einen Perspektivwechsel?

Falls Sie Sex mal aus der weiblichen Perspektive erleben möchten oder für Ihre sexuell aufgeschlossene Dame eine kleine Lektüre zur Unterhaltung und Anregung suchen, lege ich Ihnen auch die Reihe „*(Mehr als nur) Sex Storys für sie*" ans Herz. Auch erprobt und als hervorragend geeignet befunden, um Ihre Liebste in Stimmung zu bringen: zum Beispiel zum Vorlesen als Aufwachgeschichte…

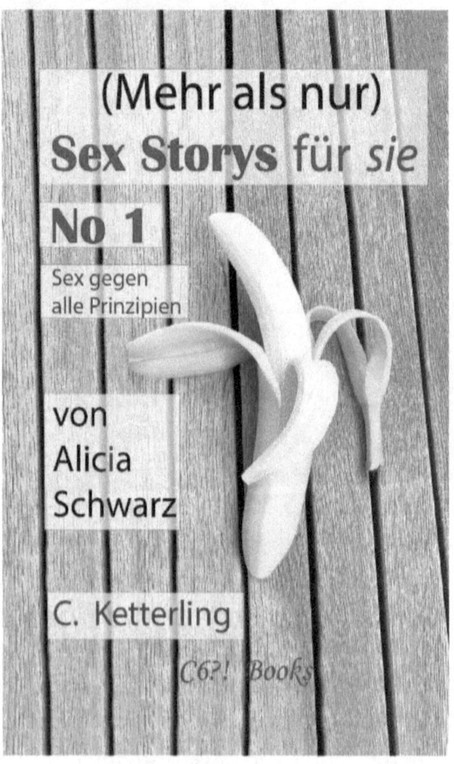

# Autobiografische Erzählung
# von Alicia Schwarz:

Apropos *weibliche Perspektive:* Sie haben mich, Alicia, nun schon kennengelernt: Ein Blatt nehme ich nicht vor den Mund – so viel steht fest. Falls Sie sich also schon immer gefragt haben, wie Frauen im Bett ticken, was sie denken oder wovor sie sich fürchten, empfehle ich Ihnen die folgenden beiden Buchreihen, beide aus weiblicher Perspektive geschrieben. Lassen Sie sich bei *Obsession* nicht durch die Blumen abschrecken: *Manchmal muss ein Mann an Einhörnern und Blumen vorbei, um eine Frau zu verstehen…*

## Teil 1:
Mein Fall. Mein Freier.
### Mein freier Fall.
Machtlos. Mädchenhaft. Masochistisch.

## Teil 2:
### Mein Drachenflug.
Von den Bergen zum Meer und zurück.
Devotion. Dilemma. Dedikation.

## Teil 3:
### Meine Sucht nach ihm.
Auf der Suche nach meinem Drachennest.
Inhibition. Ingeniösität. Inkonsequenz.

## Teil 4:
### Meine sieben Todsünden.
Die Chronik einer Hörigkeit.
Folter. Unterwerfung. Chaos. Krisen.

*Lust auf mehr?*

**Obsession Teil 1**
(un)heimlich verliebt

**Obsession Teil 2**
noch verliebt(er)

**Obsession Teil 3**
(neu) verliebt


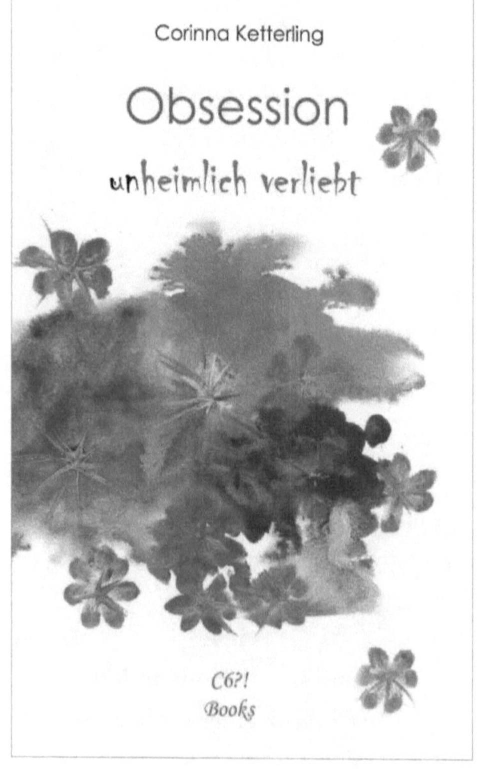

Corinna Ketterling
Obsession
unheimlich verliebt
C6?!
Books

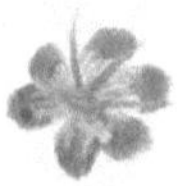

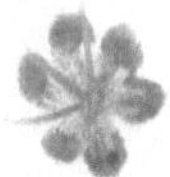

Im pulsierenden Berlin beginnt für Anima
ein neuer Lebensabschnitt:
Sie hat ihr Studium gemeistert und eine
Assistentenstelle bei einem der angesehensten
IT-Konzerne der Welt ergattert. Bämm!

Doch die Arbeit für Jungunternehmer
Nikolas Stein stellt sie auf harte Bewährungsproben,
denn er verlangt ihr beruflich alles ab.
Daher holt sie sich weibliche Verstärkung ins Team:
Sie stellt die selbstbewusste Alicia ein, die mit Nicks
herrischer Art besser zurechtzukommen scheint.

Auch wenn die Arbeit für Nick Stress bedeutet,
ist Anima fest entschlossen, sich nicht unterkriegen
zu lassen, würden sie nur nicht langsam
die dunklen Geheimnisse ihrer Vergangenheit
einholen und sie immer mehr beherrschen...

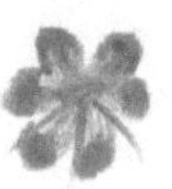

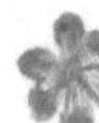

*Ein Gesellschaftsroman der Extraklasse: Kurzweilig und dialogreich, wirklich witzig geschrieben.*

*Dieses Stück Popkultur, das sich den Geschlechterrollenthematiken unserer Zeit samt ihrer Dilemmata widmet, ist an Aktualität kaum zu überbieten: Dominanz und Submission, Machtpositionen und BDSM-Sex und natürlich die Suche nach Glück Zweisamkeit und der großen Liebe... vor allem, wenn man es am wenigsten erwartet...*

*Ein Must-Read!*